5 feuillets, p. 494
et 3 feuillets

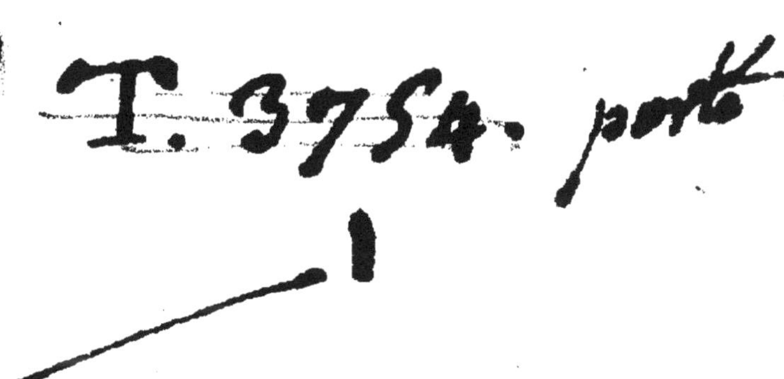

T. 3754. porté

7716.

TRAITE' DES REMEDES VULNERAIRES,

DANS LEQUEL ON

explique leur nature & leurs effets, avec la Théorie des accidens qui se rencontrent dans les Playes, suivant les anciennes & nouvelles Opinions, par la Mécanique.

On y trouvera aussi plusieurs Remedes singuliers & specifiques pour les mêmes Maladies.

Par JEAN-FRANÇOIS LAUGIER, *Maître Chirurgien Juré à Marseille, & Aggregé à la Societé Royale de Medecine de Paris.*

A LYON,

Chez JEAN CERTE, Marchand Libraire, ruë Merciere, à la Trinité.

A MONSIEUR,

MONSIEUR

DAQUIN,

CONSEILLER

ordinaire du Roy en ſes Conſeils, & premier Medecin de ſa Majeſté.

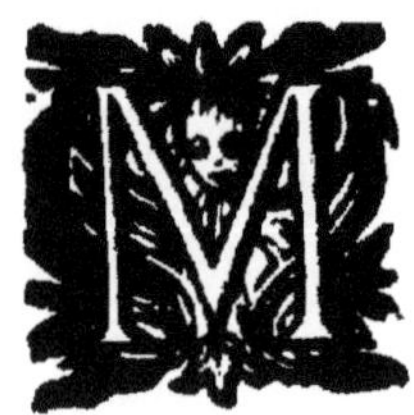ONSIEUR,

Je n'aurois jamais eu l'hon-
neur de vous offrir quelque

EPITRE.

chose, si j'avois été dans la necessité de ne vous rien presenter que de proportionné à vôtre merite. Nôtre Roy seul le plus illustre Monarque du Monde, dont le discernement est si délicat & si juste, a pû y satisfaire par son estime & par son entiere confiance. La gloire d'avoir été choisi entre tous les Sçavans du Siecle pour conserver la santé & la vie du plus Grand Prince de l'Univers, est bien proportionnée aux qualitez qui vous l'ont aquise ; mais elle n'est pas au dessus de ce qui vous est dû. Vous l'avez bien fait connoître, MONSIEUR,

EPITRE.

dans les differantes Maladies qui ont interrompu quelquefois le cours de ſes Victoires ; Et le ſuccez a montré à toute la Terre avec quelle ſageſſe & quelle habileté vous les avez heureuſement conduites. Soyez donc content, MONSIEUR, de cet avantage, que je conſidere comme le plus beau relief de vôtre merite, & que je vous offre comme la choſe du monde qui vous eſt la plus glorieuſe. En reconnoiſſance, MONSIEUR, je vous prie de ſouffrir que je vous preſente ce petit TRAITE' DES REMEDES VULNERAIRES. Je ſçay que le coup eſt trop hardi, que la baſſeſſe du

EPITRE.

ſtile, & la foibleſſe des expreſ-
ſions ne peut pas s'accommoder
à la délicateſſe de vôtre goût,
& à la pénétration de vôtre
eſprit : Mais j'oſe eſperer,
MONSIEUR, que vôtre
bonté lui fera la grace que vôtre protection le ſoûtiendra, &
que vous le recevrez comme un
tribut reſpectueux de mon zele,
& comme une marque de la
paſſion ardente avec laquelle
je ſuis

MONSIEUR,

Vôtre tres-humble & tres-
obeïſſant ſerviteur,
J. F. LAUGIER.

PREFACE.

JE n'ay composé ce *Traité des Remedes Vulneraires*, que pour m'aquiter en partie de la reconnoissance que je dois avoir de l'honneur que m'ont fait les Sçavans Academiciens qui composent la Societé Royale de Medecine de Paris, de m'avoir reçu & aggregé dans leur Compagnie. Ce fût sur ce même sujet qu'il me fût ordonné de faire un discours pour être presenté à l'Academie. Je m'aquitay de cette obligation en peu de jours; de maniere cependant qu'elle eût la bonté d'en paroître contente, quoi

PREFACE.

que ce ne fût pas avec l'exactitude qu'on trouvera dans ce
Traité que j'ay fait & avec
plus de loisir, & avec plus de
soin. Je n'ay pretendu néan-
moins parler que des *Remedes
Vulneraires*, sans m'étendre sur
la pratique des playes. J'aurois
pû reduire en plus petit volume ce que j'en ay écrit ; mais
comme je ne l'ay fait que pour
les Chirurgiens, parmi lesquels
il y en a qui ne sont pas bien
instruits de la nouvelle Doctrine, & que je leur explique mes
pensées suivant les nouveaux
Principes ; j'ay crû qu'il ne
leur falloit pas traiter la chose
succintement, pour leur bien
faire comprendre les difficultez des matieres. C'est aussi
pourquoi j'ay fait quelques digressions qui se peuvent separer de mon fi

PREFACE.

prefentent fi à propos, que je
n'ay pû me difpenfer d'en toucher quelque chofe en paffant,
comme on verra en quelques
endroits, dans l'Etiologie des
accidens des Playes qui conftituent les differances fpecifiques *des Vulneraires.* Si ceux
qui liront ce Traité s'en acom-
modent, je pourray continuer
mes aplications, & en faire
d'autres fur les Playes , les Ulceres, & les Tumeurs, felon
les nouvelles Découvertes d
la Medecine Moderne.

TABLE

DES CHAPITRES
& Sections de ce Traité.

TRAITE'
DES
REMEDES
VULNERAIRES,

DANS LEQUEL ON
explique leur nature & leurs éfets, suivant les anciennes & nouvelles Opinions.

CHAPITRE PREMIER.

Définition du Remede Vulneraire.

E mot de *Vulneraire*, est tiré du Latin, *Vulnus*, qui veut dire playe : il est assez entendu par les personnes de l'Art : ainsi je ne m'arrêteray pas à une plus ample explication de ce terme. Il ſuffit de ſçavoir que remede Vulneraire, ne ſignifie autre choſe que le remede, qui eſt aproprié à la gueriſon d'une playe. Nous le comprendrons mieux par ſa définition qui n'eſt autre qu'un compoſé Medical, fait d'ingrediens propres & choiſis pour la gueriſon des playes, dont on ſe ſert ou interieurement, ou exterieurement.

Pour expliquer cette définition je dis que le terme de *compoſé Medical*, eſt le genre; parce qu'il eſt compris ſous l'étenduë de remede qui contient ſous ſoi, tous les remedes tant Pharmaceutiques, que Chirurgicaux, dietetiques, &c. Et comme en cette définition, je ne veux enfermer, que les remedes Pharmaceutiques Vulneraires, & non les Operations manuelles, qui ſe font pour la gueriſon des playes, je me ſers du mot de *compoſé Medical*, pour genre, & le reſte eſt employé pour la difference; laquelle doit être tellement propre au ſujet, qu'elle ne doit convenir, premierement, & de ſoi, qu'à ce à quoi elle eſt attribuée: ainſi cette difference, qui eſt employée pour la définition du Vulneraire, ne peut apartenir qu'à lui; car les autres ingrediens qui ſont propres pour d'autres maladies que pour les playes, ne peuvent être appellez Vulneraires proprement.

Je dis encor que par *compoſé Me-dical*, on doit entendre la cauſe for-mele, qui fait qu'une choſe eſt telle, & non une autre; & ainſi le terme de *compoſé Medical* eſt un terme formel qui le diſtingue eſſentiellement de tout ce qui peut porter le nom de *compoſé*, ou phyſique, ou artifi-ciel du genre de la Medeçine : *ou na-turellement produit, ou fait par art*; cette circonſtance nous marque la cauſe éficiente, qui eſt ou la nature, qui nous fournit des Vulneraires ſim-ples dans les trois ordres des choſes naturelles, qui ſont les Mineraux, les Vegetaux, & les Animaux; ou l'Art qui nous montre la maniere de faire les compoſitions, & les mêlanges, des remedes ſimples, pour en faire des compoſez; ou afin qu'ils puiſſent ſupléer en même-tems à pluſieurs be-ſoins; ce que l'on ne peut obtenir ordi-

nairement d'un remede simple ; ou
bien, afin qu'ils ayent plus de vertu,
& qu'on s'en puisse servir en differentes manieres. Nous avous ajoûté
à cette définition le terme *d'ingredients*, qui sont les drogues, & la
matiere, dont on se sert, & qui doivent être purement *choisis & propres*,
pour la guerison des playes ; & c'est
par ces derniers termes, que nous entendons la cause finale, dans cette
définition du remede Vulneraire, en
general seulement. Nous dirons en
son lieu, ce qui est des remedes Vulneraires en particulier. Remarquez que
cette définition n'est que pour les remedes pharmaceutiques Vulneraires,
& non pour les Dietetiques, & Chirurgicaux, dont je ne laisseray pas
que de parler dans la suite de ce Traité, quoi que je ne les aye pas compris dans cette définition ; & la raison
est, que les autres ne sont Vulneraires qu'indirectement, & ceux - ci le
sont directement.

CHAPITRE II.

De la différence des Vulneraires.

POur ne point faire de confusion dans les choses, & les mettre dans l'ordre qui leur convient, nous les separerons en diverses classes, les distinguant par ce qu'elles ont de particulier, la nature d'une chose nous étant connuë par sa définition, nous devons examiner ce qui se trouve de differant, entre plusieurs choses comprises par une même définition : ainsi il faut voir maintenant, quelles sont les differences qui se rencontrent parmi les remedes Vulneraires. Pour y proceder avec ordre, il faut établir certains principes, qui nous fourniront ces distinctions : Et elles se doivent prendre en premier lieu, de l'essence du remede ; secondement des parties blessées ; troisiémement de la éifference des playes ; quatriémement du tems, & de l'état present, ou futur des playes ; cinquiémement de la matiere des remedes : fixiémement de leur forme : feptiémement de leur ufage , ou indication , & enfin de leurs éfets.

1. Celles qui fe prenent de l'effence du remede , nous doivent être connuës de la maniere fuivante. Il y en doit avoir autant de ceux-ci , que du remede en general : tellement que comme l'art de guerir dépend de trois fortes de fecours pour venir à bout des maladies ; fçavoir de la Diete, de la Chirurgie , & de la Pharmacie : ainfi nous établirons trois differences effentielles des remedes Vulneraires ; à fçavoir les Dietetiques, les Chirurgicaux , & les Pharmaceutiques. Les dietetiques font d'une auffi grande importance , que les autres ; parce qu'il ne ferviroit de rien , de travailler à la guerifon des bleffures exterieurement , fi l'on ne corrigeoit un mauvais principe interieur , qui eft le fuc nouricier, & le fang ; lequel étant mal difpofé gâteroit tout , & rendroit inutiles tous les foins que l'on prendroit pour la curation exterieure ; & ainfi on combatroit inu-

tilement par déhors l'inflammation qui furviendroit à une playe, fi l'on permettroit en même tems au blefsé, de boire du vin, & avec excez, de manger des viandes de haut goût, des épiceries & autres chofes femblables, par lefquelles le fang eft fermenté extraordinairement ; & dont la partie fulphurée fe trouve exaltée par un tel déréglement : Et comme fon mouvement-circulaire le porte par toutes les parties du corps, & par confequent aux parties blefsées, il y cauferoit encore un plus grand defordre ; & par là on voit bien la raifon, qu'il y a d'établir un regime de vie contraire à la maladie , & à fes caufes tant internes qu'externes : or tout ce qui eft contraire ou au mal , ou à la caufe, eft remede.

La feconde difference effentielle fe prend du fecond moyen dont la Medecine fe fert pour guerir , qui eft la Pharmacie : c'eft pourquoi l'on établit une difference de remedes pharmaceutiques, dont il y a encore beaucoup de differences : car ou ils font fimples , ou compofez : internes , ou externes, dont ceux-ci sont appellez topiques, &c.

La troisiéme difference essentielle se tire du secours que la *Chirurgie* aporte pour la guerison des playes : & ainsi les Operations manuelles constituent cette troisiéme difference ; puis que les saignées qui se font pour détourner les dépots qui se pourroient faire sur les parties blessées, les incisions, & ouvertures qu'on fait pour donner une plus libre issuë aux humeurs extravasées, & retenuës, sont des remedes necessaires pour la guerison des playes. Par là on voit, qu'il faut établir trois premieres differences essentielles des remedes Vulneraires : sçavoir les Dietetiques, les Pharmaceutiques, & les Chirurgicaux. Les Bandages sont de cet ordre.

2. Le second ordre de difference de remedes Vulneraires, se prend des parties blessées : Et cóme les parties du corps, se divisent ordinairement en parties simples, & en parties composées, qu'on apelle communément similaires, & organiques, il y doit

avoir des Vulneraires simples , & des composez ; car comme une blessure peut produire plusieurs differentes lesions dans les parties organiques, ausquelles il faut remedier en mêmetems ; le remede qu'on y apliquera doit être composé de ce qui est necessaire pour satisfaire à ces diverses indications.

On divise encore les parties du corps en internes , & externes : ce qui fait aussi qu'ilfaut avoir des remedes pour le dedans, & pour le déhors. Ceux que l'on employe pour le dedans, sont ou alteratifs , ou purgatifs , ou specifiques. Les alteratifs, & les purgatifs regardent les causes antecedantes , qui pourroient nuire à la guerison des playes ; & les specifiques sont destinez pour les causes conjointes internes ; pour donner des forces , augmenter la production des esprits ; avancer la consolidation ; conserver le baume naturel des parties , & les nourrir ; depurer la masse du sang ou par transpiration, ou par d'autres voyes , ou en rétablissant les ferments pervertis , & dépravez des visceres , qui sont necessaires pour une parfaite sanguification, &c. Troi-siémement le corps étant divisé en certaines regions , il y a aussi des re-medes destinez à ces regions : Et com-me on le separe ordinairement en la tête , au tronc qui comprend la poi-trine , & toute la region épigastri-que , & aux extremitez : il y a aussi des certains remedes que l'on em-ploye aux playes de la tête , differens des remedes dont on se sert pour les blessures des autres regions , &c. Ainsi cette difference nous fournit une distinction de remedes Vulnerai-res en cephaliques , thoraciques, &c. De ceci on peut encore faire des dif-ferences particulieres des remedes , en châque region : par exemple ; une playe simple à la tête , sur les tegu-ments, demande seulement des cepha-liques simples ; mais si la playe est avec fracture , deperdition de sub-stance , ou penetrante jusques aux meninges , ou au cerveau , on voit bien que toutes ces circonstances , produiront autant d'indications pour trouver & mettre en usage les diffe-

rens remedes , afin de parvenir à la
fin prétenduë.

3. Le troifiéme ordre des differences des Vulneraires, fe prend de la
qualité, & de la nature des playes :
dans lefquelles on remarque ordinairement la partie bleffée , la nature de
la bleffure , les fymptomes qui peuvent furvenir , & le tems ou état des
playes. La partie bleffée , & premierement les teguments , les chairs,
fouvent les vénes, les arteres , & les
nerfs , les vifceres ; & ainfi il y doit
avoir des remedes farcotiques , des
adftringents à caufe du fang qui fort
par la playe des vaiffeaux ; des ner-
veaux pour les nerfs offencez , &
ainfi pour les autres parties.

La nature de la playe fe confidere
en la figure , & en la grandeur. La
figure eft ou droite, ou tranfverfale ,
ou ronde , ou oblique , &c. La grandeur nous en fait remarquer des petites , ou grandes ; longues, ou courtes ; fuperficieles, ou profondes, &c.
& de ceci nous tirons des differences
des Vulneraires : car fous cet ordre
on peut ranger les coûtures , les

bandages, les injections; &c. Les accidens, ou les choses contre nature
qui peuvent survenir aux playes sont
la maladie, les causes de la maladie,
ou les symptomes; & cette consideration nous fournit des évacuatifs, des
alteratifs, des mitigatifs, & anodins,
des preservatifs, & des defensifs, qu'il
faut mettre en usage, quand il faut
empêcher une inflammation, une
gangréne, appaiser une grande douleur, empêcher une fiévre; détourner une cacochimie, &c. qui sont
veritablement remedes Vulneraires,
ou directement, ou indirectement.

4. Le tems ou état des playes, nous
donne encore d'autres differences;
car au commencement pour empêcher
que la partie blessée ne soit surchar-
gée par le dépots, & l'extravasation
qui se font ordinairement par la suite,
on se sert des remedes pour produire
ces éfets; c'est pourquoi on employe
les adstringents qui fortifient: Et
parce que la partie blessée est presque toûjours abrevée d'un sang ex-
travasé, qui se coagule dans les pores des chairs, qu'il faut dissoudre

par la putrefaction, on choisit des remedes pour cette fin; c'est pourquoi on se sert des digestifs & supuratifs: Et lors que la partie est bien purgée, de tout ce qui étoit contenu dans sa substance, qui devoit être expulsé, il faut fermer la playe; & pour cela on se sert des supuratifs, des aglutinatifs, & sarcotiques; & l'on consolide la partie, en procurant la cicatrice. Et en dernier lieu pour la rétablir dans sa premiere force, (s'il se peut) on employe des corroboratifs. Et voilà les differences des Vulneraires qui se tirent de la nature de la playe, & de ses tems.

5. Le cinquiéme ordre se prend de la matiere des remedes, laquelle se trouve dans les trois ordres de la nature. Les Mineraux nous fournissent des marcassites, des sels, des terres, des pierres, des poudres, des bitumes, des liqueurs, &c. Les Vegetaux nous donnent des sucs, des huiles, des essences, des baumes, des gommes, des resines, des bois, des écorces, des feüilles, des fruits, de la cire, du miel, des sels tirez artistement : Et

des animaux nous en prenons leurs parties, ou étant vivans, ou étant morts. Dans leurs parties nous rencontrons leur sang, leur chair, leurs humeurs, leur excremens, &c. Cela sufit pour comprendre cette difference, il faudroit s'étendre trop loin pour entrer dans le détail de la matiere particuliere des remedes, cette recherche n'apartient pas à ce chapitre.

Le sixiéme ordre qui est établi sur la forme des remedes, nous fournit trois differences, à sçavoir les solides, les mols, & les liquides. Sous les solides, on range les poudres, les emplâtres, les cerats, les confections, tant purgatives, que alteratives, & corroboratives. Sous les mols on met les onguens, les cataplâmes, &c. Sous les liquides on met les potions, tant purgatives, alteratives, que specifiques Vulneraires, les injections, les embrocations, les huiles, les baumes, les essences, les esprits, le suc des Vegetaux, les liqueurs minerales, les humeurs des animaux, &c.

De l'usage des remedes ou indications, les uns sont pour l'interieur, les autres pour être employez exterieurement : les uns pour rafraîchir, les autres pour échaufer : les uns pour desseicher, les autres pour humecter, pour ramolir, &c.

De leurs éfets, les uns s'apellent alteratifs, les autres évacuatifs, les autres repercussifs. Il y en a des emplastiques, des anodins, qui apaisent la douleur ; des narcotiques, qui émoussent le sentiment ; des émolliens, des rarefians, des relaxatifs, des atractifs, d'attenuans, des suppuratifs, des détersifs, des mondificatifs, des astringens, qu'on appelle autrement *Ischæmes*, des aglutinatifs, qui ferment let playes ; des sarcotiques, qui regenerent la substance perduë des chairs, des Epulotiques, qui procurent les cicatrices ; des Escarotiques, ou caustiques qui font des ulceres ; de Septiques, qui sont quelquefois en usage, parce qu'ils corrompent & pourrissent les chairs, & les humeurs ; des Catheretiques, que l'on employe pour consumer les chairs superfluës, & les excroissances contre nature ; & quelques autres

que l'on peut inventer pour d'autres
fins. Et voilà les differences des remedes Vulneraires priſes ſuivant le
ſiſteme, que nous avons marqué ci-
deſſus, parmi leſquelles il y en a qui
bien qu'elles conviennent aux ulceres, ne laiſſent pas que d'être Vulneraires ; attendu qu'une playe quoi
que ulcerée par la ſuite, eſt toûjours
appellée playe ; & même toute playe
dévient ulcere aprés quelques jours ;
& dans ce chapitre j'ay compris toutes les differences des remedes qui
ſervent à la gueriſon des playes, ſoit
directement, ſoit indirectement, qui
peuvent tous être appellez Vulneraires avec raiſon.

CHAPITRE III.

De la diviſion des Vulneraires.

LEs remedes Vulneraires ſe doivent diviſer en propres, & impropres, ou indirects. Les propres
ſont ceux qui conviennent immediatement à la nature de la playe ; les

impropres font ceux qui regardent les chofes externes ; & ne concernent la playe qu'indirectemeut. Cette diftinction étant établie , il faut voir maintenant ceux que nous devons reconnoître être les propres ; & ceux que l'on ne doit tenir que pour indirects , & impropres. Pour déveloper les uns d'avec les autres , & pour leur donner un ordre, il faut confiderer la playe en fon effence, *qui eft une folution de continuité faite en une partie molle par une caufe tranchante, ou piquante*. Cette folution doit être confiderée , premierement ou comme recente , ou comme inveterée : fecondement ou comme fimple , ou comme compofée ; voilà ce qu'on peut remarquer de propre & d'infeparable à la playe , laquelle étant confiderée dans fon état recent , & étant fimple, elle demande feulement d'être aglutinée , & confolidée ; & ainfi les remedes qui produifent particulierement cét éfet, conviennent immediatement à la playe ; & font veritablement Vulneraires propres. Que fi on confidere la playe recente compofée , il faut remarquer le genre de compofition ; & examiner ce qui lui convient, & les remedes de cette forte feront encore Vulneraires propres , comme fi avec la folution de continuité , il y a encore contufion : parce que cette contufion , demande la fupuration , les fupuratifs feront encore Vulneraires propres ; & ainfi du refte. Que fi on confidere la playe comme inveterée , on ne la doit plus tenir pour fimple , mais pour compófée ; car il y aura ulcere , conjointement avec la folution de continuité precedante , faite par une caufe externe tranchante ; & en cette conjonɛture les déterfifs , les mondificatifs , les farcotiques , &c. feront encore Vulneraires propres , attendu qu'ils cooperent à la confolidation des playes , qui ne fe feroit jamais tant qu'elles ne feroient pas détergées , & mondifiées de leurs ordures : Tellement que pour diftinguer les Vulneraires propres d'avec les impropres , il faut fe fervir des indications directes , & fpecifiques, & tout ce qui fera montré par ces indications , doit être censé Vulneraire propre. Les impropres & indirects, sont tous ceux qui sont hors de la classe des precedantes, & ne conviennent à la playe, qu'indirectement, mais directement aux symptomes, qui surviennent. Donnons un éclaircicement de ceci. Suposons ne playe en quelle partie que ce soit, si cette playe ne se peut guerir par les Vulneraires propres que nous avons proposés, à cause du concours nuisible des causes antecedantes, & externes, qui empêchent la guerison par les remedes propres, comme s'il se rencontre dans la personne blessée une cacochymie, qui pourroit se décharger sur la partie blessée, un sang trop bilieux, &c. il est évident que les purgatifs qu'on donnera pour évacuer la cacochymie, seront Vulneraires impropres, d'autant qu'ils ne regardent la guerison de la playe, qu'indirectement, & par raport aux causes antecedantes, & internes, & à la dépuration de la masse du sang; laquelle est necéssaire pour l'aglutination, & la consolidation de la partie blessée. Il en est de même de la ſaignée : quand elle ſera faite pour abatre , ou empêcher les fermentations , & les efferveſcences extraordinaires du ſang ; pour moderer ſon mouvement impetueux , & déréglé , diminuer ſa quantité exceſſive , &c. qui nuiroit à la curation. Ces remedes impropres conviennent proprement aux cauſes ou ſymptomes auſquels ils ſont directement apropriez, & conviennent indirectement à la playe ; parce qu'en remediant aux accidens qui pourroient en empêcher la guerifon , ils la facilitent par ce moyen ; & ainſi, on les doit appeller Vulneraires impropres. Il faut ranger dans cét ordre tous ceux qui ne ſont pas employez directement pour la curation des playes & qui ne concernent pas immediatement les cauſes conjointes. On pourroit encore diviſes les Vulneraires en d'autres manieres , mais on les peut aiſément raporter au chapitre precedant , où nous avons donné leurs differences. Nous les diviſerons pourtant encore en interres , & externes, ou topiques, dont nous dirons un mot dans le chapitre

CHAPITRE IV.

Premierement des Vulneraires internes & des Topiques. Secondement de leur necessité & usage.

IL est constant, que les remedes qui sont apliquez exterieurement au playes, sont d'une necessité absolue, particulierement quand elles sont composées. Il n'est pas moins certain, que les remedes internes sont presque d'une pareille necessité ; quoi que la plus grande partie d'iceux soient impropres, & ne regardent pas les playes directement : ainsi nous sommes obligez de dire un mot de leur usage aprés avoir expliqué ce mot de *topique*, qui est un terme general ; convenant à tous les remedes qu'on aplique sur quelque partie malade. Il est tiré du Grec τόπος, *topos*, qui signifie lieu ou partie du corps ; & c'est sous ce titre que Galien a fait avec des remedes exter-

nes, qu'il appelle *topiques*. Par ce mot
de *topique* dont on ne doit pas entendre les seuls Vulneraires , mais
encore tous les autres qui sont employez pour quelque raison que ce
soit.   Quant à la necessité & usage
des Vulneraires , il est évident qu'on
ne s'en sçauroit toûjours passer ; &
que même ils sont toûjours necessaires : Si ce n'est pas pour l'état present des playes , ce doit être pour l'é-
tat futur , & les suites , qui en peuvent arriver. On a souvent remarqué
que des legeres blessures sont deve-
nuës mortelles , par la negligence &
par faute des remedes ; & cela pour
plusieurs raisons. Premierement pour
ce qui regarde les internes , personne ne doute qu'une partie blessée ne
soit affoiblie par la perte du sang, par
la dissipation des esprits , par la desunion de sa tissure , par la douleur ,
&c. & qu'ainsi , elle ne soit chargée
du rebut de toutes les autres ; car
quoi qu'on explique aujourd'huy la
Physique mécaniquement , & que
l'on aye banni les facultez de l'Ecôle
moderne , ᵉ me tiendrai ᵖurtant à

cette verité, qui est que châque partie du corps, chasse, & rejete autant qu'elle peut tout ce qui lui est nuisible, sans m'étendre sur la maniere dont cela se fait: Et que si une partie, se décharge, ce ne sera jamais sur une qui aura plus de force qu'elle, parce que la plus forte resiste davantage; & ainsi de l'une à l'autre successivement, jusques à la plus foible de toutes, qui portera la charge des autres: Et pour éviter cét inconvenient, il faut travailler à décharger tout le corps generalement, & le débarrasser de ce qui est nuisible; de crainte que la décharge qui se pourroit faire, ne tombe sur la partie la plus foible, qui est toûjours celle qui est blessée, & ainsi les remedes, qui tendent directement à cette indication, sont toûjours necessaires. Secondement si un sang se trouve impregné d'une grande quantité de sels acres, & mordicans, qui causeront des putrefactions, des érosions, & des ulceres opiniâtres, & malins en la partie blessée; ou s'il est chargé des parties sulfurées, qui soient fort volatilisées,

par l'action, & le mouvement defquelles, il est rendu plus chaud, &
plus subtil, il se portera plus facilement, & avec plus d'impetuosité &
de vitesse sur les parties, & partant il
sera necessaire d'abattre ces soulfres
exaltez, & corriger leur mouvement,
ou d'absorber les sels acres, & les
précipiter, en maniere qu'ils ne puissent pas causer des desordres; d'où
l'on conclura que les remedes propres
à cét effet, seront necessaires. De
plus, quoi que la suppuration, &
l'aglutination soient des effets primi-
tifs de la nature, suivant le principe
d'Hippocrate, qui dit en plusieurs
endroits, que la nature guerit toutes
les maladies; il est pourtant certain,
que les remedes qui aident à la production, & à l'avancement de ces
effets, sont necessaires : à faute de
quoi, il arrive souvent des mauvais
succez, tant pour raison des causes
externes qui alterent les parties
blessées; que des internes, qui par
leur concours empêchent, & détournent la nature, du travail, & des
operations qu'elle produiroit, si on

les avoit éloignées & ainsi non seulement les Vulneraires sont necessaires
pour la guerison presente, mais encore pour obvier aux incoveniens qui
pourroient arriver.

CHAPITRE V.

Des Vulneraires impropres.

NOus avons parlé en général des
Vulneraires impropres dans le
troisiéme Chapitre, & nous avons dit
comment ils ne regardent pas les proprietez essentielles de la playe directement, mais le concours des causes
antecedantes, & la mitigation, ou
la précaution des symptomes. Pour
sçavoir maintenant quels sont ces remedes indirets, ou particuliers ; il
faut considerer les causes antecedantes
des maladies , & des symptomes.

Pour ce qui est des causes antecedantes , que les Medecins etablissent
de deux sortes par leurs principes pa-
thologiques, à sçavoir la plethore,
qui est l'abondance du sang , & la

cacochymie, qui eſt le vice des humeurs ; nous parlerons de l'une, &
de l'autre, en veuë des playes; &
nous examinerons leur neceſſité, leur
uſage & leurs effets.

Commençons par la plethore que
l'on établit double, l'une à l'égard
de la capacité des vaiſſeaux, l'autre
à l'égard des forces vitales. Pour ce
qui eſt de la plenitude à l'égard des
vaiſſeaux, il n'y a pas de doute qu'elle
doit être retranchée, non ſeulement
par raiſon des playes en leur état preſent, mais encore à cauſe d'autres
maladies, ou des ſimptomes qui peuvent arriver ; & ainſi la ſaignée, qui
eſt le remede propre de la plethore,
ſera un remede neceſſaire pour la gueriſon des playes ; & partant elle doit
être appellée un remede Vulneraire.
Voyons maintenant pourquoi l'on
s'en doit ſervir.

Perſonne ne diſconvindra avec moi
de deux choſes ; la premiere qu'une
partie bleſſée n'eſt plus dans ſon premier état, & dans la même diſpoſition qu'auparavant, pour faire ſes
fonctions, & qu'elle eſt affoiblie par

la perte du sang , & par la dissipation
des esprits ; & la seconde que nôtre
corps n'étant qu'un crible composé
de plusieurs autres particuliers , par
le moïen desquels , il se fait des se-
parations successives, des matieres inutiles , & excrementeuses (autant qu'il
se peut) pour l'acroissement, & l'entretien des parties vivantes; & qu'ainsi le sang , qui est fait immediatement
du chile ; le chile des alimens , les
alimens , des élemens ; tout confondu , doit être composé de plusieurs
parties inutiles , qui sont la matiere
des humeurs , & des excremens. Ces
deux veritez état supposées, je dis pour
la premiere , que les parties blessées
étant affoiblies par le coup , elles su-
porteront la décharge des autres qui
sont plus robustes qu'elles ; & par
consequent, pour éviter cét inconvenient , il fut mettre les choses en tel
état , que les parties ne se déchargent point : si bien que , s'il se trouve une plenitude dans un corps blessé,
soit à l'égard des vaisseaux , soit à l'é-
gard des forces, quand toutes les parties sont également robustes , la char-

ge se trouve partagée & suportée également, entre elles, & le fardeau du sang est soutenu, dans l'équilibre des impulsions, ou vibrations à l'égard des parties, quoi qu'il soit pesant, incomode, & nuisible à l'égard du tout : mais quand quelqu'une des parties est blessée, elle perd sa force, par laquelle elle balançoit également avec les autres, la masse du sang, & tenoit ferme contre leurs efforts, ainsi elle en est la plus acablée ; tellement que le sang y étant porté, & n'étant plus soûtenu comme auparavant, il y cause des congestions, des tumefactions, d'où s'ensuivent des coagulations, &c. Pour remedier à ces déréglemens, il en faut diminuer la quantité excessive par la saignée, jusques à ce que le danger des symptomes qui peuvent arriver soit éloigné, ou du moins, bien diminués ; si on ne peut l'empêcher tout - à - fait. Il en est de même de la plenitude aux forces, qui se doivent entendre par tout ce qui est selon les regles de la nature, comme par le sang même, par les esprits particulierement, par l'energie tonique des parties, la vertu des fermens, &c. Toutes lesquelles choses, si elles se trouvent moindres qu'il ne faut, & que le sang ne puisse pas être librement circulé, qu'il ne soit pas bien fermenté, ni bien dépuré, à cause que les fermens seront trop foibles,& pervertis; à cause que les couloirs, & les pores des parties auront changé de figure, & ne seront plus si propres pour la filtration des matieres; ces inconveniens étant augmentez dans les parties blessées, elles seront moins propres à leurs fonctions, & ainsi les autres, quoi que foibles d'ailleurs, étant plus propres pour les actions que nous venons de proposer, celle qui est blessée, se débarrassera de ce qui les incomodera, sur celles qui ne pourront pas y resister; & ainsi pour ne rendre pas les parties blessées sujetes aux inconveniens qui survindroient, il faut remedier à cette plenitude par la saignée qui doit être faite pour la seule intention d'évacuer.

Il seroit à propos d'examiner ici les indications, pour lesquelles les saignées se doivent faire : mais ce seroit une discussion trop longue, s'il la faloit faire en Medecin, je me conterai d'en dire quelque chose en Chirurgien.

Les Anciens ont suposé quatre raisons pour tirer le sang. La premiere, est lors qu'il surabonde ; la seconde lors qu'il est porté contre l'ordre, & excessivement vers quelque partie ; la troisiéme, quand il est trop chaud, & trop boüillant, & la quatriéme quand il est gâté & corrompu.

Quant à la premiere, on appelle la saignée simple évacuation de la quantité excessive du sang, laquelle est toûjours la veritable indication pour diminuer la plenitude. A l'égard de la seconde, on fait l'évacuation pour deux intentions: l'une pour faire révulsion du sang d'une partie, où il affluë sans necessité, vers l'oposite ; l'autre pour faire dérivation, ou interception du sang. Pour ce qui est de la revulsion, je ne comprens pas bien, comment les personnes de bon sens, la trouvent possible : il n'y a qu'à sçavoir l'Anatomie, considerer l'Angiothese, qui est la difposition des vaiffeaux qui portent & raportent le fang, faire reflexion fur la diverfité de la grandeur des canaux fuperieurs, & inferieurs ; bien remarquer les valvules qui font dans leurs tuyaux , comment elles font difpofées, & leurs ufages ; obferver bien, que par la faignée on ne fait que recevoir dans les poëletes le fang , qui eft porté par les arteres , & qui eft repris par les venes , dont le cours , & le paffage eft intercepté dans la vene par la ligature qu'on fait toûjours au deffus de l'incifion, s'y ce n'eft aux faignées qui fe font à la tête , & aux jugulaires, dont la raifon eft encore fort claire , que quoi que le fang forte par l'incifion, fon cours periodique eft toûjours continué de même par les autres vaiffeaux ; que le tronc afcendant de l'artere aorte reçoit en même quantité , & en même proportion qu'auparavant , à l'égard du tronc defcenadant: que les valvules qui font dans les canaux , font difpofées pour empêcher le retour du fang vers le centre (qui eft le cœur) quand il a une fois paffé: Et je fuis

persuadé que si l'on fait serieusement
réflexion sur toutes ces choses, &
sur le mouvement circulaire, & libre
de la masse du sang, on m'avoüera
qu'il ne se peut faire aucune révulsion, de la maniere que les Anciens
l'ont entenduë ; ou je ne comprens
pas la chose moi-même qui me semble fort intelligible, & fort claire.

Quant à l'égard de la dérivation
ou interception du sang, il en est de
même. Il n'est pas porté par les vénes,
mais par les arteres ; & ainsi le sang
affluera toûjours à la partie par les arteres, avant qu'il puisse être intercepté par les vénes ; car le sang par les
arteres vient toûjours du centre aux
parties ; & par les vénes, il s'en re-
tourne des parties vers le centre. Pour
ce qui est de la chaleur du sang qu'on
prétend de temperer par la saignée, &
qui est une des raisons pourquoi l'on
saigne, je n'en dis mot ; elle est au delà de mes forces, la Physiologie en
doit décider. Je crois pourtant qu'elle
seroit grande, & la dispute fort sça-
vante ; & quand un Chirurgien ha-
bile homme, traitant des playes aura

fait les évacuations du sang ,qu'il jugera être neceſſaires pour les raiſons
que nous avons marquées , ſi la fiévre ſurvient aux playes , il fera toûjours bien de remettre la conduite de
la fiévre , & des ſymptomes à un Medecin , qui ordonnera ou les ſaignées
ou les alteratifs,ſelon qu'il les jugera
à propos.

On fait encore la ſaignée pour évacuer la pourriture : ſur quoi il y auroit encore bien des choſes à dire ; car
c'eſt une grande queſtion de ſçavoir ſi
le ſang eſt capable de pourriture,
comme l'on prétend ; & ſi une choſe
qui a ateint le degré de pourriture
qui eſt proprement , & veritablement
la mortification de la ſubſtance peut
revenir en ſon premier état , contre
l'axiome de Philoſophie , généralement receu , *Qu'il n'y a point de retour de la privation à l'habitude,* c'eſt-
à-dire qu'une choſe qui a ceſſé d'être
ce qu'elle étoit formellement , ne
peut plus devenir ce qu'elle étoit auparavant ; & ainſi ſi le ſang eſt une
fois pourri , il ne peut plus être revi-
vifié , ni régénéré de ſa matiere pro-

pre ; tellement que je ne pense pas qu'il y ait plus d'esperance pour une personne dont le principe de vie se trouve pourri ; & je ne comprens pas comment on peut dire, que le sang fût pourri dans un malade, qui rechape de son mal ; & par quelles bonnes raisons on prétend de faire des saignées pour tirer la pourriture, ni comment le sang peut se rétablir, aprés avoir été détruit par la putrefaction.

Enfin voyons maintenant dequel usage ces motifs peuvent être pour les playes. J'avouë que toutes les saignées qui se font à raison de diminuer la plethore du sang, font toutes faites pour une bonne raison ; mais que celles qui se font pour la révulsion, & la dérivation, font fort mal prétextées ; Quant au sujet du rafraîchissement, j'ay déja déclaré que je ne suis pas assez éclairé pour décider cette question, je m'en raporte à Messieurs les Medecins, & pour ce qui est de la pourriture du sang, j'en pourrois peut-être dire mon sentiment, avec l'aprobation des personnes sçavantes en Medecine. Et parce que je conviens de l'évacuation du fang, qui fe fait à raifon de la plethore, j'ajoûterai ici, ce que j'en penfe. Je confidere la plenitude ou à l'égard du tout, ou à l'égard de quelque partie : Je m'expliquerai mieux en difant que je comprens deux fortes de plenitude, une univerfelle, & l'autre particuliere ; j'ay déja dit mon fentiment fur la premiere ; voici ce que je penfe de la feconde. Il arrive quelquefois que les tuniques des vaiffeaux (en certaines parties, pour telles caufes qu'il vous plaira de concevoir, comme par l'humidité qui relache, ou par la chaleur qui dilate, &c.) venant à s'étendre, la capacité de ces vaiffeaux dévient plus grande ; d'où il fenfu: qu'ils fe rempliffent ; & font tenus dans cette ampliation par la quantité du fang qui les remplit inceffamment: & ainfi il arrive aux fibres nerveufes, & membraneufes de ces vaiffeaux la même chofe qu'à un reffort, que l'on bande trop, lequel perd fa force, & ne peut plus fe remettre, à caufe que les parties élaftiques ont été defunies, & ont changé de fituation par ces effort : tellement que leur action n'eſt plus la même en force , ſi bien que le reſſort reſte afoibli , & ne ſe remet plus:ainſi les vaiſſeaux étát reduits en un pareil état, & ſe trouvans toûjours pleins de ſang , ils ne peuvent plus ſe reſſerrer ; premierement , parce que leur énergie ou force élaſtique eſt affoiblie : ſecondement parce que l'a-bondance du ſang qui ſe trouve dans leur capacité reſiſte à leur petit éfort, & ne ceſſe pas d'affluer:Donc pour re-medier à cet accident, il faut diminuer la quantité du ſang qui eſt dans ces vaiſſeaux. Mais parce que leur force élaſtique (que les Anciens apelloient *vigueur tonique*) n'eſt pas ſufiſante pour le faire retrograder , ou pour mieux dire , pour faire en ſorte qu'u-ne pareille quantité de ſang qui y aborde continuellement , n'y ſoit pas reçuë , il eſt neceſſaire de diminuer la plenitude univerſellé & épuiſer, pour ainſi dire , les grands reſervoirs, afin qu'ils ne fourniſſent plus aux canaux particuliers , avec la même impetuoſi-té , & la même abondance qu'aupa-ravant ; ce qui eſt un grand ſecours , pour empêcher les accidens qui arrivent aux playes, à cause de l'abondance, tant générale, que particuliere du sang. On peut raporter à cette consideration, les dérivations, & les révulsions prétenduës des Anciens avec des meilleures raisons que celles qu'ils ont avancées : Et quant à ce qui est de la pourriture du sang, comme je suis persuadé que sa substance n'est jamais pourrie qu'il ne faille mourir, & que par consequent toutes sortes de remedes sont inutiles, & incapables de rétablir cette décadance; s'il arrive que quelques humeurs vicieuses, & alterées, ou quelques fermens déréglez vienent à se mêlanger avec le sang pur, cela demande plûtôt la purgation, que la saignée; car si le sang ne surabonde pas, il est beaucoup mieux de le dépurer, & le purger du mélange corrompu, que de l'avancer confusement, bon & mauvais tout ensemble, sous prétexte d'évacuer la pourriture, qui est confonduë avec la masse. C'est ce qui nous donne ocasion d'examiner le second genre du remede Vulneraire qui est la purgation.

On conclurra à la fin de cét éclair-
cissement , que la purgation est un
remede necessaire pour la guerison des
playes , quand nous aurons donné la
raison de la necessitez. Mais auparavant,il faut considerer la partie blessée , comme une partie qu'on doit
preserver de toutes sortes d'accidens,
tant externes , qu'internes : à raison
de celles-ci , il faut observer qu'une
playe peut être alterée par une décharge de matieres viciées , qui lui sur-
vienent d'ailleurs. Ces matieres peuvent proceder de deux sources : ou de
la playe même , ou d'un autre endroit : de la playe , laquelle suppure
& fournit des humeurs pourries , de
la sanie , &c. qui sejournant dans la
partie , sont mêlées avec le sang , qui
est circulé par ces endroits , & sont
entrainées , & absorbées avec lui ;
dans les veines : Et comme ce sont
des humeurs , qui ne peuvent être
changées en sang, ni assimilées,& sont
même contre nature , tant à raison de
la figure oposée de leurs particules ,
que de la contrarieté de leur mouvement, elles excitent des fermentations,

elles corrompent encore une portion du suc nourricier, & augmentent la cacochimie qui est déchargée sur la partie blessée (par les raisons que nous avons déja avancées) dont la lesion se trouve augmentée ; & ainsi cette circonstance indique la purgation, afin de dépurer la masse du sang, & empêcher les desordres qui s'ensuivroient. Si la cacochimie procede d'ailleurs que de la playe, il faudra toûjours la purger, afin d'empêcher que le sang n'en soit infecté, & que la playe n'en souffre un dommage notable : Et pour bien reussir en ce remede, si l'on n'a pas une connoissance exacte de l'interieur, il faudra s'adresser à Messieurs les Medecins, & leur remettre la conduite de ces dépurations. Je diray pourtant quelque chose en faveur des Chirurgiens sur ce sujet.

Il faut sçavoir que la cacochymie procede ou de la mauvaise substance des alimens, ou de la dépravation des fermens, qui servent pour les préparations, les digestions, & les cuites : ou de la foiblesse, & de la cacopra-

gie des visceres. Pour obvier aux inconveniens qui peuvent proceder de la
qualité des alimens, il faut choisir
ceux qui peuvent faire une bonne
nourriture, & deffendre l'usage de
tout ce qui peut être nuisible. Je ne
parlerai pas ici d'aucun en particulier,
la digression seroit trop grande. Je
renvoye le Lecteur aux Traitez faits
pour ce sujet. Il sufit de dire que le
regime de vie, doit être reglé suivant la quantité, & la qualité : la
quantité doit être mesurée par l'état
& le tems de la playe, par les forces
du blessé, & par les dispositions interieures des visceres, des fermens du
sang, &c. La qualité sera indiquée
par les symptomes qui surviendront,
la fiévre, &c. il faudra rafraîchir,
par le regime de vie, quand il y aura
inflammation ; il faudra échaufer,
quand il y aura faute de chaleur, &
d'esprits. Si les fermens sont dépravez, ce qui se connoîtra par la cacochymie, qui sera produite pendant
le cour des blessures, nonobstant la
bonne nourriture, il faudra examiner
si le chile est duëment fermenté dans

le ventricule par les acides ; & s'il y aquiert une bonne difpofition ; fi le mêlange de la bile , du fuc pancreatique, & du chile fe fait comme il faut dans les inteftins , pour attenuer, & fubtilifer le chile, afin qu'il puiffe être facilement filtré à travers les membranes des boyaux , & reçu par les veines lactées ; ou s'il y a quelque empêchement. Si le chile étant porté dans le rameau fouclavier , par le canal thoracique , & de là dans le cœur , & confondu avec le fang , il y trouve les préparations neceffaires pour y être fermenté , & changé en fang. Mais ces connoiffances apartiennent plûtôt à Meffieurs les Medecins qu'aux Chirurgiens ; & l'on fera toûjours bien dans des pareilles occafions d'avoir recours aux Docteurs , tout de même que dans la cacopragie des vifceres , qui eft auffi la connoiffance de la Medecine : Et quand un Chirurgien penfant une playe, ayant prefcrit un regime de vie tel qu'il faut , apercevra une cacochymie , il doit demander le fecours d'un Medecin qui remettra l'ordre dans cette belle negotiation de la nature, qui eſt troublée pour lors par des cauſes abſtraites & difficiles à découvrir. Et quoi que ce que je viens de dire, ſemble ne rien enſeigneur de poſitif au Chirurgien (comme il eſt vray) je l'ay pourtant fait pour lui montrer que nous ne devons pas temerairement vouloir regler, & conduire l'interieur, parce que c'eſt un trop grand embarras, dont nous ne nous ſçaurions tirer ; & dans lequel nous ne pourrions excuſer methodiquement les manquemens que nous pouvons faire. J'ay bien voulu donner les connoiſſances ſuſdites qu n'étant que ſuperficielles, ne laiſſent pas que d'enveloper des grandes difficultez : Et tous ceux qui auront quelque legere teinture de la Medecine, verront bien que quand on entreprend de pareilles affaires, on ſe charge d'un étrange fardeau, qui eſt auſſi peu proportionné à leurs forces, que le Char du Soleil à la juneſſe, & à la temerité de Phaëton. Toute la Medecine qu'Hippocrate dans le premier de ſes Aphoriſmes apelle un Art lcng, n'eſt autre choſe qu'une juſte

connoiſſance de l'uſage de la ſaignée,
& da la purgation, & c'eſt particulierement pour ces deux choſes que Meſſieurs les Medecins étudient pendant
toute leur vie.

De tout ce que j'ay avancé ci-deſſus,
on peut conclurre que la cacochymie
n'étant jamais favorable dans la gueriſon des playes , & s'y rencontrant
bien ſouvent, il y faut remedier : ce
qui ne ſe peut faire que par la purgation ; & en ce cas , la purgation ſera
un remede Vulneraire , mais pourtant
indirect. Et voilà ce qui concerne les
Vulneraires impropres , eu égard aux
cauſes antecedantes ; diſons maintenant un mot de ceux qui remedient
aux ſymptomes des playes.

Le ſymptomes qui arrivent aux
playes ſont de trois ordres ; ou ils
viennent d'abord aprés la playe faite ,
& ſont apellez *Concomitans* : ou ils
ſurviennent en ſuite , & durent pendant la playe , & ſont apellez *Surve-*
nans : ou ils arrivent quelque-tems ,
aprés, & ſont apellez *Conſequens* , leſquels doivent être plûtôt apellez me-
ladies ſymptomatiques : *des Concomi-*

tans, il y en a des propres à châque partie blessée, comme la *Cecité* en la blessure du nerf optique ; ou de l'œil offencé jusques à la perte des humeurs : la *furdité*, quand le nerf deftiné pour l'ouye eft blessé; les symptomes des facultez principales & du fens commun, le cerveau étant blessé en fa fubftance avec une grande commotion. Les autres font apellez *Concomitans* fimplement, à fçavoir la douleur, l'hémorragie, la fyncope, & la lypotimie, le vomiffement, les actions blessées en quelqu'une des trois efpeces de léfion. Les furvenans font l'inflammation ou l'éryfipele qui arrive à la partie blessée, les tumeurs phlegmoneufes, ou œdemateufes, la fiévre, les délires, les convulfions, les diarrhées la conftipation du ventre, la fupreffion d'urine, les vomiffemens. les dégoûts, le hoquet, les veilles, &c. *Les confequens*, dont la plûpart font maladies, plûtôt que fymptomes, comme la gangréne, les fiftules, les phagedenes, ou ulceres rongeans, malins, les cancers, la paralifie, l'atrophie, la dyfenterie, &c. Tous ces

ſymptomes , ou maladies ſymptomatiques , conſéquentes , ou connexes
ont leurs remedes propres , quand ils
ſont preſſans : Et d'autant qu'ils ſont
des ſuites , & des effets des playes , &
que leur complication nuit à leur
gueriſon , il y faut remedier ; comme
la *douleur* doit être apaiſée par les
anodins ; & ſi elle eſt violente , & in-
ſuportable par les narcotiques.

L'*hémorragie* doit être arrêtée par
les adſtringens ſpecifiques , & par les
évacuations du ſang faites par la veine , en diminuant la quantité ; parce
que ce ſymptome eſt preſſant , attendu
que les forces ſe perdent.

L'*inflammation* qui ſe fait à la partie bleſſée à cauſe du ſang qui s'eſt
extravaſé dans ſa ſubſtance , qui ſe
coagule , & enfin ſe pourrit , ce ſymptome (dis-je) doit être corrigé par
les rafraîchiſſans.

La *fiévre* qui peut être produite en
pluſieurs manieres , ou par la colere
& l'agitation des humeurs , & des eſprits , quand la playe a été reçuë : ou
par la putrefaction , ſuivant l'Apho-
riſme quarante ſept du deuxième livre ;

ou par la resomption ou reprise des matieres purulentes & pourries, engendrées dans la playe, & remêlées avec le sang ; enfin par quelque cause qu'elle puisse être produite, il y faut toûjours remedier, attendu qu'elle nuit à la guerison de la playe.

Les *contusions*, qui sont le plus souvent des indices funestes dans les blessures, qui sont produites par un picotement des parties nerveuses. à cause que des humeurs acres, & mordicantes sont resorbées de la playe, par les veines, & confonduës avec le sang, doivent être empêchées par les *antispasmodiques*, & par des sels fixes alcalis, qui émoussent les pointes des corpuscules acides ; se servant encores des topiques propres, qui absorbent ces matieres. Ce qui doit encore faire prendre des précautions, pour les accidens facheux, qui ont coûtume d'arriver aprés de tels avant-coureurs : car les convulsions, & les mouvemens convulsifs, sont tres-souvent des indices de mort, suivant les Aphorismes deux & trois du cinquiéme livre.

Les *diarrhées*, qui procedent de la

perverſion du ſuc nouricier , ou de la
limphe dépravée par les humeurs corrompuës , qui paſſent de la playe dans
le ſang ; & qui par les grandes & frequentes dejections , diſſipent les eſprits & détruiſent les forces , doivent
être arrêtées par des minoratifs & des
aſtringens.

En ſuite la *conſtipation* du ventre ,
par laquelles les excremens qui devroient être évacuez ſe trouvent ſu-
primez , doit être relachée ; autrement le chile , & le ſang ſeront in-
fectez de ces matieres , qui cauſeront
du deſordre dans les playes ; il en eſt
de même de la ſupreſſion d'urine.

Le vomiſſement , eſt encore tres-
fâcheux dans les playes ; veu que les
malades ne peuvent retenir la nourriture , qui eſt neceſſaire ; & s'afoibliſ-
ſent ainſi conſiderablement; c'eſt pourquoi il y faut donner ordre , par les
ſpecifiques en connoiſſant bien les
cauſes qui les produiſent. Il en eſt de
même du dégoût , des veilles , &c.
parce que ces ſymptomes ſont des ſuites ou prochaines ou éloignées des
playes , & qu'ils nuiſent à la curation.

Les remedes qui feront propres pour détourner cés effets, feront des remedes neceffaires pour la guerifon des playes; & on les peut apeller Vulneraires, impropres toutefois, & indirects, fuivant les remarques que nous avons déja faites.

Pour ce qui eft des fymptomes *confequens*, qui viennent en fuite des playes comme font *la gangnéne, les fiftules, les phagedenes, les cancers, les paralifies, l'épilepfie, l'atrophie,&c.* veu que fe font plûtôt des maladies connexes, que des fymptomes, & dont la guerifon eft effentiellement differente de celle des playes, & fe peut faire fans communication, ils ne conftituent aucune forte de remedes impropres des playes; c'eft pourquoi nous ne parlerons que de la gangréne, que n'arrive que trop fouvent.

La diéte peut être encore rangée fous l'ordre des remedes impropres, nous en avons touché un mot en paffant; elle n'eft pas d'une haute fpeculation: il ne faut que lire le Traitez qui ont été faits pour cela dans les livres de Medecine;on en trouve affez en

CHA

CHAPITRE VI.

Des Vulneraires propres.

NOus avons examiné dans le troisiéme Chapitre quels sont les
Vulneraires propres, à sçavoir ceux
qui conviennent directement & proprement à la nature de la playe ; &
qui sont montrez par des indications particulieres, nous avons aussi
remarqué que les conglutinans ou
aglutinatifs sont les propres Vulneraires des playes simples ; que les suppuratifs, les digestifs, & les détersifs, les mondificatifs, les sarcotiques, &c. sont des Vulneraires propres de la playe composées, il faut
voir maintenant par ordre, toutes
ces especes de Vulneraires, &
en traiter dans des Chapitres particuliers.

CHAPITRE VII.

Des Ischaimes

EN confiderant la playe fimple, avant que la compofée, les aglutinatifs doivent étre les premiers : car comme celle-la ne demande que la réunion des parties divifées, il faut parler des remedes qui operent cet effet (ou pour mieux dire) qui contribuent à fa production. Mais comme il arrive fouvent que les vaiffeaux deftinés à porter le fang font bleffés, & que le fang fe perd, il faut avant toutes chofes l'arrêter : fi bien qu'il eft à propos de parler en premier lieu des remedes propres à cét ufage que l'on apelle *Ischaimes*, & apres nous viendrons aux aglutinatifs.

Entre les remedes qui fufpendent l'écoulement du fang, la faignée eft le plus promt & le plus neceffaire ; lequel doit être fait auffi-tôt que l'ocafion le demande. Je ne parle pas de la quantité du fang qu'il faut tirer à

la fois, ni du nombre des faignées , le
Chirurgien doit fçavoir cela. Je laiffe
à part les coûtures , les ligatures des
vaiffeaux & les cauterifations , qui
font mifes fous le tître des Operations
Chirurgicales. Les Bandages contribuent encore beaucoup pour la retention du fang , je n'en parleray non
plus ici en particulier. J'avertiray feulement les jeunes Chirurgiens de s'in-
ftruire foigneufement de cette pratique , qui eft tres-neceffaire , & qui
demande un homme d'efprit.

Apres les faignées & les bandages,
il faut raporter les Ifchaimes fpecifiques ; mais il faut auparavant expliquer l'Ethiologie de leurs effets. Entre ces remedes ily en a qui arrêtent le
fang par une proprieté particuliere ;
d'autres le font par une vertu emplaftique ; & d'autres par une qualité
cauftique.

Les Ifchaimes du premier ordre, arrêtent le fang par aftriction , ou par
coagulation , ou par une proprieté
plus fecrete , dont les raifons ne me
font pas connuës. Voyons comme le
fang s'arrête par aftriction , & en

fuite par coagulation : pour les qualités occultes , je ne fçay qu'en dire.

L'aftriction ne fe fait proprement
que fur les parties charnues & molles,
& non fur le fang ; car ce qui fe fait
de femblable fur lui , ne fe doit pas
apeller aftriction , mais incraffation ,
ou coagulation.

Pour comprendre l'aftriction , il
faut s'imaginer que les chairs font
tiffuës des fibres couchées , & entre-
laffées en divers fens ; & la diverfe
difpofition de ces fibres , font le tiffu
des parties en forte qu'elles laiffent
de certaines ouvertures entre elles
mêmes , que l'on apelle pores ou
meats , par lefquels le fang qui fort
des arteres capillaires paffe avant que
d'être repris par les veines d'une pareille groffeur. Lors que ce tiffu eft,
ou coupé ou relâché par un déchi-
rement , ou par une contufion, & que
les fibres font trop écartées les unes
des autres, le fang s'échape à travers,
& fort par la partie bleffée , ou relâchée. Céte hemorragie n'eft pas con-
fiderable , parce que la quantité du
fang qui fe perd par là n'eft pas gran-

de, & l'on y peut remedier facilement par les Stiptiques.

Ces Stiptiques doivent être composez de parties salines & fixes, &
terrestres, bien plus que des mercurielles, sulphurées, & aqueuses : par
la raison que les sulphurées, & les
spiritueuses metroient en mouvement
une liqueur, qui n'y doit point être,
afin qu'elle puisse être arrêtée ; & les
aqueuses la rendroient encore plus
coulante, mais les salines fixes, &
les terrestres font comme autant de
petites chevilles, qui bouchent les
trous, & les ouvertures des interstices des fibres, à travers lesquelles le
le sang s'épanche. Ces parties salines,
& terrestres peuvent encore être disposées en telle sorte qu'elles forment
des crochets, au moyen desquelles
elles saisissent les parties fibreuses de
part & d'autre, & les tiennent serrées.

Les Ischaimes coagulants, font
composés des sels penetrans & aigus,
ainsi que des petites aiguilles, qui
percent les fibres des liqueurs coagulables : telle qu'est le sang, la lymphe, le lait, le blanc d'œuf, &c.

qui font coagulées par les acides, &
fpecialement les vitrioliques. Ces fels
acides fe gliffent parmi les liqueurs
& s'entrelaffent avec leurs parties
pliantes, lefquelles ils penetrent en
tous fens, s'embarraffent, & fe tra-
verfent en tant de manieres, que le
tout n'eft plus qu'une adherance, qui
fait perdre la fluidité à ces liqueurs,
dont les parties font comme cloüées
les unes avec les autres par ces acides.

Les Ifchaimes qui operent par une
qualité emplaftique font compofez
des parties terreftres, aqueufes, & fulphurées en plus grande quantité, que
des falines, & des fpiritueufes. Des
parties des trois premieres efpéces, il
s'en fait une matiere tenace & gluti-
neufe : les falines & les terreftres fervent du lien & de moïen, pour incorporer les fulphurées, & les aqueufes enfemble. Les remedes qui font
compofés avec cette proportion, font
emplaftiques & s'attachent aifément
aux fuperficies des parties bleffées ;
d'où vient que fervant comme de ciment, ils ferment les ouvertures ainfi
que le mortier, & le plâtre remplif-

sent l'entre-deux des pierres , quand
on platre une muraille.

Les Ischaimes caustiques sont composez de sels fixes corrosifs & alcalis ,
accompagnez de soulphres , qui les
ébranlent,à raison desquels la superficie des parties est dessechée , & brûlée ; d'où vient qu'elles se retirent &
se rident tout ainsi que font les peaux
de parchemin, ou autres que l'on brûle superficielement avec des charbons,
se rident , se resserrent , & se durcis-
sent. C'est à peu prés ce qui arrive
aux chairs & aux tuniques des vaisseaux coupez sur lesquelles on aplique des caustiques. Voilà quelle peut
être la composition naturelle de ces
remedes , donnons en une liste , &
commençons par les mineraux.

La pierre hematite arrête le sang ,
au raport de presque tous les Auteurs:
mais il y a bien de l'obscurité dans
leurs opinions , pour ce qui regarde
la veritable connoissance de cette pierre. Dioscoride dit qu'elle est fort dure,
mais pourtant assez friable, fort noire
bien unie , & qu'elle n'a ni crasse, ni
veines : il dit qu'elle est astringente,

& chaude, & quelque peu subtili-
lisante. On auroit bien de la peine à
acorder la chaleur & l'astriction, suivant les principes Galeniques, puis
que le principe de la dilatation est la
chaleur, & que l'astriction dépend
de la froideur. Matthiole dit que cette pierre est rouge comme du sang, &
c'est pour cette raison qu'on l'apelle
hematite, c'est-à-dire sanguine; & il
raporte que Galien dit, qu'elle est rafraîchissante, & astringente. Fernel
assure bien qu'elle arrête le sang, mais
dans un endroit il dit que c'est par
une qualité oculte: de même que le
jaspe, le corail, & la cornaline; &
en un autre endroit il dit qu'elle est
rafraîchissante, & astringente. Suivant cét aveu il n'est pas dificile d'ex-
liquer l'effet de la suspension du sang
par ces deux qualitez manifestes sans
recourir aux ocultes. Camille Leo-
nard *dans le premier livre des facultez des pierres*, dit qu'elle est dure,
d'un rouge brun, & aprochant de la
roüilleure du fer, & lui atribuë les
mêmes qualitez que Galien. Il en raporte de cinq especes, que l'on apelle

du nom du païs où l'on les trouve, à
sçavoir d'Arabie, & d'Afrique, qu'il
assure être les meilleures ; de Phrigie,
& d'Ethiopie, qui sont de moindre
vertu ; & d'Allemagne, qui sont les
moins estimées. On l'aplique en poudre par déhors seule, ou mélangée ;
& on la donne dans les potions, &
avec un vehicule, au poids d'une
drachme, plus ou moins. Alexandre
Trallian *dans le livre septiéme, chapitre premier* assure d'en avoir fait des
merveilles en donnant à boire du vin,
dans lequel cette pierre avoit été in-
fusée quelque-tems.

Le *Corail*, est astringent, & rafraîchissant, même au raport de Fernel ;
& c'est par là qu'on pourroit expliquer son effet sur le sang, tant apliqué exterieurement, que porté, &
pris en dedans. Il est singulier aux
crachemens de sang. Camille Leo-
nard assure par les experiences qu'il
en a faites, qu'il n'y a pas un meilleur
preservatif pour l'épilepsie, que de
donner dix grains de corail pulverisé,
bien subtilement, aux enfans nouveaux nais, & leur faire avaller avec

un peu de miel , avant qu’on leur aye encore rien fait goûter. Il y en a du blanc , & du rouge : Avicene fait mention du noir ; le rouge est pourtant meilleur pour les usages de la Medecine.

Le *Jaspe* est une pierre aussi connuë : on en conte proche de vingt sortes. Le verd est pourtant le plus beau & le plus estimé. On pourroit donner quelque raison aparante de son effet Ischaimatique , s’il est vrai (suivant quelques Auteurs) que c’est une espece d’émeraude ; & si l’émeraude n’est qu’un vitriol petrefié ; car l’on assure que l’émeraude arrête la dysenterie , étant mise dans le fonds du bassin où le malade rend ses dejections : que le vitriol employé de même , fait la même chose , & ainsi le Jaspe pourroit bien participer d’un principe vitriolique , à raison duquel il seroit Ischaime. On pourroit assure avec Crollius , que cette couleur ve dâtre est la signature de sa vertu. Aprés le Jaspe verd on fait cas du clair-rouge ; en suite du rouge-brun ; puis du citrin. On remarque pour tant une pareille qualité dans tous, qui est d'arrêter le sang, particulierement s'il est armé d'argent, qui augmente sa force, de même que l'aimant, qui fait plus d'effet quand il est armé de fer. Matthiole dit que étant tenu dans la main, ou pendu au col, il produit le même effet, ou pris interieurement, ou apliqué en topique.

La *Cornaline* tout de même, & plusieurs autres pierres encore, que ceux qui seront curieux d'en sçavoir davantage pourront voir chez les Naturalistes.

Le *Bol* est un des plus ordinaires Ischaimes ; & celui dont on se sert toûjours au premier appareil d'une playe pour en arrêter le sang, & pour resserrer la substance de la partie blessée, afin qu'elle ne s'en imbibe, pour éviter la supuration (s'il est possible) ou afin qu'elle soit moindre, & que la playe en soit plûtôt consolidée. Il est si connu qu'il n'y a personne qui en ignore l'usage , & la maniere de s'en servir. On se sert du bol ordinaire pour l'exterieur ; & pour le donner interieurement , on prend celui qu'on appelle *Armenien* , que l'on diffout dans les potions.

L'alum eft Ifchaime , à caufe de fon aftriction ; il deffeche les humiditez , déterge & mondifie les impuretez , empêche les élevations fuperflues , & les excroiffances des chairs inutiles. On tient qu'il échaufe : mais s'il produit cét effet , il l'opere bien doucement ; car fuivant le principe des Galeniques , les aftringens doivent être froids , attendu qu'ils font compofez de parties terreftres, & craffes ; & nullement de fubtiles , & ignées , par les raifons que j'ay avancé ; au commencement de ce Chapitre. Et parce que les ordures empêchent l'aglutination des playes , foit en empêchant le contact immediat des parties defunies par la folution de continuité qui a été faite , foit en relâchant leur tiffu, attendu que l'Alum deffeche ces humiditez , déterge les immondices , qu'il refferre les parties, & qu'il eft moderement chaud, il doit encore être bon à la confolidation des playes. Les Chymiftes rencontrent en-

core plus de particularitez dans l'A-
lum , par l'analife qu'ils en font ,
étant purifié par des diffolutions , fil-
trations , & coagulations : donné
dans quelque vechicule il eft fort
aftringent , particulierement s'il eft
acompagné du vitriol Romain diffous
avec lui. Il dépure le fang par les
urines ; le phlegme que l'on tire de
l'alum par la diftilation , netoye les
playes ; on fait encore pour ce fujet
une eau aluminufe qui eft excellente
pour deffeher.

Le *Vitriol* eft aftringent, & par cette feule raifon il feroit Ifchaime veritablement , fi l'on ne remarquoit
en lui quelque chofe de fecret , au
moïen dequoi il l'arrête plûtôt , que
par fon aftriction : il eft vrai qu'il le
coagule ; & c'eft ce qu'il opere par
fon acide.

Le *Plaftre* apliqué en poudre, ou en
pâte mis fur la playe.

Les *Grenoüilles* reduites en cendre
arrêtent le fang , fuivant Diofcoride.

Les *fumées ou crottes de chévre*
pulverifées & détrampées avec du vinaigre , ou bien avec du gros vin ,

mises sur la plaïe, font le même effet, au cas qu'on fût à la campagne; ou que l'on ne pût pas avoir promtement des astringents plus propres, il en est de même de la fiente d'asne & de cheval, on s'en sert ou crue, ou brûlée comme de celle de chévre.

Les Ischaimes du second ordre qui arrêtent le sang par leur vertu emplastique, sont la *Mumie*, ou l'*Asphalte*, beuë au poids de quatre ou cinq grains, dans l'eau de plantain, ou de centinode, d'ortie, ou de roses, &c. ou apliquée exterieurement.

L'*Encens*, la *Myrrhe*, le *Mastic*, l'*hypocitis*, en poudre, apliquez avec un blanc d'œuf, & du poil de liévre brulé, le sang de dragon, est encore de cet usage.

La *Litharge* dont nous parlerons dans l'ordre des glutinans & emplastiques, & la *Ceruse* qui sont tous deux faits du plomb, & le *Plomb brûlé*.

L'*Antimoine*, la *Cadmie*, le *Pompholyx*, le *Spodium*, outre qu'ils sont astringens & rafraîchissans, ils sont encore emplastiques; on ne se sert qu'exterieurement de ceux-ci. La *Terre figillée* fe peut donner interieurement dans les potions Vulneraires. Venons aux Ifchaimes pris des vegetaux.

L'*androfœmon*, quoi que chaud & fec , êtant pilé & apliqué arrête le fang d'une plaie ,& confolide en fuite.

L'*Ifatis*, on prend fes feuïlles pilées qu'on aplique ainfi , & font le même.

La *Pimpinelle* pilée, & apliquée arrête d'abord, fa racine eft encore plus propre pour cet effet ; & fa décoction eft encore tres-bonne pour toutes fortes d'hémorragies êtant beuë.

Le *Poligonum* qu'on apelle autrement *fanguinaria* à caufe peut - être qu'elle arrête merveilleufement , on l'aplique pilé , ou l'on fe fert de fon jus. Sa décoction buë eft fouveraine.

Le *Pentaphyllon*, feuïlles, fleurs & racines , eft aftringent ; on l'aplique , & on le donne à boire en décoction.

L'*Equifetum* , ou *Cauda equina* , queuë de cheval , eft aftringente & deffeche apliqué frais pilé , ou fec en poudre.

L'*Ortie* pilée apliquée , ou fon jus, quoi que chaude & piquante ; fa décoction est bonne , particulierement de la racine.

Le *Telephium* qui est la troisiéme espece de la sempervive , quoique humide & froide.

Le *Crassula major* de même temperature , apliqué , ou son suc exprimé.

Les feuïlles de scabieuse apliquées arrêtent le sang. Sa décoction buë est encore bonne pour le même effet.

Le *Plantain* ,

L'*Epatique* ,

Le *mille-feüille* ,

La *sauge* , apliquées arrêtent. Leur décoction beuë aide interieurement à cet effet.

Les *Galles de Levant* sont fort astringentes , apliquées en poudre sur la playe arrêtent. Les compresses moüillées encore dans une forte décoction de galles & apliquées font le même, & encore plusieurs autres que l'on pourra voir chés les Auteurs Botaniques , qu'il seroit trop long de mettre ici. Nous en verrons encore dans la suite qui sont propres pour d'autres effets , & produisent encore celui ci.

On peut préparer une poudre composée de quelques uns des susdits Ischaimes, que l'on peut reserver au besoin. Lors donc qu'il sera necessaire d'arréter le sang d'une playe, on se servira d'abord des topiques, & aprés des internes.

Pour les topiques on les employera de la maniere suivante.

Prenez du bol d'Armenie, & de terre sigillée de châcun une once; de mastic, de sang de dragon, de châcun demie once; d'encens, de mirrhe, de racines de la grande consoude, de pimpinelle, & d'ortie seche, de châcun deux drachmes; de la poudre de galles du Levant dessechées, & rôties au feu dans quelque terrine, aprés les avoir pulverisées, ou au four, prenant garde qu'elles ne se brûlent, une once. Faites-en une poudre & mélangez-le de tout pour en mettre sur les playes. Ou bien prenez du bol d'Armenie, du sang de dragon, de la pierre hématite, de châcun deux onces; d'encens, d'aloës, & de mastic, de châcun une once; de poils de liévre hachez menu, telle quantité qu'il vous plaira ; du corail rouge , & de colcothar , ou calcanthum , une once. Faites-en une poudre , dont vous vous servirez simplement ; ou que vous mélerez avec un blanc d'œuf. Vous pouvez faire le méme de la précedante.

Si l'écoulement du sang est opiniâtre (comme il arrive souvent) il faut donner des potions à la maniere suivante.

Prenez des feüilles de plantin , de renoüée , d'équisetum , d'ortie , & de pimpinelle, de châcun demie poignée. Faites-les bouillir ensemble dans une suffiante quantite d'eau rose , puis exprimez-en bien la décoction, & pour une dose prenez-en un verre , ou six à sept onces , dans laquelle vous dissoudrez du bol Armenien & de terre Sigillée , de châcun une drachme, de syrop de roses seches , & de mirthe , de châcun une once, de laudanum deux grains , ou trois, selon la constitution & l'ordre du blessé.

Il faut remarquer que si à cause de l'excessive partie du sang , le blessé étoit extrémement foible , qu'il fût dans les sueurs froides , & le poulx formicant , il ne faut pas donner le laudanum , car il est extrémement dangereux , dans les excessives dissolutions des forces. On peut ajoûter à cette potion le corail en poudre , au poids d'une drachme , l'esprit de vitriol , à quelques goutes ; mais pour lors il ne faut pas y mettre la poudre de corail qui étant un alcali , émousseroit l'esprit de vitriol, & se trouveroit aprés sans force ; il ne faut que l'un ou l'autre de ces deux , si ce n'est que le corail eut été préparé en magistere avec le jus de limon auparavāt, car pour lors il n'est plus si alcali & ses pores se trouvent remplis des acides rompus du Limon. On peut reiterer cette potion selon les besoin. Elle se peut donner sur le cham , ou bien la suivante qui est tres-bonne.

Prenez de l'eau de plantain , un verre , de bol d'Armenie , & de terre sigillée , de châcun, une drachme ; de mastic , d'encens , & d'hypocitis , de châcun demie drachme; le corail rouge en poudre , une drachme ; du sirop de mirthe , deux onces , de laudanum

trois grains, ſi c'eſt ſuivant Paracelſe;
ſi c'eſt l'extrait d'opium , ſuivant
Monſieur Lemery , & les Modernes ,
il n'en faut que deux grains , pour les
robuſtes , & un grain ou un grain &
demi pour les autres , & les âges à
proportion. Il faut mettre en poudre
tout ce qui doit étre pulveriſé , diſſoudre le ſirop , la confection , & le
laudanum , & faire un mélange du
tout , que l'on donnera d'abord.

Je diray en paſſant que cette potion
eſt ſouveraine pour les grandes hémorragies aux femmes aprés l'acou-
chement ou l'avortement , lors qu'on
craint des facheuſes ſuites,& en même-
tems que l'on a donné cette potion, il
faut apliquer deux grands cataplâmes,
faits de bol en poudre , & de blancs
d'œufs en ſufiſance , étendus ſur des
étoupes , & du linge ; & en appliquer
l'un ſur les lombes , l'autre ſur la ré-
gion ombilicale , qui couvrent , &
embraſſent ces deux régions , & l'on
en verra un bon effet. On ſe ſert de
ce remede en pareil cas quand il n'y a
pas lieu d'y remedier par la ſaignée.

On me reprendra peut-être de ce

que je m'étens sur des matieres qui ne sont par de mon sujet : mais je ne crois pas que les petites digreßions semblables que je feray peut-être encore dans la suite, gâtent mon Ouvrage ; & je ne doute pas que les Chirurgiens qui le verront, outre ce qu'ils y pourront lire touchant les Vulneraires, ne soient bien aises de profiter de ces choses, à l'ocasion de mon principal sujet, d'autant qu'ils se trouvent par fois dans les pareilles rencontres dans les Villes , & souvent à la campagne, où ils peuvent secourir par ce moyen , des pauvres malades, qui periroient faute de leur avoir donné connoißance de ces usages.

Je n'ay point parlé du *Laudanum* dans le catalogue des Ischaimatiques: & quoi que ce soit un des plus puissans, & des meilleurs que l'on puisse donner interieurement , il est connu de tout le monde. J'ay voulu seulement faire remarquer cette circonstance touchant les forces languissantes , & dißipées , ce qui est d'une grande importance , afin qu'on s'en ferve à propos, & pour éviter d'être blamé.

On remarquera encore touchant l'efprit de vitriol, qu'il ne faut pas s'en fervir interieurement, lors que la perfonne eft fujete à la toux : car les acides piquotent aifément les vifceres membraneux des poûmons, qui font fort fenfibles à des pareils picotemens, l'effet qui s'en enfuivroit ne feroit pas bon : & par l'agitation de la toux, & la compreffion des vaiffeaux, le fang fortiroit toûjours par les vaiffeaux bleffez, & les remedes feroient nuifibles, au lieu d'être profitables.

Si ces remedes n'operent rien, & que l'on foit obligé d'en venir aux cauftiques, qui font la troifiéme efpece des Ifchaimes, on fe fervira du calchantum, ou du vitriol pur, fi l'on n'avoit pas du colcothar, & que l'ocafion ne permit pas d'en avoir. On poutra encore fe fervir de la mixtion faite de cendres de la lie de vin brûlée, ou du tartre brûlé mêlée avec de la poudre de galles de Levant, & du bol d'Armenie, le tout en poudre ou détram-

CHAPITRE VIII.

Des Aglutinatifs.

LEs aglutinatifs, suivant les Anciens, & les Galmiques, doivent être composez des parties terrestres,& seches ; il faut qu'ils soient d'une chaleur temperée qu'ils ne soient point acres, & mordicans ; parce que pour faire l'aglutination d'une playe , il faut qu'il n'y ait rien entre deux , & que les parties s'acrochent, & s'entrelasent les uns avec les autres. Ce remede doit produire particulierement cét effet, & ainsi il doit être astringent ; & pour être astringent, suvant les Anciens , il doit être de temperature froide , & seche : attendu que le froid resserre. Il doit être encore de matiere terrestre ; car toute chose subtile, chaude , & humide, penetre, dilate & relache , au lieu de resserrer: ce qui ne seroit pas convenable pour l'aglutination. Mais il y a bien de choses à dire sur cette doctrine , & de fortes objections à faire. Je ne sçay ce qu'on me pourra répondre sur l'onguent de *Althœa*, qui est un aglutinatif parfaitement bon; dont les qualitez ne sont pas semblables à celles dont nous avons parlé ; car il échauffe moderement, ramolit, & humecte ; qui sont des effets tous contraires à ceux qui doivent être produits par les aglutinatifs, dont nous avons parlé selon les principes Galeniques.

Suivant les Modernes, & particulierement les Chymistes, les aglutinatifs doivent être composez des principes Spagiriques qui operent la même chose; & par cette raison ils doivent plus abonder en sels fixes, qu'en esprits, & en soulfres : car si les soulfres prédominent, ou par la quantité, ou par l'exaltation, les remedes seront de temperature chaude, attendu que la chaleur est produite par le dégagement, l'assemblage, & la réunion, & l'exaltation des corpuscules sulphureux ; de même ils ne doivent avoir qu'une quantité mediocre de substance mercuriele ou spirituele ; car l'esprit est extrémement actif,

&.

& mobile , & met les autres principes en mouvement lors qu'il excede , ou qu'il eſt trop exalté : Et comme la réunion des parties ſeparées ſe doit faire par le repos , il eſt évident que tout ce qui cauſera du mouvement,& de l'agitation ſera contraire à cét effet. Et par cette raiſon le principe ſpiritueux du mixte ne doit pas prédominer : mais bien le ſel fixe , qui de ſa nature eſt le principe de la coagulation ; lequel en rempliſſant les pores , & les eſpaces vuides des parties, principalement ſi le ſel n'eſt armé d'aucunes pointes ſubtiles , c'eſt-à-dire qu'il ne ſoit pas piquant ; fait que les fibres , & les petites parties ſe raprochent les unes contre les autres;attendu que les corpuſcules du ſel, étant comme des petits coins que l'on met entre les ouvertures pour remplir ces eſpaces , & en preſſant la matiere & la ſubſtance de la partie , les fibres,& les particules ne ſont plus ſi chancelantes , & ſi mobiles,celles qui n'ont point de ſel entre deux ſe raprochent, & ſe réuniſſent par l'entremiſe de la ſubſtance lymphatique qui eſt mêlée

D

avec le sang, & qui étant coagulable & fibreuse (c'est-à-dire composée de petites parties longues & pliantes, ainsi que des petits filets fort subtils) lie, serre, & attache les fibres des chairs desunies, à la maniere des petits filets, lesquels étant portez & entrainez par le mouvement circulaire du sang, & des esprits qui les poussent, & qui les font passer de pore en pore, trouvent des chemins tortus à travers & parmi les fibres charnues avec lesquelles ils s'embarrassent, fonts des entortillemens, & des assemblages comme des coûtures ; & venant en suite par une parfaite coction à une fermeté, & consistance charnue, tienent les parties réunies ; & ces parties auparavant séparées, il s'en fait un tout uni & consolidé. Par ce raisonnement on voit bien que la principale cause de la l'aglutination, est la nature; & que le remede, qui contribue à la production de cet effet est une cause externe adjuvante : Aussi je ne l'entend pas autrement ; car on se serviroit inutilement de tous les aglunatifs du monde, ils ne produiroient jamais aucune réunion, fi un principe interne effi-cient ne travailloit de fon cofté ; le-quel produit bien cette réunion dans un plus long tems : mais étant aidé de la maniere que nous avons dit ci deffus, par un remede qui tient les petites parties en repos, apres qu'el-les ont été raprochées, celui-ci en fait l'entiere & parfaite liaifon, par le moyen des fibres lymphatiques. Je pourrois encore expliquer ceci, en mettant de la partie, la portion rouge du fang : Si j'ofois avancer comme conftant les découvertes, & les re-marques que Monfieur Leuwenoex a fait de cette humeur avec le microf-cope : car comme, fuivant fes Obfer-vations, le fang eft un compofé de petits globules qui flottent dans une liqueur criftaline ; & qu'il a encore remarqué, que chacun de ces globu-les eft un affemblage de fix autres pe-tits globules amoncellez qui doivent être attachés enfemble, ou par quel-ques petits ligamants, puis qu'ils font toûjours adherants, ou contenus dans quelque petite envelope qui les

enfermé comme une bource tranfpa-
rante ; & qu'il a remarqué enfin que
ces globules s'alongent, & changent
leur fituation ordinaire, s'ils paffent
par des canaux fort étroits : je pourrois dire que de châque globule compofé des autres fix, comme d'autant
de petits lobes, il s'en fait un petit
cordon en maniere de grains de cha-
pellet enfilez ou renfermés dans un
petit tuyeau tranfparant, où ils font
atachez l'un à la fuite de l'autre, & forment ainfi de petits filets globuleux,
qui s'entortillent à l'entour des fibres
charnues, & font le même effet que
les fibres lymphatiques. Il y auroit
même quelque forte de raifon de croire que la lymphe n'eft autre chofe
qn'un affemblage de petits filets, fait
des globules du fang, fuivant les Découvertes du même Auteur : Car il a
encore remarqué que la couleur rouge du fang, ne procede que d'un mouvement circulaire, que ces globules
ont a l'entour de leur axe; & que lors
qu'ils ont perdu ce mouvement, ils
ne paroiffent plus rouges, mais Cri-
ftalins, & tranfparants, Ce qui peut

arriver, fi ces fix globules qui compofent les premiers, changent leur fituation & l'arrangement qu'ils ont,
les uns auprés & à côté des autres ;
qu'ils viennent à être difpofez de fuite
en longueur. Cette difpofition n'êtant
plus propre pour le mouvement circulaire, & par la ceffation de ce mouvement, ces petits corps paroiffent
tranfparans, & de la couleur d'eau
rouffatre, telle qu'eft la lymphe : &
ainfi il y auroit quelque aparence de
croire, que le fang, avant que d'être
converti en partie vivante dévient
lymphe; & que la lymphe dévient
enfin fubftance des parties. Il y auroit
encore beaucoup de belles reflexions
à faire fur cette matiere ; mais nous
irions trop loin, & nous ferions une
trop grande digreffion fur ce fujet,
qui ne doit pas être diverfifié par des
queftions qui ne lui apartienent pas
entierement. J'avoüe que ces recher-
ches font un peu fubtiles, auffi je ne
veux pas les faire recevoir comme ab-
folument veritables. Il fufira pour les
curieux qu'elles foient probables ; &
que j'aye pour garant de mes refle-

xions, uu Auteur auſſi celebre que Monſieur Leuvenoex. Venons maintenant au catalogue des aglutinatifs.

La *litarge*, ſuivant Dioſcoride, eſt aſtringente ; elle ramolit, & reprime les excroiſſances de chairs : elle cicatriſe & incarne, n'étant proprement qu'un plomb calciné, avec les matieres heterogenes qui ſont mêlées parmi l'argent qu'on tire des mines, ce qui ſe fait pour le purifier. Elle doit avoir les mêmes qualitez que le plomb : car elle a perdu la plus grande partie des mauvaiſes dans le feu par l'affinage de l'argent ; & ne cauſe point de colique, ni de paraliſie, ainſi que fait le plomb aux Ouvriers qui le travaillent. Je ſay bien qu'on la met au rang des poiſons, étant priſe interieurement, & qu'elle cauſe des facheux accidens : mais il n'en eſt pas de même quand on ne s'en ſert que pour l'exterieur, ainſi que de pluſieurs autres drogues mal-faiſantes étant priſes interieurement, comme le ſublimé corroſif, l'orpiment, l'arſenic, &c. qui ſont d'un grand ſecours aux ulceres exterieurs. La Li-

targe eſt un alcali qui émouſſe , &
briſe les pointes des acides : d'où l'on
peut tirer la raiſon pourquoi il eſt
fort bon aux ulceres qui ſont cauſez
par les acides , qui rongent la ſubſtance des chairs , & des membranes,
d'où la gueriſon s'enſuit ; les pointes
des acides étant briſées pat la litarge ,
elles ne produiſent plus cét effet d'éro-
ſion dans les chairs : Et par cette raiſon il doit rafraîchir , s'il eſt vrai, ſuivant quelques Modernes , que la chaleur ſoit l'effet de l'acide dans le mouvement , qui eſt cauſe des dilatations,
tant à raiſon de ce que ces corpuſcules ſont continuellement dans l'agitation , & que par leur mouvement ils
écartent , & deſuniſſent les parties ,
en ouvrent le tiſſu, & rendent les pores plus grands , qu'à raiſon de leurs
figures aigues , au moyen deſquelles
ils entrent, & pénétrent dans tous les
endroits les plus ſerrez , & font des
ouvertures dans la ſubſtance des parties ; de même que les coins de fer ,
étant pouſſez à coups de maſſe dans le
bois , y font des fentes & des ouvertures conſiderables : de même par cette

raiſon la Litarge doit être cauſe de l'aſtriction , par accident , en empêchant la dilatation , & l'ouverture des parties , par le briſement des acides. Mais ſa principale vertu aſtringente doit proceder , de ce qu'étant un alcali poreux , & ſans parties aiguës étant introduit dans les interſtices des fibres des viſceres , rempliſſant par ſes particules ces eſpaces vuides , reſſerre , & fait aprocher les fibres , les unes contre les autres , & les affermit par ce moyen , ſuivant quelques Phyſiciens. Je ſçay bien qu'il y en a d'autres qui diſent que la Litarge eſt aſtringente , à cauſe qu'elle eſt compoſée de quantité de parties crochues qui ſe meuvent en divers ſens , & qui venant à s'apliquer ſur des parties poreuſes les ſaiſiſſent , & les cramponnent : Et parce que les parties de la matiere diſſoute ſont toûjours en mouvement , ces parties crochues étant muës d'un côté , & d'autre, elles aprochent les parties fibreuſes du ſujet auquel elles ſont apliquées , & les embarraſſent en ſorte qu'elles ſe trouvent à la fin moins

écartées entre elles , & plus renfor-
cées.

L'*Alum* est encore dans l'ordre des
aglutinatifs , nous en avons déja parlé
en traitant des Ischaimes.

Le *Vitriol* n'est pas un des moindres
remedes que l'on peut employer pour
la guerison des playes : Ses qualitez
sont admirables ; & il a fait autrefois grand bruit sous le nom de *poudre de sympathie.* C'est un sel merveilleux , d'une nature ignée , &
avec un soulfre interne , il contient
deux sortes d'esprit, un clair, & limpide : & l'autre rouge,que l'on apelle
huile improprement. Ce mineral é-
chaufe & resserre : desseche & ab-
sorbe les humiditez : resserre & com-
prime les chairs. On en trouve de
quatre especes , du blanc , du bleu ,
du vert , & du rouge. Le blanc est
vomitif ; & on le donne interieurement : le bleu sert pour mondifier les
ulceres , les dessecher , & manger les
excroissances des chairs baveuses. Le
rouge est un colcotar naturel ; car on
croit que ce n'est qu'un vitriol vert
rubifié dans la matrice , ou dans la

mine, par un feu soûterrain. Le vert qu'on apelle Romain, est le vulguaire, le plus usité & celui dont nous parlons. Son esprit limpide donné interieurement avec les eaux de plantes Vulneraires, cordiales, & sudorifiques, dépure le sang; & doit être bon pris de la sorte pour la guerison des playes : étant employé exterieurement, suivant les experiences & les raisonnemens de Monsieur Digby, il fait des merveilles. Plusieurs combatent sa vertu balsamique : mais il seroit bien difficile d'expliquer les experiences au desavantage du vitriol. On convient généralement par les experiences, qu'il arrête le sang, soit qu'il produise cét effet, à cause de son astriction, soit qu'il l'opere en coagulant cette humeur, soit par une qualité oculte. On en fait le calcanthum par calcination; qui est d'un grand secours dans le hémorragies qui arrivent aux playes, & dans les grandes Operations Chirurgicales; & ainsi, soit qu'étant astringent & balsamique, il peut operer l'aglutination des playes : soit parce qu'il arrête les hémorragies des playes, il doit être tenu pour un bon Vulneraire. Les Chymiftes en tirent un efprit, que quelques-uns apellent huile improprement, il eft clair, & beau, tres-acide, & d'un grand fecours dans les maladies. Je raporteray fes plus remarquables vertus, afin que les Chirurgiens en puiffent profiter dans les ocafions, particulierement pour le foulagement des pauvres à la campagne.

Châcun fçait déja qu'il eft tres-bon aux fiévres continuës, & malignes avec les eaux cordiales & fudorifiques, on n'en donne que quelques gouttes, & jufques à une agréable acidité dans les potions, ou avec des vehicules fpecifiques; ainfi il eft tres-bon pour les fiévres tierces, & quartes mêlé avec l'eau de quintefeüille, & pris en potion. Il eft excellent pour la fciatique, mêlé avec l'eau de vie, quand on en baffine la partie malade. Pris avec l'eau d'armoife, de bardane, de fureau, ou quelques autre fpecifique, ou avec la décoction de garance, provoque les purgations retenuës des femmes : donné aux enfans, & aux adultes avec l'eau de fougere, il chasse, & tuë les vers, ou avec l'eau de cicorée ou de pourpier : il soulage assez promtement la migraine avec l'eau de marjolaine : avec l'eau de laituë, ou de pavot blanc, il provoque le sommeil ; & renforce merveilleusement la vertu de ces eaux somniferes : il fait encore le même effet avec l'eau de nemuphar : dissipe la mélancolie avec l'eau de bourrache, ou de buglosse. Il est d'un grand secours, & un souverain préservatif pour l'apoplexie donné avec l'eau de vie. Pour le mal caduc, avec l'eau de pivoire. Pour la paralysie, avec l'eau de mente sauvage. Pour les palpitations de cœur, avec l'eau de melisse, de basilic, ou de marjolaine. Pour les foiblesses de veuë, avec l'eau de fenoüil. Pour la toux, avec l'eau d'hysope. Cét effet est contre l'ordre de acides, qui sont côtraires à la toux : il est pourtant trouvé fort bon par experience avec cette eau. Il fortifie l'estomach, avec l'eau de mente, en multipliant ses fermens acides, ou les dé-

vélopant des viscositez contenuës
dans les replis de la membrane velou-
tée de ce viscere , qui les embarraffent , & les empêchent d'agir. Il
éteint la foif, avec l'eau de pourpier.
Il apaife les cardialgies dans les fiévres, les naufées, & les vomiffemens,
avec l'eau de plantain , avec l'eau de
centinode. Il eft d'un grand fecours
dans les dyfenteries, les tranchées des
inteftins , procedans du poifon , avec
eau des fcabieufe, & de ruë. Il guerit
les hémorrohydes , & foulage en peu
de tems la douleur avec l'eau de *tapfus*
barbatus , autrement dit , boüillon
blanc ; ou de millefeüille. Avec l'eau
d'endive , ou d'agremoine , ou d'he-
patique , corrige les imtemperies du
foye. Il profite beaucoup aux hydropiques , avec l'eau de fenoüil , de
foldanelle , & de pentaphyllon. Il
fortifie l'eftomach , avec l'eau de rômarin, de fauge , ou de betoine. En
un mot c'eft un remede qui redouble
toutes les vertus des fimples, avec lefquels on le mêle , & l'on peut affurer
qu'il y en a peu de meilleurs dans la
matiere Medicale. Les perfonnes qui

en uferont avec les eaux de chardon
benit, de fcabieufe, de fumeterre, &
autres femblables, particulierement
des Vulneraires, fe porteront toûjours bien.

L'Antimoine eft mis dans le rang
des Vulneraires aglutinatifs, à caufe
qu'il eft aftringent, qu'il arrête le
fang, qu'il mondifie; & qu'il reprime les chairs fuperfluës. Il rafraîchit
particulierement, êtant préparé par le
feu : Car pour lors, il eft fans corro-
fion, & dévient femblable au plomb
brûlé ; il eft encore meilleur pour les
ulceres malins, que pour les playes.
Il les empêche de faire du ravage ; &
de s'étendre. Paracelfe dit qu'il n'a
jamais eu un plus excellent remede
pour les playes qui font avec fiftule,
& carcinomes, qu'une préparation
d'huile rouge d'antimoine, excepté
qu'il ne faut pas s'en fervir aux playes de la tête. Cette drogue fe peut
donner encore interieurement pour
dépurer le fang, fuivant le befoin,
mêlé avec les potions Vulneraires. On
en fait diverfes préparations emeti-
ques, que l'on employe rarement du-

rant la guerifon des playes ; mais on peut fe fervir du diaphoretique, ou du Bezoard mineral. On fe fert du beurre d'Antimoine qui eft un cauftique ; & de l'huile pour manger les chairs fuperflues, & mondifier les vieilles playes. C'eft encore un tres-bon remede pour les Cancers & toutes autres fortes d'ulceres.

La *Cadmie*, ou *la Calamine*, felon Diofcoride eft aftringente & farcotique ; c'eft à dire incarnative, elle mondifie toutes les ordures qui s'amaffent dans les playes & dans les ulceres ; elle empêche les excroiffances des chairs fuperflues ; refferre les pores, & les meats des parties ; elle cicatrife les playes, & les ulceres malins. On l'employe dans les emplâtres, &c.

Le *Corail* rafraîchil, il eft aftringent. Nous avons déja dit qu'il arrêté le fang : Il confolide, il reprime, les excroiffances des chairs. Il eft tresbon pour les ulceres, attendu que c'eft un alcali ennemi des acides qui font ulcere, on le peut donner interieurement dans les potions Vulneraires ou en teinture , ou en magiſtere. Quercetan enſeigne la maniere d'en faire un ſyrop pour les dyſenteries , dont il promet des effets tres-rares. Paſſons maintenant aux animaux & aux vegetaux.

Les *vers de terre* ſont tres - bons pour aglutiner les playes , & particulierement celles des nerfs. Paracelſe s'en ſert dans un emplâtre qu'il fait , & qui eſt effectivement bon. Cet Auteur employe le mucilage des vers de terre , mais ce mucilage ſe deſſeche bien tôt , & on le peut faire de la maniere ſuivante , pour le conſerver longtems.

Il faut prendre des vers de terre , telle quantité qu'il vous plaira ; les bien laver avec du vin , puis les mettre dans une bouteille ou petite cucurbite de verre, & y verſer de l'huile de terebinthine deſſus , juſques à ce qu'elle ſurnage , & mettre cette cucurbite au bain marie , & la laiſſer dedans juſques à ce que les vers ſoient fondus dans l'huile. Aprés vous paſſerés l'huile & l'exprimerés bien. Cela fait il faut avoir du ſuc de fleurs d'hypericon, de la grande confoude, & d'ariftoloche ronde. Que fi on ne pouvoit avoir une fuffifante quantité de ces plantée, les bien battre, & les metre bouïllir dans la dite huile pendant quelque tems fur un feu fort doux, & le vaiffeau bien bouché : aprés il faut exprimer l'huile, & y ajoûter de la litarge infufée auparavant dans du vinaigre bien fort pendant vingt quatre heures, & la faire deffecher à l'ombre aprés en avoir verfé le vinaigre, & y ajoûter de la cire tant qu'il en faudra pour en faire un emplâtre.

Les *limaçons* ont la vertu d'aglutiner, êtant feulement broyés & appliqués deffus, de même que les vers de terre : mais ils déviennent encore plus efficaces, fi aprés les avoir dépoüillés de leurs coquilles, on les broye avec de la mirrhe, & de l'encens, au raport de Diofcoride. Ils confolident toutes fortes de playes, même celles des nerfs. Si cet effet eft produit par la vifcofité de ces animaux, qui fert comme de colle pour tenir les parties adherantes, ou par quelque vertu balſamique, ce qui n'eſt pas encore bien connû; il y a beaucoup à diſputer depart & d'autre. J'oſerois croire qu'ils ont une vertu ſecrete pour aider à l'aglutination de ſarties; & que cét effet ne procede pas entierement de leur viſcoſité; car ils gueriſſent les cicatrices des yeux ſelon le même Auteur; en oſtent les taches; ils font ſortir les eaux des hydropiques par les pores êtant apliqués ſur l'abdomen. On a des preuvres par l'experience, qu'ils gueriſſent l'ulcere des poûmons. Si ces beaux effets procedent de leur viſcoſité, ou de leurs qualités elementaires, il eſt bien difficile de le concévoir. Je ne ſçay de quelle maniere on pourra expliquer l'evacuation des eaux des hydropiques; & particulierement la conſolidation des playes; & j'ay de la peine à concevoir comment ils peuvent guerir les ulceres aux poûmons, s'ils ne ſont pas alcalis; ni comment ils peuvent provoquer les purgations aux femmes êtant apliquez par le bas. Tellement qu'il y a beaucoup aparence qu'ils contienent des vertus, dont les raiſons nous ſont inconnuës , ainſi que la plûpart des choſes naturelles ; quelque ſecours que l'on trouve du côté de la Chymie, ou des atomes.

La *Terebinthine* qui n'eſt proprement qu'une reſine coulante en conſiſtance de baume, ou pour mieux dire , c'eſt un baume naturel fort propre pour les playes, êtant apliqué exterieurement. Elle peut encore être utile interieurement pour les mêmes intentions , en dépurant le ſang par les urines , car elle eſt diuretique. Les Chymiſtes en ſeparent un eſprit, & trois ſortes d'huile: une rouge, une & jaune , une claire. Apres en avoir tiré ces choſes, il reſte encore une colophone, dont on ſe ſert dans les emplâtres pour deſſecher , & pour conſolider les playes. L'huile rouge eſt un ſouverain baume pour cet effet ; elle fortifie les nerfs, & diſſout les humeurs froides. L'eſprit volatile eſt diuretique , & purifie le ſang de toutes viſcoſités , en les attenuant & les faiſant paſſer par les urines , ou par la tranſpiration. On met encore dans ce degré la reſine , la poix , &c. à cauſe de leur vertu balſamique ; leſquelles choſes ont la fa-

culté de confolider, & font affez connuës. Qui voudra fçavoir leurs qualités plus au long n'a qu'à lire les Auteurs qui en ont traité.

La *Cire* eft encore un Vulneraire
de cet ordre. Plufieurs croyent qu'elle n'a aucunes qualités : qu'elle ne
fert de rien dans les compofitions que
pour donner une liaifon & une confiftance aux maffes des emplâtres &
des onguens Mais s'ils faifoient reflexion que la cire eft tirée de la ro-
fée , que les abeilles ceuillent fur les
fleurs, ils y trouveroient plus de qualitez qu'ils ne penfent:car fi l'on confidere que les vapeur de la terre êtant
élevées par le foleil pendant le jour
dans l'air , s'imbibent d'un efprit univerfel, qui eft répandu par tous les
elements ; & particuliérement dans
celui-ci , au fentiment des Spagiriques: ou que l'air eft comme une matrice univerfelle , qui contient une
grande quantité des fels volatiles de
toutes efpeces , nitreux, vitrioliques ,
&c. élevez par les rayons du Soleil ;
& que ces vapeurs font des fubtils
menftrues propres pour diffoudre ces

petits corps salins & spiritueux , &
s'en charger ; & que retombans sur
les fleurs , & sur les plantes où elles
restent épaissies en rosée , jusques à
ce que les abeilles viennent s'en charger , pour les porter dans leurs rû-
ches , dont elles en font le miel , &
la cire , on trouveroit plus des vertus
enfermées dans cette drogue , qu'on
ne croit : Car il est bien vrai que se
détachant continuellement des petits
corps des plantes , & des fleurs ; ces
corpuscules s'atachent en passant, aux
petites goutes de rosée , & les pénétrent : Et comme les abailles choisis-
sent particulierement les fleurs de
bonne odeur, comme les roses, l'oranger , aux lieux où il y en a , les jas-
mins , &c. qu'au défaut de celles-ci ,
elles vont dans les forets picoter sur
les simples aromatiques , comme le
thym , le rômarin, la lavande, le sta-
chas , le pouliot , l'origan , le calament , la marjolaine , &c. cette matiere premiere de la cire , ou du miel,
doit toûjours rester remplie des corpuscules qui s'exhalent continuel
lement de ces plantes. Ce qui paroi

évident par cette douce odeur de la cire, qui ne lui vient assurement, que de la Mixtion des corpuscules balsamiques de ces vegetaux odoriferans. Et comme ces plantes possedent des belles qualitez pour le rétablissement des parties dans leur état naturel, il est certain que la cire, doit être comme une masse d'emplâtre naturel, composé de tout ce qu'il y a de plus agréable & de meilleur dans l'ordre des vegetaux ; & de tout ce qu'il y a de plus spiritueux, de plus subtil, & de plus volatile parmi les sels, puis que c'est, pour ainsi dire, la quintessence des plantes, que les abeilles ramassent pour nous en fournir le miel & la cire.

Les Chymistes separent diverses parties de ces deux matieres, qui sont d'un bon effet dans la Medecine. On est d'acord par l'experience, que l'eau qu'on tire du miel, est fort détersive, aussi l'on s'en sert pour netoyer les yeux & emporter les suffusions : Que l'esprit de miel, est un singulier aperitif, qu'il mondifie les reins, pousse le sable déhors, met en

toute las urines détournées , & dégage les parties obſtruées ; Que l'huille
de miel circulé avec l'eſprit de vin eſt
un remede ſingulier pour guerir les
playes , faites par des armes à feu ;
pour des terger les ulceres , & emporter la carie des os : Que la teinture du miel , eſt un excellent Vulneraire mêlé dans les potions , attendu
qu'elle dépure le ſang par la tranſpiration , par les ſueurs , & par les
urines , qui ſont les bons effets des
meilleurs remedes : Elle ſubtiliſe les
viſcoſitez qui ſe rencontrent dans la
maſſe du ſang, & les diſſout pour être
expulſées par les emeoctoires géné-
raux.

La cire nous fournit une huile tirée
par l'aide de la Chymie, qui non ſeulement eſt excellente pour pluſieurs
infirmitez exterieurement apliquée ;
mais encore priſe interieurement : car
elle pouſſe les urines , ôte les obſtructions des viſceres ; elle dégage l'embarras qui ſe trouve dans les nerfs
dans la paralyſie , elle fortifie le cerveau , & l'eſtomach ; elle provnque
les purgations aux femmes , elle mon-

difie la matrice, guerit les ulceres des mamelles , dépure merveilleufement le fang. Elle eft bonne pour les hydropiques apliquée exterieurement ; elle refout les œdemes,& les fxirrhes; elle ôte l'engourdiffement , & la ftupeur des membres perclus ; elle foulage toutes les douleurs procedant de caufe froide. Paracelce dit que la cire eft un remede général propre à confolider toutes les folutions de continuité. Par tant de facultés , on peut voir que la cire n'eft pas une des moindres drogues que l'on puiffe employer pour la guerifon des bleffures.

L'*Encens* eft utile aux algutinations , quant même on l'employeroit feul en poudre fur les parties feparées, à caufe de fa vertu aftringente. Les Auteurs le font chaud , & fec au fecond degré feulement ; c'eft pourquoi il n'y a pas à craindre de s'en fervir dans les playes fimples , qui ne demandent que la réunion. Il apaife la douleur étant apliqué avec un blanc d'œuf. Si la playe a des difpofitions à fupurer , cette drogue eft particuliere pour avancer la fupuration , &

aprés la supuration faite , elle a encore la faculté de mondifier , de faire révenir les chairs & de consolider. On met encore dans ce rang la mirrhe & la sarcocolle.

Entre les vegetaux *l'hypericon* est le plus ordinaire , & le plus connu des païsans : ils en font une huile rouge , dont ils se servent souvent , & qu'ils estiment beaucoup pour les simples coupures. Ils prennent les fleurs de cette plante , & les font infuser au soleil dans de l'huile commune , ou bien ils les pilent & les apliquent toutes fraîches sur les blessures. Ce remede leur produit d'assez bons effets Dioscoride lui donne les mêmes vertus.

Le *Cirsium* est encore excellent pour aglutiner , particulierement les playes des jambes , on l'aplique pilé.

La *Veronique mâle* est plus efficace que la femelle.

La *langue de serpent* , ou l'herbe sans coûture, que l'on apelle sans côte, à cause qu'elle n'a aucune côte , ni filament nerveux , est tres-bonne aux playes recentes macerées dans le vin ,

& apliquée sur la blessure. Les païsans estiment beaucoup ces trois simples à cause des beaux effets qu'on en ressent, mais ils font plus de cas de celle-ci; & les Chirurgiens qui la connoissent l'estiment beaucoup: on la donne en potion pulverisée dans la décoction d'équisetum, ou son jus mêlé avec, pour un excellent Vulneraire interne. Matthiole dit qu'elle est tres-bonne pour les playes des intestins donnée de même façon. On en fait une huile comme de l'hypericon qui est excellente.

L'*équisetum*, ou *queuë de cheval*, broyée fraiche, apliquée consolide les playes recentes, & produit un bon effet. Sa décoction beuë est tres-Vulneraire. Elle est astringente.

Le *plantain* est désicatif & astringent, apliqué sur les playes recentes, produit un effet admirable. Il est encore fort bon aux ulceres des jambes. Les feüilles apliquées arrêtent l'hémorragie, & font tres-bonnes aux vieilles playes, & aux ulceres font revenir les chairs. Dioscoride en raporte des merveilles.

La *Consolida major* est excellente,
tant les feüilles que les racines, le
tout apliqué sur les playes recentes.
Je diray en passant que les païsans s'en
servent avec un merveilleux succez
pour amortir les charbons , & les
guerir entierement. On s'étonnera
peut-être de ce que je cite ici les païsans plûtôt que les Auteurs de Medecine : mais on me permettra de répondre ce que Van-Helmont dit en mille
endroits, que Dieu qui est la source de
de toutes sortes de dons & des biens,
distribuë ses graces & ses lumieres à
qui lui plait , & que bien souvent il
fait aux idiots & aux pauvres, des
graces qu'il ne communique pas aux
sçavans & aux riches; & qu'il n'est
pas impossible qu'il ait fait rencontrer
par hazard dans les païsans les vertus
les plus singulieres des plantes , pour
en retirer le secours , que les hommes,
avares, & interessez leur refusent bien
souvent : Cependant si cette connoissance ne leur vient pas directement
comme un bien-fait de Dieu, elle leur
a été communiquée, sans doute, par
des personnes sçavantes & charitables;

Et il faut assurément qu'ils soient
convaincus de l'effet de ces remedes
par l'experience, puis qu'ils s'en servent & les estiment beaucoup plus
que ceux que les gens du métier leur
fournissent. On me dira peut-être que
c'est à cause que ces remedes ne coû-
tent rien ; ce pourroit bien être une
raison , mais la principale est qu'ils
sont persuadez de la vertu de ces plantes , & ils ne prennent pas si peu d'in-
terêt en leur vie , qu'ils ne se desa-
busassent de cét entêtement s'il leur
étoit préjudiciable , & s'ils n'en reti-
roient aucun avantage.

La *Bistorte* & la *Tormentille* ont les
mêmes qualités, que le plantain, étant
mises en poudre, & batuës avec un
blanc d'œuf apliqué sur du linge, arrêtent le sang des playes , & les consolident. Elles sont tres-bonnes aux
ulceres rebelles : leur décoction est
un excellent Vulneraire pour l'interieur. Il faut sçavoir que leurs racines sont plus efficaces que leurs
feüilles.

La *Scabieuse* consolide. Nous avons
dit qu'elle arrête le sang. Elle est sou-

veraine pour les charbons , & c'eſt
aſſurément la plus belle de ſes vertus.
Matthiole ne la louë pas ſans raiſon
pour ce ſujet. Je ſçay des gens qui en
ſont convaincus par l'experience. Elle
tuë le charbon dans deux heures de
tems. Elle eſt tres-bonne aux playes
de la poitrine priſe en décoction , &
apliquée.

La *Betoine* pilée & apliquée ſur les
playes de la tête , les réunit dans peu
de tems ; c'eſt à quoi elle eſt particulierement deſtinée. Les Eſpagnols l'e-
ſtiment infiniment , & diſent que ſes
vertus ſont innombrables.

La *Millefeüille* eſt fort deſicative ,
& ferme promtement les playes recentes , ſans qu'il y ſurvienne aucune
inflamation, ſoit qu'on l'aplique fraîchement pilée , ou ſeche boüillée
avec du bon vin.

La *Pirola* a une particuliere faculté
pour ſecher , reſſerer , & aglutiner
les playes , ſoit qu'on ſe ſerve de ſon
jus exprimé , ſoit qu'on aplique les
feüilles pilées, ſoit même qu'on l'employe dans les baumes , & onguens.
Les Allemans en font grand cas pour

les playes de la poitrine. Ils en donnent la décoction à boire, qui fait
des merveilles.

Le *Fragaria*, ou *Fraisier*, rafraîchit, & desseche. Les feüilles & la
racine sont bonnes aux playes recentes ; & pour arrêter les hémorragies.
Les feüilles de *sureau* sont desicati-
ves, & conglutinatives. *L'hypocistis*
est astringent, aglutinatif, & desseche.

Le *Scordium* apliqué fraîchement,
pilé sur les playes, quelques grandes
qu'elles soient, les réunit bien-tôt. Il
mondifie les ulceres, étant en poudre : mise sur les excroissances des
chairs il les reprime.

L'*Eupatorium*, ou *Agrimoine*, consolide.

La *Centinodia*, ou *Remoüée* pilée,
& apliquée arrête le sang, & consolide.

Le *Rômarin* en poudre mis sur les
playes recentes, les fait fermer. La racine en poudre fait encore mieux que
les feüilles.

Le *Pentaphillon* pilé, & apliqué
consolide.

La *Guimauve* de même.

Le *Lierre Terrestre*, dont la décoction beuë , est tres-bonne pour les playes aux visceres membraneux.

La *Vervene* est désicative,& astringente ; elle est recommandable pour consolider , & pour mondifier les vieux ulceres,& les guerir entieremét.

La *Pilosselle* desseche de même & resserre ; mise en poudre, elle aglutine fort bien.

L'*Anagallis* fait la même chose.

L'*Attractilis* produit un fort bon effet pour consolider , elle fait fort bien aux vieux ulceres , & aux fistules.

Les *feüilles de l'Orme* , & le jus exprimé de ses vessies vertes , consolident fort promtement : mais l'écorce moyene fait encore plus d'effet. Celles de *Saule* sont encore fort bonnes. Le *Sigillum Salomonis* est singulier pour consolider les playes.

La racine de la grande *Centaurée* fraîche pilée, & apliquée , ou seche mise en poudre, ou boüillie dans le vin , & apliquée, consolide promtement.Celle de *Cyclamen* en fait autát.

Le *Polium* , l'*Iva Moscata* , & le

Tapsus Barbatus , pilez , & apliquez consolident fort bien.

Le *Bursa Pastoris* rafraîchit, desseche , & resserre. Le *jus* exprimé dans les playes recentes les consolide promtement.

Le *Lunaria Minor* est singulier pour le même effet.

L'*Alchimilla* , ou *Stellaria* , est recommendable pour consolider , apliqué exterieurement : Et sa décoction prise en brevage est souveraine pour toutes les playes de quelques visceres que ce soit. Les Allemans l'estiment beaucoup. Il y a encore une grande quantité de Vegetaux & autres remedes simples Vulneraires , comme la *Garyophyllata* ; la *Clematis* , ou *Pervenche* , la *Pimpinelle*, la *Virga Aurea* , la *Garance* , ou *Rubia Tinctorum* , le *Dracunculus*, ou *Serpentaire* , le *Trifolium* , le *Symphytum medium* , la *Persicaire* , le *Politric* , le *Lylium convallium* , la *Rhubarbe* , la *Mumie* , le *Sperma ceti* , la *terre sigillée vraye* , les *Plumes de Paon* , la dépoüille des *serpens* , & quantité d'autres qu'il seroit trop long de raporter ici , foit graiffes , fangs , parties des animaux , &c. j'ay feulement choifi , les plus ordinaires , & plus aifée à recouvrer ; defquels je n'ay pas expliqué la compofition phyfique en particulier , par les principes de Chymie , parce que l'Ouvrage s'étendroit trop loin , & que d'ailleurs ce ne feroit que pour les Curieux. Je diray feulement en général pour les reconnoître , fans les faire paffer par l'Anatomie du feu , que les vegetaux qui font acres , & piquans au goût , comme eft le poivre , & autres femblables , abondent en un fel volatile , & alcali , plus qu'en aucun autre principe , & qu'il eft combiné avec beaucoup de foulfre : ce qui produit les goûts d'acreté , & de piqueure , que l'on fent , comme dans le poivre , dans le pyretre , dans la flammula, la farriete, la moûtarde , &c.

Ceux qui font amers , abondent en un fel alcali , affocié avec un peu de fubftance fulphureufe ; comme l'aloé, la coloquinte , les amandes ameres, la cicorée, la centaurée, & les femblables. Ceux qui font d'un goût aigre , ont un sel acide exalté, qui domine, & qui est débarrassé de son sujet fixe comme on voit dans l'ozeille, le berberis, les tamarins, les limons, &c.

Les Vegetaux astringens ont un sel fixe embarrassé dans des parties terrestres qui prévaut sur les autres principes.

Ceux qui sont aigres & astringens tout emsemble qu'on apelle *acerbes*, abondent en un sel fluide embarrassé dans sa partie terrestre. On remarque ce goût dans quelques fruits verds.

La saveur douce procede d'un mélange d'esprit, de sel, & de soulfre tres-exact & exalté en une juste symmetrie.

Les mixtes où la partie sulphureuse abonde sont ordinairement oleagineux, & gras, & les insipides ont tous les trois principes actifs ensevelis dans la partie terrestre, & aqueuse qui prédomine.

Ceux qui sont composez de quantité d'esprit exalté & d'une humidité subtile, se flétrissent, & se dessechent bien-tôt, de même que ceux en qui les fels volatils (dégagez des autres principes) abondent.

Ceux qui durent long-tems, & ne flétrissent pas aisément, abondent en sel fixe.

Ceux qui sont toûjours verds, & chargez de feüilles en toute saison, comme l'olivier, l'oranger, le laurier, &c. abondent en parties sulfureuses, & humidité tenace, & grasse.

Toutes les saveurs dépendent des sels; & les differences s'en font suivant le mélange & la combinaison de plus & du moins avec les autres principes : car il est probable qu'il n'y a qu'un sel primodial dans la nature, qui est le nitre : mais qu'il emprunte diverses figures : il a des mouvemens, & des aptitudes differentes, qui font que l'on trouve plusieurs especes de sels, & de diverses qualitez. Ceux qui considereront que la terre fournit la nourriture commune des plantes, & que la chaude se nourrit auprés de la froide, la nitreuse auprés de la vitriolique, & que l'une, & l'autre ne trouvent dans la terre que la même humidité, & les mêmes sels qui prenent des caracteres differens dans les differentes matrices des vegetaux, ne defaprouveront pas mon opinion là-deſſus.

Voilà la maniere de reconnoître par le goût, la compoſition naturelle des plantes, & la prédomination des principes Spagiriques.

Comme les Bandages ſont un des meilleurs moyens pour l'aglutination des playes, & que les coûtumes ſont bien ſouvent neceſſaires, nous en devrions parler ici ; mais ce ſeroit incorporer des ſujets differens dans un ſeul qui n'a qu'une intention. Et comme la pratique des Bandages ſe monſtre dans un Traité Chirurgical particulier, & que les Coutures ſe peuvent raporter aux Operations manuelles, nous renvoyons ceux qui ſouhaiteront de ſe ſatisfaire là-deſſus à ces Traitez. Peut-être que nous en écrirons quelque choſe dans la ſuite, ſi le Public me fait l'honneur d'aprouver cet eſſay.

De tous les remedes ſimples ſuſdits, comme de ceux que l'on verra dans la ſuite de ce traité, l'on s'en pourra servir en differentes manieres, l'on en pourra composer des huiles, des Baumes, des Onguens, des Emplâtres, des Cataplâmes, (s'il est de besoin) des injections Vulneraires, des potions, des boüillons, des tisanes, des syrops, &c. suivant qu'on le trouvera à propos. On verra des Receptes de tout ceci en plusieurs endroits de ce Livre, particulierement à la fin.

CHAPITRE IX.

Des digestifs ou maturatifs, & des supuratifs.

APrés avoir veu la premiere, & la seconde classe des Vulneraires, il faut passer aux autres, suivant l'ordre déja proposé ; & ainsi comme nous n'avons consideré encore la playe que comme une solution de continuité simple dans la chair, sans contusion, nous traiterons ici de la playe, avec contusion : & au raison de cette complication, nous examinerons les remedes qui ſont deſtinez pour l'intention de la ſubſtance contuſe, qui étant imbibée de l'affluance du ſang extravaſé & des ſeroſitez amaſſées & retenuës dans la partie, ou qui y abordent inceſſamment par les petits vaiſſeaux, ou deſunis, ou rompus par la meurtriſſure. Ces matieres extravaſées demandent d'être évacuées : mais parce que ce ſang, & la lymphe, ou la ſeroſité qui l'acompagnent toûjours ſe ſont coagulez dans la ſubſtance, ou pour mieux dire, dans les pores de la partie contuſe; ces matieres ne ſçauroient ſortir qu'elles ne ſoient diſſoutes : or elles ne ſe peuvent diſſoudre que par la ſupuration, que l'on tâche d'avancer, ou de procurer par le moyen des remedes digeſtifs, que l'on employe pour cette fin, & dont nous parlerons dans la ſuite.

On pourroit me propoſer une difficulté aſſez judicieuſe ſur la ſupuration des playes, qui eſt, que s'il ne faut (ſuivant ce raiſonnement) que faire ſupurer la matiere extravaſée & contenuë dans la partie contuſe, &

la confolider aprés, d'où vient que lors que la fupuration de la matiere déja amaffée eft faite & évacuée, on voit pourtant fortir par la playe dix fois, & vingt fois plus de matiere purulante qu'il n'y en pouvoit être contenuë dans cette partie contufe : Et puis que cette matiere purulante ne pouvoit pas être toute dans la partie bleffée, il faut qu'elle y vienne d'aillieurs, & partant les caufes de la fupuration ne font point contenuës dans la partie bleffée.

Je répons à cela qu'il eft conftant que la premiere matiere qui doit fupurer eft contenuë dans la partie bleffée ; & que c'eft la limphe, & le fang qui dégénérent en veritable pus, c'eft-à-dire en une matiere pourrie, puante, & contre nature, laquelle produit des defordres dans la playe, & dans la maffe du fang, fi elle n'eft pas évacuée comme il faut. Cette mondification ne fe fait, que parce que la partie limphatique, & le fang qui étoit auparavant naturel, fe diffout, & fes principes tombent en defordre, & en pourriture ; d'où vient

que le pus qui se fait au commencement de la supuration est de couleur
citrine , verdâtre , rougeâtre, ou autrement : qu'il est ou trop dissous , ou
fluide , ou grumeleux , & inégal ,
mordicant , puant , &c. les principes
sulphureux , salins , &c. n'ayant aucune symmetrie & arrangement naturel qui produisent cette diversité de
couleur contre nature , cette odeur
facheuse, &c. Toutes ces choses sont
des preuves de la dissolution des principes de l'exaltation des soufres im-
purs , & de la dissolution des sels,&c.
Et lors que la matiere qui devoit tomber dans cette corruption est évacuée,
on n'en voit plus sortir par la playe :
mais bien une matiere blanchâtre,
égale , d'une bonne consistance , qui
n'est ni trop épaisse , ni trop liquide ,
qui n'a aucune mauvaise odeur, composée des parties égales , ce qui fait
qu'elle est unie ; & que l'on apelle
pus loüable , à cause de la ressemblan-
ce qu'elle a avec le premier pus , qui
est fait aussi de la partie limphatique
extravasée par la contusion , coagulée , & enfin dissoute par la putrefac-

tion ; & non du sang rouge & loüable, comme presque tous les Anciens ont crû, & ce pus loüable est d'un tres-bon indice & même doit être ainsi , si les affaires vont bien, par la raison suivante.

Il faut suposer qu'une partie contuse a souffert une dissolution de sa tissure , & que les particules de sa substance ne sont plus dans le même ordre, & le même assemblage comme avant la contusion ; & ainsi, que les pores & les voyes secretes de cette substance destinés pour la circulation du sang, & par la filtration des sucs sont figurés autrement , & changés , & que même les glandes qui sont dans les chairs fibreuses , en sont corrompuës : En sorte que l'humeur lymphatique qui y aborde pour y être employée pour l'entretien de cette partie , s'échape en partie au travers de ces fentes inégales, & irregulieres;& comme elle n'est plus dans un ordre, & dans un mouvement naturel , & circulaire avec le sang , par le sejour qu'elle fait entre les fibres des chairs , & des membranes , elle y souffre un

changement, & une coagulation, foit
à caufe de la chaleur qui furvient à
la partie bleffée, foit à caufe d'un ferment falin, dévelopé, & mis en liberté d'agir en defordre; parce que les
efprits animaux qui abordent continuellement aux parties par l'entremife
des nerfs, ne trouvent plus ces parties
difpofées, & configurées comme auparavant, ils n'y entrent plus avec
ordre, & mefure; Ils y heurtent, leurs
impulfions font déréglées, & remuent
en confufion tout ce qui fe trouve dans
ces parties, qui peut être meû, de-là
vient l'agitation extraordinaire de la
partie fulphureufe qui fe dévelope,
& s'exalte, & produit la chaleur. De
là vient le détachement des fels déja
ébranlez qui caufent une acidité dans
les humeurs; & ce defordre continuant quelque tems, il fe fait une
diffolution, & une corruption de cette matiere, qui par l'impulfion continuelle du fang, & des efprits eft chaf-
fée des petites prifons où elle étoit
renfermée, & fort en pus (comme
nous avons dit) mal conditionné,
mais lors que cette matiere, eft éva-

cuée,celle qui vient en suite n'est plus
qualifiée de même : Il est vray qu'elle
marque encore quelque petite alteration qui se fait par le mélange de
quelques impuretés qui étoient retenuës dans la partie : mais à cela prés,
on ne voit dans la suite qu'une limphe blanche , égale , sans puanteur ,
duement coagulée , parce qu'elle ne
séjourne pas dans la partie contuse ,
elle n'y prend que des routes qu'elle
peut continuer , & des passages ouverts , & libres , que les esprits animaux n'y sont plus portez tumultueusement , & n'y causent aucuns desordres ; en un mot qu'elle est sur la
playe aussi naturelle que dans le sang,
qui est apellée *pus loüable* , & qui est
d'une tres-bonne marque , étant ainsi
conditionné,parce qu'elle est un signe
qu'il n'y a point de ferments pourris
dans les chairs,encor retenus,desquels
on puisse craindre des mauvaises suites,& un retardement de la guerison.
Et ainsi cet écoulement de la limphe
naturelle , ou du pus loüable se fait
& dure jusques à ce que les fibres de
la partie blessée, ayent repris leur pre-

miere situation , la symmetrie, & l'u-
nion qu'elles avoient (avant le coup)
les unes à l'égard des autres ; & que
la premiere configuration des pores ,
& des canaux soit rétablie, & les petits vaisseaux consolidés. Ce qu'étant
fait , la lymphe ne s'échape plus , &
reprend son train ordinaire avec le
sang. Et c'est la raison pourquoi dans
les parties blessées on voit deux sortes de pus ; & pourquoi aussi l'on en
remarque une plus grande quantité,
qu'il n'en devroit sortir s'il semble.

On me demandera peut-être encore , d'où vient que l'on voit quelque
fois une longue continuation du mauvais pus ? Il n'est pas difficile de comprendre , que cela procede d'une putrefaction continuelle , qui se fait
dans la partie blessée ; ou à cause de la
chaleur extraordinaire, laquelle, comme nous avons déja dit , ébranle, de-
sunit , & met tout en déroute ; ou à
cause que la contusion a donné un
arrangement contre nature aux parties contuses , par lequel il s'est fait
dans la substance , des petites cellules,
& des recoins sans issuë, dans lesquels

une partie du premier pus est detenuë, laquelle se pervertit, & dévient
un ferment putrefactif, propre pour
produire une continuelle mauvaise
fermentation : c'est-à-dire une production de matiere purulente, puante,
mal digerée, &c. qui dure long-tems
que ces portions fermentatives sont
detenues, ou remplacées d'ailleurs
successivement ; ou bien encore, à
cause d'une cacochymie, qui est dans
le sang par un mauvais regime de
vie, ou par la méchante constitution de quelque viscere, laquelle se
décharge & s'arrête sur la partie blessée, ce qui est encore plus mauvais.

Afin de satisfaire ceux qui voudront sçavoir les choses un peu particulierement sur le sujet des digestifs,
je veux expliquer ce que c'est que *digestion*, ou *supuration* ; & de quelle
maniere elle se fait tant par un principe interne, que par le moyen des remedes externes.

La digestion, autrement maturation, ou supuration, suivant les Anciens, est un changement du sang, ou

quelque humeur corrompuë , en une
difpofition de matiere convenable &
approchante de l'état naturel. Mon
opinion eft toute oppofée à celle-là :
& je crois que la digeftion , de quelque matiere qui doit être fupurée , eft
un changement de cette matiere , auparavant naturelle, mais qui eft venuë
à un épaiffiffement , ou coagulation
fans corruption ni pourriture : duquel état elle ne peut fortir , que par
la diffolution des parties qui la compofent ; & que par confequent , elle
ne vienne en un état de corruption &
de pourriture , qu'elle n'avoit pas auparavant.

Je donnerai mes raifons , aprés que
j'auray fait voir que toute matiere
qui fupure , doit premierement être
coagulée ; car celle qui ne fe coagule
point , demeurant toûjours fluide , ne
fupure pas proprement , mais elle fe
corrompt , & devient , ou acre , &
mordicante , ou acide , ou amere , par
fois puante ; mais elle eft toûjours
aqueufe, & n'aquiert jamais cette con-
fiftence , que l'on remarque dans le
pus, qui fe fait des humeurs coagula-

bles. Un exemple éclaircira ceci. On
peut remarquer dans les malades qui
font atteints d'une iscurie totale, auf-
quels on ne peut provoquer l'évacuation des urines par les voyes ordinaires ; & que l'on eft contraint de purger pour les foulager de l'amas des
eaux : cette purgation nous fait remarquer que les eaux , qui auront été
retenuës pendant quelque tems dans
le corps , au lieu de fe changer en
matieres purulentes , blanches , mais
un peu craffes , quoi que fluides ;
elles fe corrompent veritablement ,
ont une puanteur tres-mauvaife , &
d'une veritable urine que l'on avoit
laiffé croupir long-tems dans un pot ;
& en effet les eaux qui fortent
par le fondement en fuite de fa purgation font telles que je viens de dire,
le plus fouvent de couleur de fuie , &
tres-aqueufes , & jamais elles ne font
de la maniere du pus , quelque fe-
jour qu'elles ayent fait au dedans ,
& quelque alteration qu'elles ayent
pû avoir de la chaleur interieure. Et
la raifon en eft, que leur matiere d'elle même n'eft point coagulable , &

n'a aucune disposition à devenir épaisse , si ce n'est qu'avec elle , il n'y ait
des matieres crasses , & terrestres, qui
luy donneroient une épaisseur ; mais
ce n'est pas là ce que j'entends , ni ce
qus je veux dire , j'entends que la matiere coagulable , soit composée des
parties gluantes qui se puissent , lier
& embarrasser entre elles , ou par le
moyen d'une chaleur , ou par quelque acide qui remue ces parties en
confusion : les entrelasse , & les attache confusément les unes avec les autres , ce qui fait quelles perdent leur
fluidité ; & c'est ce qui ne peut arriver aux humeurs aqueuses , que la
chaleur fait évaporer , ou que les acides ne coagulent jamais ; parce qu'elles n'ont pas des parties semblables
aux precedantes , propres à être liées
ensemble. Donc ce qui peut arriver à
ces humeurs aqueuses quand elles
sont hors de leurs reservoirs ; c'est ou
d'être évaporées,& passer par la transf-
piration ; ou d'être reprises , par les
veines ; ou de tomber dans la corruption , que nous avons dit; & ainsi je
puis conclure que toute matiere qui
suppure

ſupure doit être propre pour la coagulation, comme ſont le ſang, & la
ſeroſité, ou la lymphe, & avant que
de ſupurer, elle doit être coagulée ;
car ou elle ſera repriſe, de même que ſi
elle étoit aqueuſe ; ou elle ſe corrom-
pra ; or la premiere diſpoſition à la
putrefaction des matieres de cette nature, eſt la coagulation : parce que
comme les matieres coagulables, ne
s'épaiſſiſſent que par l'action du feu,
ou des acides, il arrive toûjours dans
le corps, que la chaleur immoderée
produit cet effet en premier lieu, ai-
dée des acides. Le ſang ſe coagule
d'une maniere differente, & ce n'eſt
que lors qu'il ſe refroidit, & que ſes
parties perdent le mouvement, qu'elles s'affaiſſent, & s'attachent les unes
aux autres : & c'eſt ce qui lui arrive
dans les contuſions, ſe trouvant em-
priſonné dans les pores de la partie.
Ses eſprits ſe ſéparent de lui, & ſes
parties perdent leur agitation ordinaire.

Les Anciens établiſſoient deux ſortes de Maturation, l'une qu'ils apelloient *ſupuration*, & l'autre qu'ils

nómoient *Pepasme*. La *Supuration* n'é-
toit que du sang corrompu , & changé en pus : le *Pepasme* étoit la cuite,
& la digestion de l'humeur bilieuse ,
& pituiteuse , en matiere purulente.
Cête division étoit assés bien ordon-
née selon leurs principes , & leur doctrine ; mais aujourd'hui il nous est
permis de former nos idées conformément aux principes des nouvelles découvertes en Anatomie., & en physique ; lesquelles on ne sçauroit nier
sans passer pour ridicule.

Comme nous n'entendons plus par
la bile, par la pituite , & par la me-
lancolie , ce que les Anciens enten-
doient , ou pour le moins , que nous
leur atribuons d'autres usages ; que
nous avons des bonnes raisons pour
croire qu'il n'y a point d'humeur ali-
menteuse de ces noms contenuë avec
le sang ; que ce ne sont pas des purs
excrémens, mais des fermens , & des
sucs necessaires , nous ne pouvons pas
expliquer la supuration , selon la doctrine des Anciens : Car la connoissance d'une lymphe , les qualités fermentatives de la bile, du suc melanco-

lique , du suc pancreatique , leur diversité de substance , nous persuadent
que ces choses ne subisent pas une supuration ; & que ce qui leur peut arriver, n'est qu'une dissolution des parties , qui les composoient , par laquelle ces principes constitutifs s'e-
xaltent , se précipitent , se coagulent, se dissolvent, se fixent, & se vo-
latilisent à contre-tems ; nous devons
donc former un autre sisteme de ces
maturations , & montrer que la supuration est un changement entier
d'une bonne substance en une mauvaise , qui est un sentiment contraire
à celui des Anciens.

Les premiers Medecins ont crû que
la supuration est un pur effet de la nature , qui adoucit , & meurit les humeurs pourries ; & que les digestifs
ne font qu'aider cette maturation.
Nous avoüons que la supuration est
un effet de la nature ; mais nous n'a-
cordons pas qu'elle se fasse de la même maniere. Et voici les raisons.

Nous avons déja dit que la supuration , est une dissolution d'une lymphe , & du sang coagulé dans la par-

tie contuſe, d'où cette matiere ne peut ſortir qu'en ſe diſſolvant : cette diſſolution eſt même neceſſaire pour faire place au ſang, & aux eſprits qui doivent être continuellement fournis pour l'entretien des parties ; ce qui n'arriveroit pas ſi ces matieres ocupoient toûjours la partie où il y a contuſion. Juſques ici la lymphe & le ſang ſont ſeulement coagulez, & ne demandent qu'une diſſolution qui ne peut arriver que par la deſunion de leurs parties. Perſonne ne niera que cette matiere étant changée en pus, n'a plus la même ſymmetrie de ſes corpuſcules, & le même arrangement, la figure deſquels auſſi doit être alterée, & leur mouvement changé : Si donc l'arrangement, la proportion, la liaiſon, le mouvement, & la configuration, des parties de cette matiere, ne ſont plus les mêmes qu'auparavant, & ſont differantes de l'état naturel, il faut que ce changement ſe ſoit fait, ou en une meilleure, ou en une pire diſpoſition : Il n'y a pas apparance que ce ſoit dans une meilleure ; car quand la lymphe, & le ſang

paſſent juſques là , ils déviennent partie vivante du corps & ſolide. Il reſte donc qu'ils ſoient tombez dans un
plus mauvais état ; & c'eſt la verité ;
ſi bien qu'il faut conclurre par ce raiſonnement , que la ſupuration eſt un
changement du bon en un mauvais ,
& une fuſion neceſſaire. On le conce-
vra aiſement être de la ſorte , quand
on fera réflexion que cette matiere
cauſe plus de douleur , & d'accidens ,
quand elle ſupure, qu'avant la ſupuration , & que plus la ſupuration s'a-
vance & la diſſolution de la matiere
ſe fait , plus les fiévres ſont grandes ,
les douleurs en redoublent , &c. qui
continuent , juſques à ce que la matiere ſoit évacuée; mais qui diminuent
à meſure que le pus prend parti. Ce
qui arrive de même, dans les humeurs
qui abſcédent , & ſupurent. Il nous
reſte preſentement à voir de quelle
maniere ſe fait la ſupuration.

Nous avons déja avancé que la
lymphe eſt en partie la cauſe materielle du pus , laquelle eſt arrêtée dans la
partie qui a receu la contuſion, à cauſe que le ſang , qui s'eſt auſſi extra-

valé, s'étant coagulé dans les pores, en a bouché toutes les iſſuës; tellement que les chemins ne ſont plus libres, ni au ſang fluide qui ſe jette, ſur cette partie, avec la lymphe; ni aux eſprits, qui y ſont portez ou avec le ſang, ou par les nerfs : Et comme le ſang fluide eſt continuellement pouſſé vers la circonferance, & l'habitude des parties, par le mouvement du cœur, & des arteres; animé qu'il eſt des eſprits, il y aborde par ſecouſſes, & trouvant un embarras, & de la reſiſtance dans ces endrois obſtruës, il y choque continuellement, & le ſang coagulé, & la lymphe; & pouſſant toûjours ces matieres plus loin, elles ſont contraintes d'avancer, de ſe faire jour, & d'écarter les fibres, de les penetrer, & de faire à peu prés ſur ces petits filets, ce que l'eau fait ſur des cordes qui ne ſont pas trop tenduës : elle les dilate, les pénétre, les remplit, & les rend d'une tenſion & d'une roideur extraordinaire : Cette lymphe donc produit à peu prés le même effet (par ſa partie la plus ſubtile & la plus penetrante) ſur les fibres,

qui font comme autant de petites cordes tenduës par le gonflement qu'elles aquierent ; & c'eft ce qui caufe la
douleur & la tenfion de la partie contufe ; laquelle augmente à mefure que
cette lymphe eft pouffée plus long
temps , ou avec plus de vigueur par
le choc du fang , & des efprits qui
font un effet femblable , à celui du
belier qui frape, pour enfoncer quelque obftacle ; les efprits qui y abordent n'ont plus leur mouvement naturel , & moderé , tellement qu'ils
ébranlent les corpufcules fulphureux
de cette matiere , & du fang coagulé , lefquels êtant agités de cette façon , fortent de leurs poftes , s'aprochent les uns des autres , & fe joignent enfemble,& leur force fe trouve ainfi redoublée ; laquelle eft caufe
de la chaleur qui furvient à la tenfion,
& à la douleur. Et parce que cette
chaleur augmente encore le mouvement des parties de la lymphe , dans
les fibres , elles en font comme plus
tendues & plus roides , d'où vient
l'augmentation de la douleur. Ce defordre continuant, & ne pouvant être

empêché , par quoi que ce soit d'exterieur , ni par aucune force interieure , les sels se détachent , & cette coagulation se détruisant peu-à-peu l'humeur coule , & les autres parties se séparent entre elles. D'où vient la liquefaction de la matiere que l'on apelle pus ; & qui commence à s'écouler en déhors par la playe , laquelle est puante le plus souvent , parce que les parties sulphurées combinées avec les sels détachés qui les aiguisent & les arment, pour ainsi dire, des pointes , s'élevent de la matiere , frapent desagreablement l'organe de l'odorat , & nous font ressentir cette puanteur. Voilà de la maniere que se fait la supuration selon les principes des Modernes.

Et par ce sisteme on doit conclurre que la supuration est un effet du déréglement interieur qui donne lieu à une chaleur immoderée & à une solution des matieres coagulées ; & ainsi tout ce qu'on apliquera exterieurement qui aura la faculté de mettre les soulfres en mouvement , & de produire un pareil effet , doit être apellé digeftif , ou fupuratif.

Aprés avoir expliqué ce que c'eft que la fupuration , & comment elle fe fait , il eft bon de dire un mot de la compofition phyfique des fupuratifs , tant fuivant les Galeniques, que les Chymiftes.

Les premiers veulent que ce genre de remede foit modérément chaud , en telle forte que cette chaleur n'excede point nôtre chaleur naturelle. Ils veulent encore qu'il foit humide, tellement que l'on peut dire que les digeftifs doivent être compofez des parties élementeres ignées , & aquatiques tout enfemble ; en plus grande proportion , que des terreftres ; ou bien des aërienes qui prédominent. La raifon en doit être , que puis qu'ils font chauds & humides , ces qualitez ne fe rencontrent que dans le feu & l'eau, combinez, ou dans l'air feul , il faut que ces élemens fe trouvent où leurs qualitez inféparables fe rencontrent : Et voilà la compofition des fupuratifs , qui operent par la chaleur. Ceux qui operent par une qualité emplaftique, en bouchant les pores, doivent être d'une autre maniere, & comme ils ont des parties visqueuses, il en faut chercher l'origine dans la terre crasse, & l'eau : car la partie ignée élementaire, agite, écarte, & donne passage : ce qui produiroit un effet oposé aux emplastiques ; si bien que la terre, & l'eau prédominent sur les autres élemens dans les supuratifs du second ordre. Voilà de quelle maniere doivent être composez les digestifs, suivant les Galeniques.

Leur composition suivant les Chymistes, doit être, s'il me semble, de la maniere suivante. Comme nous considerons ces remedes entant qu'ils aident la nature dans cette action, & qu'ils contribuent à cet effet, ou en fournissant des parties propres & analogues dans la partie blessée (lorsqu'elle manque des naturelles interieures) en les mettant en mouvement, quand elles sont trop contraintes, & trop embarrassées ; ou bien en leur ferment les passages, par lesquels elles pourroient s'échaper, il est raisonnable de dire que ces remedes doirent contenir une plus grande quantité de parties fulphurées, que des falines, & de fpiritueufes ; & que même ces parties fulphurées doivét avoir quelque combinaifon plus particuliere, avec les terreftres, qu'avec les aqueufes : parce qu'elles produifent les effets dont nous avons parlé, foit en fe détachant du fujet, & penetrant dans l'interieur de la partie blef-fée, foit en s'arrêtant dans les pores fuperficiels, par leur oleaginofité, ferment ainfi les iffuës aux corpufcules fulphureux, contenus dans la partie bleffée ; à raifon de quoi la chaleur fe trouve detenuë & contrainte en dedans, elle continuë fon action fur la matiere qui doit être fupurée.

Entre quantité de remedes qui operent cet effet on conte prefque toutes les graiffes ; Celle *d'oye* eft la meilleure ; celle de *poulle* fuit aprés : elles bouchent les pores exterieurs de la partie, repriment en dedans les corpufcules fufphureux ; & parce qu'elles font fulphurées, auffi elles augmentent encore la chaleur par leur concours.

La *moëlle de cerf* & celle de veau operent la même chose.

Le *beurre* que l'on peut mêler commodément avec d'autres ingrediens, pour cette intention avance la supuration.

L'*œsipe* ou *graisse* de laine surge, est de même que le beurre.

L'*huile vieille*, l'*hydræleum*, toutes ces choses procurent la supuration, en bouchant les pores exterieurs par leur onctuosité, & par leur soulfre.

Les *figues grasses* cuites dans l'huile, & mêlées avec du beurre, & de l'huile,& apliquées en forme de cataplâme avec de la farine de froment.

Les *feüilles de Tussilage*, de *Mauve & d'Ozeille*, cuites en eau & mêlée avec de la graisse, de poulle, de canard, d'oye, de moëlle de cerf, de bœuf en cataplâme.

La *camomille*, *& le melilot* sont tres-bons.

La *racine* ou *Bulbe de lys* & mêlée avec la graisse ou huile de lys, de camomille,d'aneth, *&c.*

La *Branque Ursine*,autrement *Achante*,boüillée & en cataplâme seule, ou avec des *oignons de lys* , & quelque graiſſe.

Les oignons employez de même que les bulbes de *lys*.

La *racine de gimauve* cuite de même , & mêlée avec quelque graiſ-ſe. Ses *feüilles* de même.

Les *ſemences de lin* , *de fenugrec*, *de mauve* , *de branque urſine*, mêlées aux cataplàmes.

L'encens blanc , particulierement.

Le *ſtorax liquide*.

Le *tacamahaca* fait ſupurer incon-tinent.

La *gomme ammoniac* , a la même faculté d'aider à la ſupuration.

La *Terebinthine*, la *Reſine* , la *Poix* , s'employent ordinairement à cette in-tention , on en fait telles formes de remedes que la neceſſité demande.

On a encore les *onguens* , le *baſili-cum majus* , & *minus*.

L'onguent Reſomptif, l'onguent d'*Al-thta* qui aglutine encore puiſſam-ment , à l'uſage duquel il faut pren-dre garde ; car il ne faut pas s'en ſer-vir lors que la playe doit ſupurer long-tems.

Les *emplâtres de Diachylon*, *de Mucilages*, & quantité d'autres que je ne mettray pas dans ce catalogue, parce que mon Ouvrage grossiroit plus que je ne prétends : Ceux que nous avons proposez suffisans pour toutes sortes de personnes, en tous lieux, & en toutes sortes d'ocasions.

Le Lecteur verra bien que la plûpart de ces supuratifs ne font pas ordinairement employez pour les playes, quoi qu'on puisse s'en servir. Je n'ay pas eu aussi dessein de donner seulement une liste des digestifs usitez pour les blessures ; mais encore des autres dont on peut se servir en d'autres cas que des playes, où l'on en peut avoir besoin ; & même afin, que lors que l'on ne peut avoir les uns, on puisse trouver des autres, car le même supuratif ne se trouve pas toûjours par tout.

Pour les contusions, je donneray la recepte d'un emplâtre, qu'on m'a assuré d'être de Monsieur Riolan, & quoi qu'il ne soit pas bon pour les playes, & qu'il ne soit pas proprement un Vulneraire, je ne laisseray

pas que de le donner au public à cause
qu'il est excellent pour les Contusions en quelque partie que ce soit ;
& que ceux qui en ont la recepte la
tiennent fort secrete : plusieurs personnes m'en auront obligation, & je
suis persuadé qu'il n'y aura que les
Chirurgiens de mauvaise foi, & avares qui m'en sçachent mauvais gré,
parce qu'ils aiment mieux avoir des
longues pratiques, que des courtes,
& qu'ils ne demandent (comme on
dit) que playes, & bosses.

Prenez de *gomme Elemi demie livre,*
de poix resine, autant ; de bol Arme-
nien, poudre de mirtilles, sang de dra-
gon vray, sigillum Beatæ Mariæ, ma-
stic, roses rouges, écorce de grenades
aigres, de camomille, huile de mir-
tilles, terebinthine de Venise, de chacun deux onces, cire jaune trois onces.

Coulez, & dépurez l'huile, la
cire, & la resine. Il faut couper la
cire en petits morceaux, & la mettre
dans un poëlon, ou une terrine avec
l'huile, & la resine, & la terebinthine : remuër bien le tout avec une spa-

tule de bois, afin que toutes ces choses, sé mêlent bien ensemble. Puis
aprés vous y ferez fondre la gomme
Elemi, le tout étant fondu, & dépuré il faut y ajoûter les poudres des
drogues precedantes, & en faire un
bon mêlange sur le feu. Il faut que
les poudres soient bien fines. L'emplâtre étant cuit vous en ferez des
magdaleons.

CHAPITRE X.

Des mondificatifs, & détersifs.

EN suivant l'ordre que nous avons
établi pour les Vulneraires, &
considerant la playe composée, aprés
la playe simple, nous trouverons dans
la suite, qu'aprés que la playe contuse est venuë à supuration, elle est
pour lors playe ulcérée; & il la faut
considerer comme un ulcere, qui doit
être détergé, & mondifié, afin qu'il
puisse être consolidé dans la suite : Et
partant aprés avoir traité des supuratifs, nous devons venir aux mondi-

ficatifs , qui détachent & netoyent les immondices des playes , lefquelles fe rendroient adherantes , & même pénétreroient dans les chairs , fe gliffe-roient dans la maffe du fang , l'infecteroient & y cauferoient des fermentations contre nature , & des fiévres, & produiroient des dépots & des metaftafes dans les vifceres qui feroient la caufe de plufieurs accidens. Mais avant que de faire un catalogue des mondificatifs , il faut fçavoir leur nature , & de quelles parties ils font compofez , afin que leur ufage nous foit connu.

Les mondificatifs , fuivant les Galeniques , font chauds , & fecs ; dont la plûpart font amers. La premiere qualité leur doit convenir , parce que c'eft par la chaleur , que les parties vifqueufes font diffoutes , & détachées : & par leur ficcité elles abforbent les impuretez humides & fanieufes. Mais cette Philofophie n'explique pas affez clairement la difficulté , car on trouve bien des déterfifs qui font de la claffe des remedes froids ; & qui ne font point amers , comme le plantain , la fempervive grande , qui eft froide , & d'un goût acide , l'agrimoine , l'orge , & quantité d'autres qui ne font pas chauds ; & n'ont aucune amertume ; par confequent nous tâcherons de les mieux connoître par les principes des Chymiftes.

Ces Philofophes nous affurent que les fels ont le privilege de déterger , & d'emporter les ordures : tant les fixes que les volatiles ; acides , ou alcalis , ont la même faculté. Cette conjecture fe tire premierement de la proprieté des fels , qui par leurs parties aiguës , & tranchantes incifent , détachent , & enlevent ce qui eft de vifqueux , & de tenace. Le fçavon nous fervira de premier exemple pour concevoir cette idée : Peu de perfonnes ignorent que cette compofition fe fait avec le fel fixe de la plante qu'on apelle *Kaly* , que l'on rend propre à l'ufage , & maniable par le mélange qu'on en fait au moyen de la cuitte avec l'huile. Il eft probable que ce n'eft pas l'huile qui dégraiffe , & qui netoye : au contraire ; & puis que le favon n'eft compofé que d'huile , & de fel alcali diffous dans l'eau commune , le tout boüilli , & cuit enfemble. Si ce n'eft pas l'huile qui netoye ce doit être le fel alcali de la Soude. Je ne m'étendray pas à expliquer pourquoi on fe fert de l'huile pour le favon , cét éclairciffement n'eft pas de mon fujet. Secondement la leffive que l'on fait ordinairement, ou pour le linge , ou pour netoyer la vaiffelle , eft faite avec le fel fixe des bois brûlez , qu'on trouve dans les cendres que l'on fait boüillir dans l'eau afin que leurs fels s'y diffolvent. Troifiémement les acides qui font les volatiles refouts dans un phlegme, netoyent fortement, & détachent toute la craffe qui fe trouve amaffée fur les matieres qui peuvent fuporter leur action. C'eft ainfi qu'on netoye bien les dents fur lefquelles il s'eft amaffé un tartre noirâtre , ou une limofité jaune , qu'à peine peut-on emporter avec d'autres drogues que des acides , comme font l'efprit de fel marin, l'efprit de fel armoniac , &c. Cela fuffira pour faire comprendre que les fels ont la faculté de mondifier , & de déterger préferablement aux foulfres , & aux efprits : Les premiers étant plus propres pour produire la chaleur ; & les autres pour exciter le mouvement. Ce n'eſt pas à dire pour cela, que les fels ne puiſſent être toûjours aſſociez avec quelques efprits, ou quelques foulfres, il feroit bien difficile de les avoir tous purs ; mais cependant nous pouvons dire que les remedes mondificatifs abondent plus en fels qu'en autres principes.

Les chofes ameres , felon le fentiment , tant des Anciens que des Modernes, font déterfives : c'eſt pourquoi l'on fe fert du fiel des animaux pour emporter les taches qui viennent aux yeux , pour effacer les taches de graiffe , & d'huile fur les étoffes , pour donner du luftre , & de l'éclat aux couleurs , & aux teintures ; ce font auſſi les remedes d'un goût amer qu'on reconnoit plus propres , & les meilleurs pour délivrer l'eſtomac des phlegmes vifqueux , qui étoufent l'energie des fermens , & embarraffent les diffolvans. Les amers mondifient encore encore tres-bien la matrice de toutes les ordures qui s'amaſſent au dedans de ſes membranes, & dans les glandes, ou dans ſa capacité, ou dans les vaiſſeaux voiſins. Cependant ceux qui voudront prendre la peine de faire l'analiſe de pareils mixtes, trouveront qu'ils abondent plus en ſels qu'en autres parties.

On me dira peut-être, que j'ay déja allegué des remedes qui ne ſont ni acides, ni amers, & qui pourtant mondifient aſſez bien ; comme le plantain, l'agrimoine, l'orge, & que le miel, & le ſucre ſont même d'un goût bien éloigné de l'amer ; & toutefois ce ſont des bons mondificatifs.

Je réponds à cela qu'il y a deux ſortes d'Acides, l'un manifeſte, & l'autre occulte. Le manifeſte paroit d'abord, comme dans les oranges, les citrons, le vinaigre, les fruits verds ; l'occulte ne ſe découvre, que lors que par artifice on le dévelope de la matiere, où il étoit enſeveli. Il en eſt de même de l'amer l'un eſt actuel, & l'autre eſt potentiel, comme parlent les Philoſophes. J'expliqueray comment, & j'en douneray des exemples.

Premierement perſonne ne peut nier qu'il n'y aye dans le vin , un acide qui ſe manifeſte dans la ſuite du tems: lequel n'eſt autre choſe que le ſel qui ſe débarraſſe des autres principes. Il vient , comme on dit , en flueur. Secondement que l'on tire une eau acide des bois de buis , de gayac , de chaine , &c. cependant ces bois ne ſont aucunement aigres au goût. Troiſiémement que du ſoulfre, qui eſt inſipide quand on le mache , on en tire un eſprit tres-acide. Quatriémement , le miel , même le ſucre, contiennent un acide que l'on ſepare par la diſtilation. Le lait , de doux qu'il eſt, ne s'en aigrit-il pas en peu de tems ? Ce ſont là des choſes de fait dont on ne ſçauroit diſconvenir : ainſi je puis dire qu'il y a des acides manifeſtes , comme ceux des fruits non meurs , &c. & des occultes que l'on n'aperçoit qu'aprés avoir été débarraſſez de la matiere où ils étoient enſevelis. Il en eſt de même des amers, les exemples ſont aſſez familiers , même dans le ſucre , dans le miel , dans les fruits, qui se pourissent comme dans les pommes, &c.

Ce systeme étant supposé : nous pouvons fort bien accomoder sans querelle, les mondificatifs chauds, & froids des Galeniques, soûs les mêmes principes, en leur supposant des sels predominantes, acides, ou alcalis ; manifestes, ou occultes ; actuels, ou potentiels : lesquels ne repugnent aucunemét à la combinaison des soulfres, ou des parties aqueuses, terrestres, & mercurielles avec eux ; tellement que la nature de cette espece de remedes nous sera mieux connuë, & les effets plus palpables par cette doctrine que par celle de Galien.

Les mondificatifs ordinaires sont divisez en trois ordres ; sçavoir en mediocres, en plus forts, & en tresforts. Les mediocres, servent pour déterger le pus des playes, & des phlegmons simples ; les suivants mondifient les ordures crasses des ulceres ; & les derniers détergent, non seulement les impuretez des ulceres ; mais encore en rongent les chairs pourries.

Ceux du premier ordre , font *les Rofes rouges* , dont les fuc (quoi qu'aftringent) eft déterfif; car elles font un peu ameres , delà vient que le *fyrop* de rofes, & le *miel rofat* font employez tant pour l'interieur , que pour l'exterieur , quand il eft befoin de déterger doucement', & fans mordication. On les mêle avec des décoctions déterfives , & vulneraires pour des potions, injections,&c.

Le *fuc* de la *grande Joubarbe* , ou *femper-viva major* , quoi que tres-rafraîchiffant , mondifie fort bien , à caufe de fon acide agréable , qui détache les ordures des playes purulentes.

Les *feüilles* du *plantain* apliquées; aprés avoir été pilées ou leur *fuc* , déterge puiffamment ; & reprime la malignité des humeurs corofives ; & fervent à la confolidation. Toutes les efpeces de *cicorée* contufes , & apliquées ou leur fuc exprimé,& apliqué mondifient de même.

La *racine* de *fougere* mâle , & femelle , apliquée en poudre ; ou fa décoction , ou des *feüilles* , netoye les playes.

playes , & ulceres , les lavant , ou fyringuant dans les playes profondes, produit un bon effet.

La *germandrée, ou chamædrys,* s'emploie aux mêmes ufages, en telle maniere que l'on trouve à propos, particulierement en injection , &c.

Le *malantium*, ou *nigella*.

Le *rubia tinctorum,* ou *garance,* font encore bien abfterfives. On peut les employer commme les precedentes, particulierement dans les injections ; comme encore la *parietaire*, & l'*agrimoine.*

La *betoine,* outre la faculté de mondifier, a encore une vertu balfamique. Le fuc particulierement pour les playes de la tête , empèche la putrefaction des chairs , & la génération des fiftules. Le *Stœchas* eft tres-bonne auffi ; mais elle a moins de vertu que la *betoine.*

L'*Apium*, dont le *fuc* eft mondificatif, eft fort en ufage parmi les Modernes.

Les *farines d'orge* , *de fenugrec, de lin* , ou la décoction de ces mêmes chofes employées felon l'art.

La *terebinthine* , le *miel*, le *fucre*, particulierement le rouge , font déterfifs : foit qu'on s'en ferve en maniere Galenique ; foit qu'on en fafle des préparations Chymiques.

L'*Encens*, , & la *Myrrhe* , font fouvent employées pour cette intention.

L'*Aloë* devroit être extrémément mondificattf , fi l'amertume étoit la principale faculté de cette forte de remede ; mais il ne l'eft que mediocrement : il a pourtant une merveilleufe vertu pour empêcher le progrés des ulceres. Il y a encore des compofitions mondificatives dans les Boutiques , comme l'onguent *Apoftolorum* d'Avicenne, qui deterge & incarne en même-tems.

L'*Aureum* de Mefué , qui détergo fort doucement les playes purulentes ; & même les ulceres , & fert encore beaucoup à l'aglutination.

Les fufdits mondificatifs font les plus doux , les fuivants ont plus de force.

L'*Ariftoloche ronde* produit des effets merveilleux dans les playes ulcerées, ronge les chairs pourries ; tue les vers qui se forment des ordures des playes, & mondifie puissamment ; l'usage en est fort frequent.

L'*Iris*, desseche, & déterge. Son *suc* appliqué , ou en injection fait merveilles dans les playes profondes & fistuleuses : il fait revenir les chairs.

La *racine* de *Souchet* , aprés que les mêmes vertus.

Le *suc* de la *Chelidoine* , & de la *Centaurée* sont tres-bons pour déterger.

La *Gentiane* est fort propre aux playes,& aux ulceres profonds,sa décoction étant syringuée.

La *Sabine* est fort abstersive ; on assure qu'elle ronge les callositez des fistulez , étant apliquée methodiquement. Elle ronge toute sorte de carnositez & de chairs pourries.

Les *racines* du *Cucumer agrestis*,ou comcombre sauvage, d'*Ellebore*, & l'*Asphodelle* ont beaucoup de vertu pour mondifier.

Le *Calcitis* , le *Misy* , le *Sory* qui sont des mineraux & du genre de pierres étant preparés comme il faut selon l'art, sont tres-bons, & à leur defaut on se sert du calcanthum lavé.

Le *verd* de *gris* ou *Ærugo*, de terge fortbien, ronge les chairs pourries, & les carnosités; empêche l progrés des ulceres, & de la gangréne.

L'Alum quoi que tres-astringent, déterge; il empêche le progrés des matieres corrosives, dans les playes, & les ulceres.

Ces remedes sont les plus forts qu'on employe: on en a de plus doux que ceux-ci, & de plus efficaces, que les premiers, qui sont ordinairement le *scordium*, ou *chamaras*, *l'hypericon*, *l'absinte*, le *marrube*, *l'origan*, *l'anagallis*, la *semence d'orties*, & quantité d'autres, dont on se sert en plusieurs manieres. On en fait des onguents, des emplâtres, des huiles, ou baumes, des injections, des décoctions pour laver les parties blessées; des cataplâmes &c.

On a encore l'emplâtre *de janua*, qui est fort bon, principalement s'il y a inflammation aux playes.

Le *Gratia Dei*, qui déterge fort

bien, & consolide de même.

Le *Divinum*, qui mondifie merveilleusement, est tres-bon aux ulceres malins ; les déterge, les incarne, & les consolide.

L'*Egiptiac* mondifie les vieilles playes, & les ulceres fistuleux, ronge les chairs mortes, mais il cause de la douleur.

Le *Basilicum majus*, a les mêmes qualitez que le *minus*, mais il déterge plus efficacement.

Le *Basilicum minus*, ou *Tetrapharmacum* des Anciens, qui est supuratif, detersif, & anodyn.

L'*emplâtre* de *mucilages*, ramolit les duretez. Il est digestif, & mondifie.

Le *mondificatif* de *resine*, qui déterge fort doucement les ulceres, fait revenir la chair aux playes, est un bon remede pour toutes les parties nerveuses blessées.

L'*onguent* de *Pompholyx* netoye en dessechant. Il est tres-bon aux ulceres, particulierement à ceux des parties inferieures: adoucit l'acrimonie des sels. Il est anodyn, car il apaise les douleurs ulcereuses. Il incarne & mene les playes, & les ulceres à cicatrisation.

L'onguent de *nicotiane* de Joubert, mondifie tres-bien les ulceres, & les playes purulentes, sans causer aucune douleur. Il ramolit les duretez qui se font par fois aux lévres des playes, & des ulceres, & les digere.

Le *Mondificatif de apio*, est tres-bon aux mêmes intentions, & beaucoup d'autres qui doivent être connus aux Chirurgiens. On a encore *l'huile* de *benjoin*, de *camfre*, la *teinture* de *myrrhe* & *d'aloes*, *l'as ustum*, le *verd de gris*, &c.

Apres avoir fait supurer la contusion d'une playe, & l'avoir duement détergée, il la faut consolider. Ce seroit particulierement ici le lieu de traiter des aglutinatifs, si nous n'en avions déja parlé ; mais en continuant nôtre route, nous parcourrons les accidents plus frequents, qui rendent les playes composées ; & ainsi comme la playe se trouve souvent avec déperdition de substance, inflammation, douleur, venenosité, ou ma-

lignité, communiquée par un instrument offensif, dureté, tension, fluxion, convulsion, excroiffances des
chairs baveufes ou pourries, polipes,
tubercules, callofitez, gangrénes,
bleffure des nerfs, des tendons, des
ligaments, & des autres, nous traiterons de tous les remedes fuivant cet
ordre qui regardent les accidents.

A la deperdition de fubftance, nous
apliquerons les farcotiques. A l'in
flammation, les rafraichiffans. A la
douleur, les anodins, & les narcoti
ques. A la malignité, ou virulence
les alexiteres, les alexipharmaques
& les antidotaux. A la dureté, le
emollients. A la fluxion, les repercu
fifs. Aux convulfions, les Antifpafmo
diques, aux excroiffances des chair
baveufes, ou pourries, aux callofit
& tubercules, &c. les catheretiques
& efcarotiques, & feptiques. A
gangréne, les defenfifs, & les Anti
phaceliques. Et en dernier lieu, n
donnerons les épulotiques qui pr
curent les cicatrices.

CHAPITRE XI.

Des Sarcotiques.

LEs Sarcotiques sont les remedes qui reparent la chair perduë dans une playe, ou dans un ulcere : on leur attribuë cette vertu. Mais il vaut mieux dire & entendre qu'ils aident la nature à la reparation de ce dommage ; parce que cette réparation est un peur ouvrage de la nature, & non des remedes. Toutefois, ceux qui dessechent avec moderation, qui détergent doucement, & enlevent les ordures sans acrimonie, & qui n'offencent point la substance des parties, sont apellez, *Sarcotiques*, pour la raison qu'ils empêchent, que le sang, & le suc nouricier, ne s'infecte point des ordures des playes, & des ulceres, & qu'ainsi il est plus propre pour la nouriture des parties, & pour le rétablissement, & la régénération des chairs. Les Galeniques nous aprennent, que ces remedes sont

de substance moyenne ; de temperature chaude, & seche ; mais au dessous,
du second degré ; car s'ils étoient
plus chauds , ou leur substance tenuë,
ou subtile , ils seroient acres, & mordicans : ce qui détruiroit l'assimila-
tion de la substance alimentaire , &
mettroient les sucs incrassables , en
fusion, & les chairs en dissolution.
Si leur substance étoit grosiere , &
leur temperature froide , ils reserre-
roient & dessecheroient trop , & re-
percuteroient la chaleur naturelle
ils étoufferoient , ou dissiperoient le
esprits ; & pourroient enfin conduir
la partie à une exsication , une atr
phie & mortification. Voilà les rai
sons des Galenistes , pour la nature
ces remedes ; voyons les raisons de
Chymistes.

Comme nous ne sçaurions nier
que la production des chairs , est u
effet de la nature , que les Chymist
apellent *esprit archée* , ou esprit pr
mordial ; & que nous pouvons ape
ler *remedes Sarcotiques* , tous ceux q
contribuent par leurs facultez à cet
intention de la nature ; nous conv

nons auffi que ces remedes doivent
avoir un grand raport de leur fubftance active, & de leur temperature,
avec la fubftance de nos chairs : Et
fuivant leurs principes nous pouvons
croire raifonnablement, que ces remedes doivent contenir des efprits,
des foulfres, & des fels balfamiques
pour s'affocier avec nôtre baume vital, interieur, & naturel, afin de le
fortifier, & lui aider en fon travail:
Et fi nous nous conformons au fentiment des Anciens, touchant la nature de ces remedes, nous remarquerons, qu'étans de fubftance moyenne,
chauds & fecs au delà du premier dégré; la partie aqueufe, & la terreftre
ne doivent pas prédominer dans leur
mixtion; mais bien la partie mercu-
rielle, ou fpiritueufe préferablement
aux autres principes. La raifon eft,
que puis que la nature produit particulierement cette génération des
chairs, par le moyen des efprits vi-
taux, & animaux qu'elle fépare du
fang, ou de la fubftance alimentaire,
il faut que les remedes qui auront un
raport d'action & de faculté, ayent

auſſi une même reſſemblance de qualité de ſubſtance , & de parties actives : & ainſi ce ne ſera pas ſans raiſon,
que nous croirons que la partie ſpiri-
tueuſe tient le haut bout dans ces
mixtes ; d'autant mieux qu'il eſt certain que les eſprits de quelque mixte
que ce ſoit, ſont de ſubſtance ſubtile,
& étherée: qu'ils ſont les principes des
mouvemens doux & reglez, & les principaux inſtrumens des ames ſenſitives ,
& vegetantes, qui dévelopent, & mettent au jour tant d'admirables productions , ce qu'ils font avec une harmonie merveilleuſe , s'ils ſont porpor-
tionnellement combinez avec les ſoulfres , & les ſels ; & qu'ils n'ayent ni
plus de liberté , ni plus de force, qu'il
en faut afin que toutes leurs actions
ſoient faites avec regle , & meſure :
Et parce que ces remedes ſont chauds
au deſſous du ſecond degré, il eſt rai-
ſonnable de dire que le ſoulfre a quelque commerce avec les eſprits dans
leur tiſſure ; & enfin que le ſel qui
abſorbe ordinairement les humiditez ,
doit être de la partie ; attendu que ces
remedes deſſechent ; tellement qu'il

doivent être composez d'une semblable proportion des principes actifs ; & cette harmonie entre eux , est à peu prés de même temperature , & de même qualité que celle des mêmes remedes , suivant la doctrine des Galenistes. Et il me semble que leur composition physique , suivant les Philosophes Chymistes doit être de la sorte. Donnons maintenant un catalogue des Sarcotiques en particulier.

Il semble que ce seroit principalement dans l'ordre des Vegetaux que l'on devroit rencontrer la plus grande quantité des Sarcotiques , par les raisons que nous avons raportées. Les plantes devroient être plus abondantes en esprits , que les mineraux , parce que ce sont des mixtes vivans : cependant nous voyons peu de Praticiens qui s'en servent , soit que jusques à present on n'en aye pas fait une singuliere recherche , soit que veritablement on n'en trouve pas d'assez efficaces , pour cette intention , & que l'on veüille laisser le travail à la nature. En voici pourtant quelques-uns.

La racine de *Cyclamen* qu'on mêle avec le miel, ou avec les onguens, & les emplâtres propres. Elle est abstersive, digestive & atractive.

Le *suc de squille* apliqué, & *le miel squillitic,* fait la même chose ainsi que Galien l'enseigne.

La *grande Chelidoine* seche pulverisée mêlée dans les onguens, ou son *suc,* étant fraîche.

La *Gentiane* est tres-bonne pour incarner, quoi qu'Avicene assure qu'elle est chaude au troisiéme degré, & seche au second. Elle ne produit aucun mauvais effet par sa chaleur: si on la peut avoir fraîche, on se sert de son *jus,* sinon de la poudre ou seule, ou mêlée avec d'autres topiques.

La *poudre* de la *racine d'Anonis* employée de même dans les topiques.

L'*Absinthium Marinum,* ou *Seriphium,* mis en poudre, & employé comme dessus; ou son *jus* appliqué seul ou mêlangé avec d'autres remedes.

Le *Dictame blanc,* le *Thym,* la *Satureia,* ou *Sarriete,* le *Maron,* sont tres-bons pour cette indication.

La *Ruë* apliquée en quelque maniere que ce soit ou bien son *jus* mêlé avec quelque onguent rafraîchiſſant, à cauſe qu'elle eſt trop chaude, & deſſeche fortement. Il faut s'en ſervir judicieuſement dans les conſtitutions chaudes des ſaiſons & des perſonnes : Je ſerois d'avis qu'on ſe ſervit du *Maron & de la Satureia* ci-deſſus avec les même précautions.

La *racine* de *Peucedanum*, laquelle eſt encore ſinguliere pour les ulceres malins. Elle les mondifie, les incarne, & les cicatriſe.

Le *Chamædris*, qui eſt plus deſiccatif que chaud, eſt tres-bon pour mondifier, & incarner.

Le *Marrubium* de même.

Le *Scordium*, ſuivant Dioſcoride, mis ſur les playes, les reunit, mondifie les vieux ulceres, & les fait cicatriſer étant apliqué avec du miel, ſec & apliqué reprime les excroiſſances des chairs. Galien eſt de même ſentiment que Dioſcoride là-deſſus.

L'*Iva moſcata*, & le *Pentaphyllon* incarnent, & conſolident toutes playes, & appliqués avec du miel, repriment les ulceres corrofifs.

La *Betoine* qui eſt merveilleuſe
pour ſes rares vertus, eſt un des principaux ſarcotiques entre les vegetaux. Elle eſt ſouveraine pour les
playes envenimées, & pour les nerfs
coupés. Elle les ſoude, au raport de
Matthiole, & de pluſieurs autres
Auteurs.

Les *Farines* de *Lupins*, d'*Orobe*, de
Fougere, ou ſeules, ou mêlangées avec
du miel, un jaune d'œuf, & un peu
peu de terebinthine, font venir les
chairs aſſés bien.

L'*Encens* eſt incarnatif par une
qualité ſpecificique, la *Manne* &
l'*ecorce* d'*Encens* ſont de même vertu, on en fait un mêlange avec la
poix ſeche, & liquide.

L'*Aloë* particulierement étant lavé, eſt un déterſif benin, eſt tres-
bon pour incarner, la *Myrrhe* de
même.

La *Sarcocolle* diſſoute, ou dans le
lait, ou dans l'eau *roſe*, ou quelque
autre eau vulneraire, & balſamique,
eſt un tres-bon ſarcotique.

La *Terebinthine* déterge, & deſſeche doucement, elle fait affés bien revenir les chairs. Ceux qui en voudront davantage, pourront lire les Auteurs qui traitent amplement des vegetaux, & des drogues.

On remarquera en paffant que l'on peut compofer des farcotiques avec des fuppuratifs, des mondificatifs & des aglutinatifs mélangés ; & que plufieurs mondificatifs, font encore farcotiques comme l'emplâtre *de Ianua*, le *Divinum*, l'onguent *aureum*, & particulierement celui qui fuit, qui eft cét emplâtre de Monfieur l'Abbé de Graffe qui fait tant de bruit en ce païs ; & qui produit des merveilleux effets. Sans contredit il n'eft pas commun, & peu de perfonnes en ont la recepte. Une tres-noble Dame de ce Païs, Niêce de cét illuftre Abbé a eu la bonté de me le communiquer. Elle eft bien-aife que je le publie charitablement, puis qu'elle diftribue tous les ans aux pauvres, une prodigieufe quantitité de ce remede par charité. J'en faits part au public dans les mêmes termes que je l'ay copié fur fon Manufcrit.

Il faut avoir d'huile rofat comple-
te , qui fe fait lors que les rofes font
en état , en cette maniere.

Prenez d'huile d'olives fauvages, &
fraîchement tirée , ou bien d'autre
bonne huile , mais il la faut laver,
trois ou quatre fois avec d'eau claire,
pour lui ôter l'acrimonie , telle quantité qu'il vous plaira : mettés-la dans
un pot de terre bien verniffé ; dans
cette huile vous mettrés autant de
feuïlles de 'rofes mondées , & groffié-
rement pilées dans un mortier de marbre avec un pilon de bois , que vous
jugerés neceffaire , pour faire une
bonne infufion ; & vous laifferés le
pot avec l'huile & les rofes fur les
cendres chaudes , pendant fix heures,
un demi jour , ou un jour entier , felon qu'on a des rofes; aprés vous la
pafferés dans une manche de toile
neuve bien forte , & fur la même
huile , dans le même pot toûjours
fur les cendres chaudes , vous remettrés des nouvelles fleurs de rofes
preparées comme nous venons de marquer , autant que vous pourrés , &
que vous laifferés pendant un pareil

tems fur les cendres ; & cependant vous exprimerés dans un preſſoir les roſes qui ſont dans la manche, ou ſachet de toile, mettant ce qui en coulera dans le pot, ainſi continuant, autant que vous pourrés faire des infuſions ; & plus vous en ferés, plus l'huile ſera parfaite. Pour la derniere infuſion il faut avoir deux, ou trois cents bottons de roſes, qu'il fait cueillir le matin, & on les met bien mondez dans des fiolles de verre bien bouchées avec ladite huile dedans, qu'on tient quinze, ou vingt jours, ou même un mois au Soleil.

Cette huile ſeule eſt exellente pour abatre les inflammations, les douleurs de tête, de ventre, arrête les fluxions, & les humeurs, mais ſon exellence paroit en la compoſition de l'emplâtre dont nous avons parlé, qui ſe fait en cette maniere.

Prenés de ladite huile complette, une livre ; de litarge d'or préparée, demie livre ; de ceruſe de Veniſe, deux onces ; de cire neuve, quatre onces, il faut premierement faire fondre la cire avec l'huile, dans un poëlon de

cuivre jaune ; quand elle est fondue
vous retirerés le poëlon du feu ; &
pour lors il y faut mettre la litarge,
& la ceruse, en remuant toûjours avec
un bâton assés gros, ou une spatule
de bois pesante : lors que le tout sera
bien mêlé, & incorporé ensemble,
vous remettrés le poëlon sur un tri-
pied, ou fourneau sous lequel, il y
aura un petit feu de charbons, & il
ne faut jamais cesser de remuer, jusques à ce qu'il soit cuit à sa perfection ; ce qu'on connoîtra à voir élever des petites vessies dans le poëlon,
& que l'emplâtre change de couleur,
& qu'il prend celle d'écorce de châ-
taigne, cela arrive aprés qu'il a de-
meuré neuf à dix heures, sur le feu
de charbon, qu'il faut toûjours entr
nir également.

Il est souverain pour toutes sorte
de playes, ulceres, fistules, flurons
charbons, apostémes, meurtrissures
brulûre, feu volage, &c.

Lors qu'on veut l'apliquer, il fau
le ramolir avec les doits, & l'étendr
sur de la peau de gan, ou autre, d
l'épaisseur d'une carte, ou d'une feüi

le de gros papier, & faire laver la playe avec du bon vin chaud, avant que de l'apliquer. Voilà comme il faut faire cét emplâtre, & la façon de s'en fervir.

Outre ces remedes, on fait encore un baume tres-bon en cette mamiere.

Prenés d'hypericon, de mille-feüilles, de vervene, de petite centaurée, de la betoine, de l'herbe fans coûtuse, ou *ophioglossum*, du ftæcas, du plantain, de la grande confoude, de la jourbabe, ou *semperviva major*, de chacun une poignée ; de la ruë trois poignées; de bayes de laurier deux poignées ; de rofes rouges trois poignées. Le tout bien battu & arrofé avec du vin blanc, ou de l'eau de vie autant qu'il en faudra. Laiffés macerer le tout enfemble pendant quatre jours, au Soleil, aprés tirés le jus de ces herbes (ainfi macerées) par la preffe, puis prenés deux livres d'huile rofat & une livre d'huile de noix ; faites le cuire dans un bon pot de .erre verniffé, jufques à la confomption de la moitié du fuc des herbes ; aprés

vous prendrés encore la moitié de
de tous les precedants ingredients
frais (s'il se peut) & aprés les avoir
bien battus dans un mortier de marbre, & bien pêtris, ferés boüillir
encore tout ceci dans l'huile déja préparée, pendant une bonne demie heure; aprés vous exprimerés fortement
l'huile, à la presse, aprés quoi vous
ajoûterés de la terebirthine claire
quatre onces, d'huile d'aspics, trois
onces, de resine, deux onces. Gardés-
le pour l'usage.

Ce baume est tres-bon aux playes,
quand il est besoin de consolider, &
de cicatriser. Il incarne, & mondifie, si l'on ne le veut pas faire avec
tant d'exactitude, on peut faire boüillir la premiere infusion des herbes
tout ensemble, à sçavoir les herbes
battues, & macerées avec leur infusion, & les huiles, & aprés exprimés fortement cette huile, y ajoûtant ensuite la terebinthine, l'huil
d'aspics, & la resine.

De ce baume ont en peut faire u
onguent, en y ajoûtant de la cir
jaune, trois onces; de sarcocolle

d'encens & de maſtic, de châcun une once ſur demie livre du baume precedant, ou dix onces, ſi on le veut plus coulant.

Ce baume ſera encore rendu meilleur pour conſolider les playes des nerfs, en la maniere ſuivante.

Prenés des vers de terre bien lavés avec de l'eau de vie, puis ſechés, & petris; faites-les macerer pendant cinq ou ſix jours, dans de la bonne huile de terebinthine, & de l'huile commune, de châcune parties égales, à ſçavoir quatre onces, de châcune, ou bien tout d'huile de terebinthine, il en ſera plus balſamique. Exprimés aprés l'huile & mêlés-la avec autant de baume ci-deſſus, dans quoi vous fairés fondre de graiſſe de mouton, demie livre; de la poix, trois onces: de reſine, une once; de gomme ammoniac, de galbanum, d'opoparax diſſous dans du fort vinaigre, de châcun une once; de maſtic, d'encens & de mirrhe, de châcun, demie once. Faites cuire le tout en conſiſtance d'onguent, ces baumes ſont tres-bons pour déteeger, incar₊

ner & consolider les playes. L'experience en fera connoître la vertu.

- - - -

CHAPITRE XII.

Des Rafraîchiſſans.

IL arrive rarement que les playes
ſoient exemtes d'inflammation ; &
lors que cét accident ſurvient, il
faut ſe ſervir des remedes qui rafraîchiſſent. Afin que nous ayons une
claire connoiſſance de l'effet de ces
remedes, il faut ſçavoir comment ſe
fait l'inflammation dans les playes, &
nous verrons aprés qu'elle eſt la compoſition des rafraîchiſſans, qui temperent cette chaleur.

En parlant des ſupuratifs, nous
avons examiné la contuſion, & ce
qui s'en enſuivroit ; où l'on peut
avoir remarqué une idée de la chaleur qui fait l'inflammation, qui ſurvient aux playes avec contuſion : &
quoi que cette idée puiſſe ſufire pour
la concevoir, il eſt à propos pourtant de l'expliquer un peu plus au

long dans cét endroit.

Les Anciens ne se fatiguoient pas pas tant que les Modernes font, pour developer nettement les choses. Ils se contentoient de les parcourir en gros ; ils disoient que la chaleur , ou l'inflammation qui se faisoit dans les maladies étoit de trois sortes : ou elle étoit une augmentation de la simple chaleur naturelle jusques à un dégré excessif , comme l'on remarquoit dans les fiévres sinoques simples , ou les fiévres hétiques ; ou elle étoit putredinale , c'est-à-dire qui étoit produite par une putrefaction ; ou elle étoit maligne ; & c'est cette chaleur que l'on remarquoit dans les fiévres malignes. Et ils se servoient de cette distinction , pour l'apliquer au sujet auquel ils la trouvoient convenable; & ainsi l'inflammation qui survenoit à une playe avant la suppuration, étoit simplement grande ; lors que le pus se faisoit , elle devenoit putredinale , & febrile , & on la disoit maligne , quand avec la blessure , il y avoit de la venenosité qui l'accompagnoit , comme dans les playes empoisonnées,

poiſonnées , & dans les morſures des
bêtes venimeuſes,&c.

Mais les Modernes entrent dans
un détail plus particulier de ces differantes chaleurs ; aprés avoir fait réflexion ſur la raiſon formelle du feu
& de la chaleur , tant élementaire,
qu'animale ; & qu'ils ont reconnû,
que la chaleur , le feu & la flamme
n'étoient produits que par le dégagement,& l'exaltation des parties ignées,
qui ſont les ſulphurées des mixtes;
leſquelles venant à s'aprocher & à ſe
joindre , ſe meuvent avec plus de liberté ; en ſorte pourtant que par un
mouvement mediocre , elles ne produiſent que ce que nous apellons
chaleur, laquelle augmente à meſure
que le mouvement de ces particules
s'accroit : Et ſi enfin ces particules
ſulphurées s'aſſemblent en telle quantité qu'elles puiſſent faire des petits
corps , qui puiſſent être aperçeus par
nôtre veuë , étant agités d'un mouvement tres-rapide , elles ſont deve-
nuës pour lors par cette combinaiſon , & par cette agitation extraordinaire , ce que nous apellons , feu

H

visible, & brûlant. C'est ainsi qu'on explique la chaleur du fumier, du foin, & de certaines marchandises, comme de la laine, du cotton, &c. que l'on met dans les vaisseaux Marchands, pour être transportées en d'autres païs, lesquelles sont rangées tellement à l'étroit, & si fort pressées, que le feu s'y met par fois : ce qui ne se fait que par l'aproche, & l'accumulation de ces corpuscules sulphureux, qui s'entraident les uns aux autres, & augmentent ainsi leur mouvement, sortent de leurs petites cellules en petites troupes, errent tumultueusement, & produisent leurs effets ordinaires, qui sont la chaleur excessive, & enfin l'incendie. C'est d'une pareille chaleur qu'il faut parler dans les playes.

Cette chaleur, suivant quelques Chimistes, n'est produite que par les parties sulphurées qui se mettent en mouvement; & selon quelques autres, par le combat des Acides, & des Alcalis. Ceux-ci semblent être du sentiment, que la chaleur n'est autre chose, que l'agitation extraordinai-

te des petites parties de la matiere.
Nous expliquerons l'une , & l'autre
maniere de la produ&iõ de la chaleur.

Comme nous avons déja dit , que
la chaleur est produite par le dégagement des parties sulphurées   de leur
mouvement , & de leur accumulation , il faut voir comment cela se
fait. Il est certain que l'inflammation
survient aux playes , dans lesquelles
il y a contusion ; & que celles où il
n'y a qu'une solution de continuité
faite par quelque tranchant , ou par
quelque pointe , s'enflamment rarement, & même jamais, s'il n'y survient des obstructions par le sang ex-
travasé , & congulé, ainsi que dans la
partie où il y a contusion : en sorte
que la contusion étant (comme nous
avons dit) une des dispositions de la
partie , par laquelle tous les canaux sont changez , & pervertis ;
à raison dequoi , le cours ordinaire
du sang ne peut être continué , parce
que les chemins sont interrompus,
s'extravasant par ce moyen , & se fi-
geant dans ces espaces perdus, il y fait
des obstructions, tellement que les pe-

tites arteres voisines, qui le portent,
le poussent, & le déchargent toûjours
sur la partie blessée contuse, lequel
ne trouvant point d'issuë, à cause des
obstructions déja faites, coigne le
sang precedant (ainsi que nous avons
déja dit ailleurs) & par ce pressement,
il y arrive ce que nous avons avancé
de la laine, du cotton, & des
marhandises trop pressées, à sçavoir l'aproche des parties sulphurées, qui s'acumulent, & font des
petites masses, ou petites troupes,
qui ont beaucoup plus de force, qu'é-
tant seules, & separées ; de même
que plusieurs personnes qui poussent
toutes ensemble une porte l'enfon-
cent, & la font ouvrir malgré les
obstacles ; ce que ne pourroit faire
une seule personne : ainsi ces particules sulphurées, étant unies, elles ont
plus de force ; & leur mouvement est
plus impetueux : elles se font du jour
par là, & écartent les fibres des parties, débarrassent d'autres soulfres,
qui s'unissans de même, font d'autres
troupes ; les nouuelles augmentent
toûjours le desordre, elles produisent

cette difpofition à l'inflammation dans la partie contufe, qui fera d'autant plus grande, que leur affemblage fera plus copieux, & leur agitation plus rapide, & plus libre : cette inflammation eft continuée ainfi par l'accez, & la décharge continuelle du fang, que les arteres font, qui fournit toûjours des parties fulphureufes ; jufques à ce qu'étant diminué par les évacuations, il n'afluë plus par confequent dans la partie bleffée ; ou que les mêmes foulfres foient embarraffez avec des fels, ou des parties aqueufes, ou terreftres ; qu'ils foient précipitez, & leur fureur arrêtée ; & c'eft de la forte que l'inflammation furvenant aux playes, eft produite, fuivant la premiere opinion des Chymiftes.

La feconde maniere s'explique par le combat des Alcalis & des Acides ; mais avant que de donner cette explication, il faut fçavoir ce que l'on entend par ces termes.

Ces deux fubftances font des fels ; l'Acide eft un volatile, qui fe débarraffe par le moyen du feu. Tous les Acides font des corpufcules aigus :

mais ils ne sont pas tous également
aigus , & leur superficie en longueur,
n'est pas la même. Il y en a des pyra-
midaux à plusieurs faces , dont les
pointes sont formées par le concours
tantôt de trois , tantôt de quatre , ou
de plusieurs autres superficies , qui
font des angles dans la longueur du
corpuscule acide. Il y en a aussi des
aigus à la maniere des aiguilles , &
sont comme des petits cones fort
longs , & fort deliez, eû égard à leur
longueur , ou épaisseur. Ces corpuscules ne sont pas solides par tout ,
ils ont encore des petits pores , & les
uns en ont des moindres que les autres. C'est par là qu'on peut donner
la raison , pourquoi certains Acides ,
peuvent être Alcalis à l'égard d'autres
Acides ; il faut noter que le mouvement des Acides , qui sont Alcalis à
l'égard d'autres Acides , doit être
encore differant du mouvement de
ceux-ci : car si le mouvement des uns
& des autres , étoit uniforme , on
n'apercevroit aucune action. Outre
la figure des Acides , il faut encore
admettre une agitation continuelle ,

qui leur est propre, & naturelle tant qu'ils sont en liberté d'agir : autrement on ne sçauroit comprendre la production des effets que l'on observe : Et voilà ce que c'est que l'Acide. Cette explication est suffisante pour les Chirurgiens, aussi ce n'est que pour eux que j'écris, & non pas pour Messieurs les Medecins ; car ils sont incomparablement plus sçavans que moi, & ces matieres ne sont point nouvelles, pour des Docteurs, comme elles le sont pour la plûpart des personnes de ma Profession.

L'Alcali est ordinairement entendu par un corps composé de parties roides, qui pourtant, nonobstant leur fermeté se cassent, & se desunissent par la force des Acides. Ces parties sont disposées en telle sorte, & tellement entrelassées, qu'elles laissent des pores capables de recevoir les pointes des Acides. Il faut encore remarquer que les Alcalis, outre la grandeur, & la figure differente des Acides, sont encore agitez d'un mouvement contraire ; & les oppositions des Acides, & des Alcalis, sont cause des combats, des effervescences, & des fermentations, que l'on voit arriver entre ces deux sortes de sels : qui durent jusques à ce que les uns, ayent cédé à l'action des autres ; & se soient conformez à leur mouvement, aprés avoir perdu leur figure par l'émoussement de leurs pointes. On doit sçavoir encore que les parties qui composent les Alcalis sont anguleuses, & aigues, & remarquer que les Alcalis sont differens entre leurs especes, c'est-à-dire que leurs figures, leurs pores, leurs mouvemens, & leurs parties integrantes, different des autres Alcalis. C'est par cette distinction que l'on rendra raison pourquoi certains Acides, fermentent, ou boüillonnent avec certains Alcalis, & non avec d'autres.

L'Alcali, est un corps composé des parties aigues comme les Acides, parce qu'il picotte de même que l'Acide ; ou les sels lixivieux des plantes; qui sont fixes, & Alcalis, piquent l'organe du goût ; avec cette difference, que les uns s'y font sentir agréablement, & les autres avec violence.

C'eſt pour cette raiſon que les parties
du ſucre , & autres mixtes , qui ſont
doux au goût , ayant des figures
lies , des angles delicats , & des pointes moles , n'étant agitées que d'u
mouvement moderé , produiſent ſu
nôtre langue , cette ſaveur agréable
& que les ſels piquans , comme e
celui du *Kali* , que l'on nomme au
trement la *Soude* , &c. la piquent vi
lemment , & y cauſent une acrimoni
tres-forte. Il ne faut pas croire qu
tous les ſels qui piquent ſoient aci
des ; car le ſel de tartre , & pluſieur
autres , ne ſeroient pas Alcalis : mai
que les Alcalis , & les Acides , picot
tent auſſi bien les uns que les au
tres ; & la difference de leur acrimo
nie , & de leurs effets , procede d
leurs differentes parties , figures , tiſſu
res , & mouvemens.

Par ce que je viens de dire , o
comprendra aſſez ce que c'eſt qu
l'Acide , & l'Alcali ; mais pourtan
je donneray une notion plus général
des uns & des autres , en diſant qu
l'on apelle Acide , tout ce qui fai
efferveſcence , fermentation , mouv

ment, ébullition, ou combat, avec
les Alcalis : & que l'on apelle Alcali,
tout ce qui contrarie à l'Acide.

On pourra me dire pourtant là-def-
fus , que cette diftinction confond
tellement les chofes , qu'il n'y a plus
moyen de diftinguer entre ces deux
differentes fubftances celle qui eft
Acide, & celle qui eft Alcali, puis
que l'une eft toûjours contraire à l'autre, & que je ne les fpecifie point.
Cela eft vray. Mais outre que perfonne n'ignore ce que c'eft qu'une matiere acide par le goût, & que châcun la fçait fort bien diftinguer par
là , je diray en général, que l'Alcali
eft celui qui dulcifie l'Acide, & fait
qu'il ne paroit plus fi piquant, parce
qu'il en émouffe les pointes ; & d'aillieurs qu'il y a des Alcalis, qui n'ont
aucune acrimonie, comme la terre,
la litarge, le corail, les coquillages,
les metaux , &c. qui font des Alcalis ; & s'ils ne font pas piquans, c'eft
à caufe que leurs pointes, & angles
obtus , font embourrez de parties
terreftres, qui les groffiffent,& ne leur
permettent pas de s'introduire dans les

pores pour y piquoter; cóme si la pointe d'une aiguille étoit garnie à l'entour de quelque chofe qui l'empê-
chat de percer , & de pénetrer dans
l'étoffe : Et ainfi on diftinguera bien
par ce que je viens de dire ce que c'eft
l'Acide & l'Alcali. Il faut voir maintenant de quelle maniere eft produite
la chaleur par le mouvement de ces
corpufcules.

La difficulté ne fera pas grande , fi
nous fupofons avec ces Philofophes ,
que la chaleur n'eft autre chofe, qu'un
mouvement des particules d'une matiere , entre elles : & ainfi toutes les
fois qu'on excitera ce mouvement
dans les parties inteftines , en produi
ra en même-tems la chaleur. Or c
mouvement eft excité par l'oppofition
& le combat des Acides , & des Al
calis ; & ainfi la chaleur fe mani
fefte.

Mais on peut faire fur cette hyp
thefe une objection fort raifonnable
qui eft , que fi le mouvement eft l
caufe de la chaleur , ou la chaleu
même, d'où vient donc que les Acide
& les Alcalis féparément , ne produi

fent aucune chaleur , quoi que leurs parties foient toûjours en mouvement, & qu'un Acide dans une bouteille , ou un Alcali dans une boëtte , (dont les parties font toûjours en action) ne font point chaudes, mais feulement quand ils font mêlez.

Cette objection eft forte , il eft vray , mais je croi , qu'on y peut répondre par d'autres raifons plus fortes.

La chaleur , fuivant ces principes, ne doit pas confifter dans le mouvement des feules parties homogenes , mais bien dans l'agitation des héterogenes : car le mouvement des parties homogenes , entre elles , eft uniforme , & ne produit aucune action fur les parties femblables ; & ce mouvement eft imperceptible aux fens , les parties ne rencontrant rien; ou fi elles rencontrent quelque chofe, elles l'entraînent fans refiftance. Faifons un exemple de ceci : fupofons que les parties d'un Acide en liqueur , foient toutes agitées d'un mouvement égal, & uniforme , par exemple, en rond au tour de la bouteille , n'eft-il pas vray

que si ces parties rouloient également
aussi vite les unes que les autres à proportion de leur chemin & de leur
route, qu'elles se mouvroient toûjours
en ordre , & sans trouver aucune re-
sistance , & qu'elles ne se choque-
roient pas , & ainsi que les unes , à
l'égard des autres , sembleroient être
comme en repos. Je donneray à entendre ceci par la comparaison d'un
escadron ou bataillon de soldats , qui
marchent en ordre , & en la disposition qu'on lui a donné en les rangeant
en bataille , ou les soldats avancent
tous en même-tems , mais en sorte
qu'ils gardent toûjours leurs distances
égales entre eux , & l'arrengement
qu'on leur a donné, de maniere qu'ils
semblent immobiles, les uns à l'égard
des autres, quoi que tout le bataillon
marche à la fois , ou en droite ligne
ou par conversion. De même si les
acides avoient un mouvement reglé,
& uniforme entre ses parties que les
unes n'imprimassent aucun mouvement aux autres, elles ne produiroient
aussi aucune action , & partant aucune chaleur ; parce que nous disons

que la chaleur n'eſt que le mouvement, & l'agitation qui ſe fait entre
les parties heterogenes. Tout de mê-
mème ſi l'on mettoit du ſable étendu
ſur une aſſiete, & que l'on fit tourner
l'aſſiete ſur uue table en rond, on
comprend bien que tous les grains
de ſable tourneroient auſſi, quoi
qu'ils ne changeaſſent pas de diſpoſition entre eux ; & ainſi ils ſeroient
meus étant pourtant immobiles, les
uns à l'égard des autres. Donc ſi l'on
aproche, & ſi l'on mêle des heterogenes, dont les figures & les mouvemens ſoient divers, & opoſez, il en
arrivera d'abord du trouble, & de
l'agitation ; & cette agitation déré-
glée ſera ce que l'on apelle *Chaleur* ;
qui ſe manifeſtera à l'attouchement ;
& c'eſt ce que l'on verra ſi l'on mêle
des Alcalis, & des Acides, dont le
mouvement des uns, eſt opoſé à celui des autres : Et ce combat dure juſques à ce que les Acides ayent ſur-
monté les Alcalis, ou ceux-ci les Acides, & les ayent obligez d'obeïr, &
de ſuivre leur mouvement. Ce qui ne
ſe fera pas, ſi l'on mêle des Acides,

avec des Acides : qui s'acordent dans
leur agitation. En suite de cette explication, je pourrois dire, que la
chaleur est produite par le combat des
Alcalis, & des Acides, qui ébranlent, ouvrent, & écartent les parties
des mixtes, & pour lors les parties
sulfurées se débarrassent, s'exaltent
s'accouplent, errent tumultueusement,
& avec rapidité, & produisent la
chaleur : tellement que par cette hy-
pothese, on peut reconnoître les soulfres, pour la cause prochaine, &
immediate de la chaleur, & le combat des Acides avec les Alcalis, pour
la cause premiere éloignée, & occa-
sionnelle de l'exaltation des soulfres.

Il n'est pas fort difficile d'expliquer
l'inflammation qui vient aux playes
par l'Acide, & l'Alcali, si l'on supose
que le sang coagulé devient toûjours
plus acide, ou par son principe interne, ou par l'accez des autres acides,
qui se trouvent mêlez avec la masse
circulante, qui se déchargent, &
s'arrêtent sur la partie blessée avec
les Alcalis de la bile, qui y sont portez en même-tems, sans discontinua-

tion , & en abondance , d'où s'enfuit un grand combat.

Nous avons veu comment se fait l'inflammation dans les playes , il faut maintenant examiner de quelles parties sont naturellement composez les remedes qui corrigent cét Acide.

L'inflammation procedant de l'exaltation , & du mouvement extraordinaire des soulfres , de leur accumulation , & quantité excessive , il est évident que les remedes rafraîchissans doivent avoir la faculté de les précipiter , d'arrêter leur impetuosité, de les écarter , & desunir leur combinaison , & d'en diminuer l'abondance. Il faut voir maintenant de quelles parties sont composez les remedes qui produisent ces effets.

Les Galeniques disent , que les rafraîchissans sont composez des parties aqueuses , & terrestres , attendu que la terre entre les élemens a pour premieres qualitez la froideur , & la secheresse ; & l'eau l'humidité , & la froideur. Ils soutiennent cette proposition en disant que la chaleur ne peut être combattuë , que par une qualité contraire , qui eſt la froideur ; & parce que le chaud , & le froid ont leur ſiége dans les élemens , & étant inſeparables de ces ſubſtances , il faut que par tout où il ſe trouvera de la chaleur , il y ait de l'élement du feu ; & que pour aporter un contraire à cela, il faut des élemens dont les qualitez ſoient opoſées ; tellement qu'il faut la terre & l'eau pour contrarier à la chaleur , attendu que l'eau & la terre ont la froideur pour premiere qualité. Si bien que les remedes rafraîchiſſans doivent participer davantage de l'élement de la terre , & de l'eau , que du feu , & de l'air ; qui ſont tous deux chauds , ſuivant leur doctrine ; l'un pourtant beaucoup moins , que l'autre : Et voilà quelle eſt la compoſition phyſique de ces remedes ſelon l'opinion de ces Meſſieurs.

Les Chimiſtes nous aprenent que les rafraîchiſſans ſont compoſez particulierement de ſels en quantité, ſoit fixes, ſoit volatiles ; acides , ou alcalis ; de fort peu de ſoulfres de fort peu d'esprits ; ou mercure ; & d'une mediocre quantité d'eau & de terre.

Les raisons en sont, premierement au sujet du soulfre, parce que ce principe est le feu même ; lors que ses parties se trouvent amassées, & agitées extraordinairement, & leur prédomination causeroit l'inflammation. Et en effet tous les mixtes qui abondent en parties sulphureuses, sont tous chauds, & c'est par cette raison, que les rafraîchissans, n'en doivent avoir que bien peu.

En second lieu, ils ne doivent avoir que peu d'esprits, parce que les esprits, étans des subftances fort mobiles & tres-actives, ils pourroient agiter les autres parties, principalement les sulphureuses, d'où il s'enfuivroit de la chaleur.

En troisiéme lieu, ils ne doivent avoir ni trop, ni trop peu d'eau ou d'humidité; parce que s'ils en avoient trop, les sels se trouveroient trop écartés, & n'étant pas suffisamment unis, ils n'auroient pas affés de vigueur, pour arrêter les soulfres, &

empêcher leurs mouvemens déréglés : s'il y en avoit trop peu, les sels seroient trop étroitement serrez, parmi les particules terreſtres, les sulphurées, & les mercurielles; & ils n'auroient ni la liberté, ni la force d'agir.

En quatriéme lieu, ils ne doivent pas exceder en terre non plus, parce que ce principe n'a point d'action; tout de même que l'eau; & ne fait que prêter les uſages propres, comme d'augmenter la corpulance des mixtes; d'arrêter en quelque maniere la force exceſſive des principes actifs; & de remplir les eſpaces qui ſe rencontrent entre eux dans la compoſition des corps.

Il reſte donc ſeulement à conclurre que les remedes rafraîchiſſans doivent abonder en ſels, par deſſus les autres parties, plus, ou moins, ſelon leur force de rafraîchir, parce que les ſel reſiſtent à l'inflammation entant qu'il embâraſſent les ſoulfres, & arrêten leur rapidité. Mais comme il y a differentes eſpeces de ſels, qui n'ont pa ſous la vertu de rafraîchir, il fa examiner de quelle forte de fels ces remedes font compofez. Surquoi nous pouvons dire en général, qu'ils contiennent un fel qui ne fe trouve pas combiné avec des parties fulphureufes, qui font de leur compofition intrinfeque ; comme le nitre qui contient un foulfre interieur , lequel étant mis en mouvement par le feu, produit ces effets étonnans de fracas, & d'incendie , que nous fait voir la poudre à canon. Auffi l'on ne remarque pas une pire brûlure que celle qui fe fait par le moyen du falpetre, à caufe qu'il contient un foulfre interne , par la force duquel il produit ces effets ; Et c'eft auffi pour cette raifon qu'auparavant que de s'en fervir en Medecine, en intention de rafraîchir , on en fepare la partie la plus volatile du foulfre avec le feu , par l'entremife du foulfre commun qui enflamme & fait détacher le foulfre interieur du nitre quand on fait le criftal mineral ; tellement que tous les remedes rafraîchiffans abondent en un fel fixe , ou volatile, dépoüillé des parties fulfurées.

Mais on me dira là deſſus, que l'on employe le ſel nitre en Medecine, avec deſſein de rafraîchir, ſans prendre les precautions que nous venons de dire. Je répons à cela, qu'il eſt bien vrai qu'on ſe ſert du nitre, ſans qu'on le prépare par le ſoulfre : mais il faut m'acorder que ſi on le dépoüïlle par cette préparation de ſon ſoulfre inflammable, on ſera en ſurété de ce côté-là ; & c'eſt auſſi la précaution que prennent les plus habiles gens là deſſus. Monſieur Lemery veut que le ſoulfre n'y ſoit ajoûté, que pour rendre le nitre plus aperitif. Je ne doute pas qu'il n'aye des bonnes raiſons pour le prouver, quoi qu'il ne les avance pas ; mais auſſi je crois qu'il me peut être raiſonnablement permis de dire, que l'adition du ſoulfre ſe fait auſſi à deſſein de dépoüïller le ſalpetre du ſoulfre interne qu'il contient. On peut encore répondre, que s'il eſt vrai par experience, que le nitre employé tout pur, & ſans cette préparation rafraîchiſſe ; il faut neceſſairement que ſa partie ſulfurée reſte enſevelie

dans le corps du nitre , & qu'elle y
fuive la partie faline ; fans qu'elle fe
mette en mouvement ; ou qu'étant
envelopée de phlegme , & d'eau ,
elle ne foit pas en liberté d'agir ;
comme on voit que la poudre moüillée ne prend pas feu. Ou même je puis
encore dire que le nitre peut fubir les
actions des foulfres dans nous , c'eft-
à-dire la chaleur , fans que les particules fulphurées s'attachent immediatement à lui pour lui communiquer l'inflammation & l'incendie,
comme il arrive au nitre, qu'on met
dans un creufet , ou dans un pot de
fer fur le feu de charbons , lequel fe
fond , & fe liquefie fans s'alumer, &
dévient rouge comme un feu ardent,
étant fondu , & rendu fluide , fans
qu'il fe détonne , ni s'enflamme.

Mais comme il y a des fels acides,
& des alcalis , il faut voir de quelle
efpece font ceux qui rafraîchiffent. Il
y a de fçavans Auteurs qui foûtien-
nent que le feu n'eft qu'un Acide, &
que la chaleur par conféquent , eft
produite par l'Acide. Ces Meffieurs
ont de tres-fortes raifons de leur cô-

té ; & même l'experience du Phofphore de Baudoin , leur est tres favorable : car j'ay veu moi-même qu'en
marquant des caracteres fur du papier
avec ce Phofphore , ces marques paroiffent toutes du feu à l'obfcurité, &
en mettant un peu de la matiere dans
du papier , & la froiffant entre les
doits , le papier s'alume d'abord.
Qu'en froiffant un petit grain de
Phofphore , & de la poudre à canon
tout enfemble , avec la pointe d'un
couteau fur une table , le feu fe prend
à la poudre. Toutes ces experiences
font voir que le Phofphore n'eft
qu'un feu : ou fi l'on veut , il contient un feu caché qui fe manifefte d'abord pour peu qu'on le ré-
veille. Cependant le Phofphore eft
un acide par l'experience que je vous
ay déja dit du papier qui s'enflamme ;
car fi l'on goûte la partie du papier,
qui refte aprés avoir été brûlée par
le Phofphore , vous la trouverés fort
acide ; & fi en froiffant le papier trop
fortement , & fans precaution quand
on fait cette experience,& que l'on fe
brûle le bout des doits, comme il

m'eſt arrivé , mettant la partie brûlée dans la bouche , on goûtera un
acide bien fort qui a même penetré
dans la peau. Il eſt bien vrai qu'en
machant du Phoſphore , on n'aperçoit
aucun goût d'acidité ſur la langue,
& il ſemble qu'on mache de la cire,
ou du maſtic , car ſa matiere eſt tenace , & molle , de même que la cire,
& on le prendroit effectivement pour
de la cire , quoi que l'acide du Phoſphore ne ſe diſſolve pas ſur la langue,
par le moyen de la ſalive ; il ne faut
pas nier pourtant qu'il ne ſoit acide,
& ſur tout ſi l'on ſe ſouvient que j'ay
déja dit qu'il y a un Acide manifeſte,
& l'autre occulte qui ne ſe dévelope
que par artifice. Je ſçay bien qu'on
peut faire des objections là-deſſus, &
que cét Acide du Phoſphore , ne ſert
qu'à mettre les parties ſulphurées en
mouvement , leſquelles étant diſſi-
pées , les acides reſtent attachés à la
matiere du papier. Mais cette objection ne prouve rien contre , & dit
ſeulement de quelle maniere ſe pourroit faire l'embraſement par la partie
ſulphureuſe du Phoſphore , excitée

par l'acide , s'il étoit vray que la
chofe fut ainfi. Et pour juftifier encore l'opinion propofée , on pretend
que le foulfre , & le nitre , ne foient
ardens , & inflammables que par le
moyen de l'acide, qu'ils contiennent,
& que lors qu'on a fixé le nitre, &
qu'on l'a dépoüillé de fa partie acide,ou ignée par les détonations qu'on
en fait avec le charbon , on n'en
peut tirer d'acide, & le nitre fe refout en huile par deffaillance, qui eft
un alcali & un puiffant diffolvât pour
extraire les teintures des metaux ; &
ce nitre ainfi fixe n'eft plus inflammable , quelque violence de feu qu'on
y puiffe appliquer. Le foulfre de même n'eft plus combuftible quand on le
prive de fon acide , il refifte à la vehemence des charbons ardens , & du
feu de fupreffion , qui eft le plus vio-
lent de tous , fans brûler.

On dira peut-être encore fur ceci,
que ces matieres ne font plus inflammables , à caufe qu'on les a privées
de leur foulfre , & non de leur acide. Mais comme l'on ne démontre
par ceci , & que l'on ne tire pas un

ſoulfre de ces matieres , tel que ceux qui feront cette objection , le prétendent, & que leur réponce ne prouve rien ; la probabilité de l'opinion precedante ſubſiſte en faveur de ceux qui la ſoutiennent.

On pourroit encore raporter quantité de belles experiences pour confirmer ce ſentiment : mais comme je ne pretends pas de ſoutenir ici l'opinion de ces ſçavans Philoſophes, parce que cette queſtion exige d'autres forces que les miennes , je renvoye les Curieux aux livres de ces grands hommes, pour y voir les éclairciſſemens qu'ils ſouhaiteront ſur ces experiences , & les raiſonnemens de ces Meſſieurs.

Suivant ce que nous venons de dire , on ne feroit pas bien de ſe ſervir des acides dans les fiévres , pour abatre les inflammations, ſi ce n'eſt qu'on voulût dire qu'un acide , abſorbe un autre acide ; ou qu'il lui ouvre les chemins pour ſortir du ſujet où il eſt arrêté, comme on voit par experience, que le vinaigre abat les inflammations cutanées , étant apliqué ſur les erysipeles les guerit. Cela se fait, parce que l'esprit de vin, dilate les pores de la partie tumefiée, & enflammée par l'erysipele ; & l'acide du vinaigre peut bien operer de même maniere : quoi qu'il en soit, pourveu que les acides produisent un effet tel qu'on demande pour temperer les inflammations, il n'importe qu'ils soient chauds ou froids à l'égard de la pratique, & de l'usage.

Il nous reste à examiner si les rafraîchissans, sont Alcalis. Il y a grande aparance qu'il est ainsi, parce que les Alcalis sont des corps plus grands que les Acides, qui se font du jour par leurs pointes subtiles, & pénétrantes ; & qui par leurs superficies plates & polies se glissent & s'insinuent plus facilement; remuent beaucoup. Et si l'opinion raportée est veritable, à sçavoir que le feu soit un Acide, & que la chaleur soit produite par l'Acide, il seroit fort à propos de soûtenir que les rafraîchissans doivent être Alcalis ; parce qu'ils mortifient les Acides, émoussent leurs pointes, arrêtent leurs mouvemens, &

mettent la tranquilité, où êtoit auparavant le trouble : ainsi, soit qu'on prenne l'Acide pour un rafraîchissant, soit qu'on prenne l'Alcali, il est toûjours raisonnable de conclurre, que les rafraîchissans doivent plus abonder en sel, qu'en aucun autre principe, parce que l'Acide & l'Alcali sont des sels. Cependant tous les Auteurs convienent, en ce que les sels absorbent les soulfres, les embarrassent, & les empêchent de se mouvoir, & d'agir. Voilà quelle est la composition chymique des rafraîchissans. Voyons maintenant ceux que l'en peut mettre en usage pour abatre l'inflammation des playes.

La *Sempervive*, *grande & petite* rafraîchit grandement, desseche, & resserre ; elle est bonne à toutes sortes d'inflammation, phlegmons, erysipeles, charbons, dartres, ophthalmies, elle est tres - bonne encore pour la brûlure, on s'en sert en cataplâme.

La *Solanum hortense*, qui rafraîchit & restraint, soulage merveilleusement toutes inflammations ; adoucit les fluxions acres. On s'en sert comme de la fempervive. Il eft froid au fecond degré.

La *Mandragore*, *racines*, *feüilles*, & *fruits*, tout en eft bon: on la confti-tue froide au troifiéme degré , comme la fempervive. On l'emploie en cata-plâme.

Le *Pavot blanc*, eft froid au qua-triéme degré ; les têtes broyées avec de la farine , & d'huile rofat , en ca-taplâme, rafraîchiffent grandement. On tient pourtant que le noir eft plus efficace que le blanc.

La *Iufquiame* eft froide au troifié-me degré. On la met dans les cata-plâmes, avec d'autres fimples, à mê-me intention on peut l'employer feu-le de même que les precedantes.

La *Lentille de marets*, ou *Lenticu-la paluftris* eft froide & humide au fecond degré. On la peut donner en décoction interieurement , & s'en fervir exterieurement en cataplâme.

L'*Vmbilicus veneris* eft froid & humide au fecond degré. On fe fert de fon jus , avec d'huile rofat , du fel de Saturne & de la ceruse. On en peut encore faire un *nutritum* , ou onguent. On peut encore se servir de même maniere du jus des plantes que nous avons raportées ci-dessus , comme encore des suivantes.

Le *Psyllium*, ou *l'herbe aux puces*, est froid au second degré, la semence est meilleure que l'herbe. Elle rafraîchit si bien, qu'étant jettée dans l'eau bouïllante , elle lui fait perdre le bouïllon à l'instant , & est bien-tôt rafroidie : on l'emploie ordinairement dans les cataplâmes.

Les *Suc des courges* & *des comcombres* , sont tres-bons. Leur usage est encore pour l'interieur dans les bouïllons , décoctions, &c. coupées en tranches , & apliquées rafraichissent fort bien.

La *Laituë* pilée , & apliquée , ou boüillie en cataplâme,

L'*Oseille* de même , elle est tres-bonne aux morsures des chiens , si l'on fomente la partie mordue avec la décoction , & qu'on mette dessus l'herbe fraîche pilée.

La *Mauve* tempere les inflammations; elle est fort anodyne étant pilée avec pareille quantité de feüilles de faule, & mife en cataplâme, tant fur les playes, que fur les ulceres enflamés.

La *Parietaire* d'ont on peut faire un *nutritum* avec l'huile rofat, la ceruſe, & le ſel de ſaturne, comme nous avons dit en *l'umbilicus veneris*, eſt tres-bonne aux ulceres enflamés, & aux dartres : elle eſt d'une merveilleuſe vertu pour guerir les playes recentes étant pilée, & apliquée toute ſeule. Elle eſt tres-bonne aux phlegmons, en tous leurs tems, elle eſt fort déterſive.

Les *Violetes*, *herbes* & *fleurs* ſont rafraîchiſſantes, on les met dans les cataplâmes, on les aplique auſſi étant pilées ſeules, ou mêlées avec des feüilles de ſaule & de laittue.

Les *Roſes* rafraîchiſſent beaucoup. On les mêle, avec les préſervatifs qu'on fait aux playes, pour empêcher l'ulceration. Elles mondifient le ſang. On s'en ſert interieurement, & pour le déhors ; les rouges ſont meilleures que les incarnates.

Le *Pourpier* eſt froid au troiſiéme degré, on l'emploie avec ſuccés dans

toutes sortes d'inflammations , soit
seul ou accompagné , de telle maniere qu'on trouvera bon.

Le *Plantain* rafraîchit, desseche &
reserre. On s'en peut servir de telle
maniere qu'on veut , comme des precedans.

Le *Vinaigre* étant apliqué avec des
linges tempere toutes ardeurs, on peut
encore le mettre dans les *nutritum*, &
dans les cataplâmes.

Le *Verjus*, le *suc des* oranges, citrons,
grenades aigres, le *suc de berberis*, &
autres acides , font tres-bons pour le
même sujet , étant mêlangés avec du
suc de pourpier, de joubarbe, de comcombre, de plantain , de cicorée , de
roses , ou autres avec l'huile rosat
battus ensemble , ajoûtant du sel de
Saturne , du litarge, de la ceruse , du
plomb brûlé , ou autre semblable,
pour les tenir liés , & incorporés
ensemble ; & pour les rendre encore
plus efficaces. Ils font de tres-bons
effets.

On a encore dans les Boutiques
des compositions , comme l'huile rosat , qui tempere les inflammations,

particulierement s'il eſt omphacin ,
de pluſieurs infuſions , tel qu'e
l'huile roſat complette décrite au chapitre des Sarcotiques.

L'*Huile violat* éteint les inflammations des playes , & des ulceres;
tempere beaucoup l'ardeur des phlegmons, & adoucit les douleurs.

L'*Huile de Coins* rafraîchit for
bien , & donne des forces aux fibre
par ſon adſtriction.

L'*Onguent roſat* apaiſe les infla
mations.

L'*Album Rhaſis* eſt tres-bon aux i
temperies chaudes des playes & de
ulceres.

Le *Deſicativum rubrum* , leque
outre qu'il rafraîchit , il fortifie encore les parties , deſſeche, & con-
ſolide.

Le *Populeum* , *le Cerat blanc d*
Galien , ſont d'un grand uſage dans
les inflammations, ainſi que le Cera
Santalin.

De tous ces remedes ſimples o
peut faire des épitemes , des cataplâmes , des linimens , des mucilages,
autres eſpeces de remedes compoſez ,

par exemple. On peut faire un mucilage avec la semence de psyllium, de
coins, ou de mauves, avec des eaux
ou des sucs rafraîchissans, dépurez
des féces par residence, ou par filtration à travers le papier, ou sur un
peu de cendres chaudes : on fait chaufer le menstruë, qui est la liqueur
dont on se sert, & pour chàque livre
de menstruë, on met une once de semence, & on laisse épaissir cette liqueur avec laquelle on peut mêler
quelque huile rafraîchissante de celles
que nous avons marquées, & un peu
de cire, en telle proportion qu'on jugera à propos, pour en faire un liniment. On peut y ajoûter le camfre
qui est froid, & sec au troisiéme dégré. Les cataplâmes se peuvent faire
des herbes precedantes cuites dans
une décoction d'orge, étant aprés
bien pilées, & passées par le tamis ;
on y peut ajoûter du mucilage precedant, des huiles rafraîchissantes, de la
farine d'orge, &c. Voilà ce que nous
avions à dire des rafraîchissans.

CHAPITRE XIII.

Des Anodyns & des Narcotiques.

POur bien sçavoir ce que sont les *Anodyns* & les *Narcotiques* qui apaisent les douleurs, il faut sçavoir auparavant ce que c'est que la douleur ; quelles causes la produisent ; & de quelle maniere elle se fait ; & aprés nous viendrons à la connoissance de ce qui sera contraire à l'effet de ces causes.

La douleur , *est un sentiment fâcheux , qui se fait dans les parties sensibles par solution de continuité.* Plus le sentiment d'une partie est exquis, plus la douleur est violente.

La cause la plus universelle de la douleur , est la solution de continuité, à laquelle toutes les autres se peuvent raporter, par l'effet semblable qu'elles produisent. Cette opinion est reçuë de presque tous les Medecins.

Pour entendre cette solution du continu , il faut sçavoir qu'il n'y a proprement que les premieres parties indivisibles de la matiere, qui sont continuës; & les parties composées des premiers principes materiels, ne sont que des tissus, & des assemblages de ces particules: lesquelles sont seulement contiguës les unes à l'égard des autres. Mais ce n'est pas de cette sorte de parties continuës, que nous voulons parler: il faut prendre cette signification plus largement, & il faut concevoir, que les parties perceptibles à nos sens qui ne nous paroissent pas divisées, sont continuës, comme la peau, & toutes les parties similaires, ou le tissu de ces mêmes parties similaires, qui sont unies ensemble, pour ne composer qu'une partie d'une telle sorte: par exemple, un muscle, un nerf, un tendon, &c. mais un muscle sur l'os, une membrane sur un muscle, ne sont pas parties continuës, mais contiguës: c'est-à-dire qui ne font que se toucher, sans avoir aucune union. Que s'il y a quelque chose qui forme une union entre elles, pour lors elles peuvent être entenduës, comme parties contimûës : par exemple , quand on separe la peau , ou les tegumens des muscles qui en sont couverts; les tegumens se peuvent entendre comme continus aux muscles , s'il y a beaucoup de fibres nerveuses ou membraneuses qui les unissent : & c'est de la sorte qu'il faut entendré les continus, pour comprendre ce que c'est que la douleur.

Cela étant avancé , il faut sçavoir que les moindres parties similaires du corps , ont un arrangement , & une union naturelle , dans laquelle elles conviennent toutes , les unes à l'égard des autres. Ces parties ayant receu cette disposition dépuis la premiere formation , qui est l'état où elles doivent toûjours être, ne sentent rien, étant ainsi disposées. J'entens parler de celles qui ont des nerfs , & des membranes , parce que c'est seulement par le moyen de ces organes que les parties ont du sentiment , & les nerfs se distribuent tellement dans leur substance , qu'il n'y a pas une seule petite fibre qui ne reçoive un filet de nerf; & même les membranes ne sont que des toiles , faites par la nature, des filets qui se font des extremitez des petits cordons des nerfs. Or châque partie ayant reçu dans sa premiere formation, une situation, & une figure propre pour faire ses actions, & préter ses usages, elle se tient toûjours de même : Et lors que cette situation ou cette figure est changée par quelque objet exterieur, il resulte de ce changement, ce que l'on apelle *sensation*, ou *sentiment*. Ce sentiment est de deux sortes ; ou selon les loix de la nature, ou contre nature : celui qui se fait selon la nature, est agréable, & s'apelle *plaisir*, ou *volupté* : l'autre est douloureux, & triste ; le premier se fait doucement, celui-ci avec violence. Or comme chaque petite partie similaire, a avec ses voisines une configuration, & une liaison convenable, on ne sçauroit causer ou imprimer aucun sentiment en ces parties, sans y causer un changement de situation, & de configuration : Or ce changement de situation, & de disposition, sera different de la disposition, & de l'union que les parties avoient auparavant : car ces peti-

tes fibres souffrent une divulsion, ou
une tension, ou une distorsion; ces
passions se communiquent à l'ame,
par le moyen des esprits animaux, &
des nerfs, qui souffrent de cette alteration des parties; & ainsi leur union,
ou continuité sera desunie, tellement
que ce qui causera une desunion, en
cette continuité avec violence, sera
la cause du sentiment douloureux,
qui en naîtra : comme au contraire si
le changement qui se fera dans la situation naturelle des particules est leger, & se fait doucement, la sensation sera agréable. Voilà ce qu'est la
douleur, comment elle se fait en général, & quelle en est la cause immediate & conjointe.

Cette solution, ou desunion du
continu se fait en plusieurs manieres ;
ou par quelque instrument tranchant;
ou par quelque cause corrosive qui
ronge, & divise ; ou par la divulsion;
ou par compression. Toutes ces choses ont la force de desunir les parties
similaires ; & dans les playes on rencontre bien souvent deux, quelquefois trois, & même toutes ces quatre

causes ensemble ; par exemple , si dans la partie blessée il y a contusion ; & que cette contusion se charge de matieres extravasées en quantité, comme cela arrive ; & que même ces matieres deviennent acres , & corrosives, il y aura les quatre causes susdites de la solution du continu , qui est la cause formelle de la douleur ; & partant il faudra établir autant de remedes anodins , qu'il y aura des causes efficientes , & materieles. Il faut pourtant remarquer , que la solution du continu , qui se fait par tranchant , n'est pas douloureuse jusques à l'entiere guerison ; car nous voyons bien des playes , qui ne font aucune douleur aprés quelque-tems , quoi qu'elles soient encore ouvertes ; mais les causes corrosives , & celles qui font distension à la partie , font les plus ordinaires , qui continuent toûjours la douleur, jusques à ce qu'elles soient ôtées ; ou que la partie ait été renduë insensible. Le premier effet se produit par les Anodyns , le second par les Narcotiques.

La douleur ou solution de continuité dolorifique se fait par les intemperies chaudes,& froides (suivant les Galeniques) qui alterent l'organe de l'attouchement avec violence ; mais nous reduirons ces causes aux precedantes.

Les causes acres & mordicantes sont ordinairement des particules salines, le plus souvent acides ; elles pénétrent dans les parties, & par leurs pointes, & leurs angles (étant agitez de part & d'autre) changent la situation des parties similaires, elles les desunissent, les écartent, leur donnent un arrangement extraordinaire, & des dispositions contraires aux naturelles.

La chaleur qu'on acuse pour une des causes de la douleur, produit aussi la solution de continuité ; & c'est le mouvement impetueux des parties sulfurées qui charrient toûjours avec elles des sels attachés. Et comme ces corpuscules errent en desordre, heurtent de tous côtez, creusent des espaces qui se remplissent d'humeurs, & de sels acres, & d'esprits furibonds, ent cette desunion, & ce desordre des parties similaires : d'où vient la douleur. Le froid agit encore à peu prés de même , soit qu'il procede du mouvement des sels excessifs , ou des sels acres , & piquants, particuliere- ment des nitreux , qui causent une douleur cuisante. Tellement que par cette théorie nous remarquerons, que le mouvement des parties sulfurées , ou salines , leur abondance, leur acri- monie (ajoûtant à ces choses l'infla- tion , ou tension qui se fait dans la partie qui soufre par l'afluence des sul- phurées, ou des parties subtiles aërien- nes , & des esprits flatulents ,) sont les causes prochaines de la douleur , & que tout ce qui sera opposé à ces déréglements , & empêchera leurs ef- fets , sera anodyn ; si bien que l'on doit conter parmi les anodyns , en premier lieu , tout ce qui calme l'agi- tation impetueuse des soulfres , & des sels. En second lieu tout ce qui adoucit leur acrimonie, & en diminue l'abondance. En troisiéme lieu tout ce qui relâche la tension de la partie dou- leureuse ; ce qui se fait , ou en don- nant issue par les pores aux matieres

detenuës , & leur donnant plus d'efpace dans la partie , afin que leurs
mouvemens ne fe communiquent pas
de fi prés avec tant de force aux particules fimilaires.

Les Galeniques veulent que les anodyns foient de temperature moderée ,
& fort aprochante de la nôtre,ou bien
chaude au premier degré feulement ,
& de fubftance tenuë , qui tempere la
caufe de la douleur , & entretient la
fubftance des parties. Il faut donc ,
fuivant ces qualitez , que cette forte
de remedes contienne une jufte proportion , des quatre elements ; mais
pourtant que l'element de l'air , & du
feu prédominent un peu par deffus les
autres; & de cette proportion de fubftance , & de qualitez il endoit reful-
ter la conftitution des remedes anodyns.

Voyons maintenant ce qu'ils font
par les principes des Chymiftes , &
commençons par ceux du premier ordre , à fçavoir ceux qui arrêtent l'im-
petuofité des foulfres. Il eft evident
que les foulfres ne prédominent pas
dans ces remedes , ni les efprits ; par-

ce que ce sont des parties trop remuantes, & trop actives; & bien loin de calmer les sels dans les parties douloureuses, ils en augmenteroient encore l'agitation : Tellement que la terre & l'eau, qui n'ont aucun mouvement dans les mixtes que par accident, & qui sont des principes purement passifs, doivent être en plus grande quantité, que les esprits, & les soulfres;& doivent avoir une combinaison plus étroite avec les sels. Ce qui paroît probable, parce que les sels fixes sont moins mobiles que les volatiles, & les acides, & que d'ailleurs ils absorbent les soulfres, & les lient; tellement que les anodyns du premier ordre auront cette proportion de principes entre eux pour leur partage.

Ceux du second ordre qui mondifient les parties acres, chaudes, & corrosives, ne doivent pas contenir beaucoup de substance mercuriele, & spiritueuse, ni de soulfre non plus; car celles-ci sont presque toûjours accompagnées de quelques sels,qu'elles ont volatilisez, lesquels sont

actes, & mordicans, principalement
les acides: mais ils doivent abonder en alcalis fixes, parce que s'ils
étoient des alcalis volatiles, ils auroient trop d'agitation, ou au moins
trop de disposition au mouvement,
parce qu'étans des sels qui sont toûjours piquants par leurs angles,& par
leurs pointes, étant disposés à se mouvoir aisément, ils seroient agités par
les autres sels,qui étant déja en mouvement, font la solution de continuité, si bien qu'il faut, que les
sels qu'ils contiennent, soient Alcalis : parce que la douleur étant causée
par des Acides, & des corrosifs, qui
doivent être mortifiés, ces Alcalis
absorbent leurs pointes, les brisent
& adoucissent, par ce moyen la cause corrosive, & dissolvante qui fait
la douleur, d'où il s'ensuivra la diminution. La terre, & l'eau doivent
être encore en quantité proportionnée
aux sels ; car trop, ou trop peu de
l'un, ou de l'autre, rendra les sels
trop ou trop peu libres, pour agir.
Telle donc doit être la composition
des anodins simples du second ordre.

Ceux du troisiéme rang qui ôtent la tension, en relachant la tissure des parties, doivent, s'il me semble, contenir fort peu des parties terrestres, fort peu des salines, & des spiritueuses, quelque peu de sulfureuses, & plusieurs d'aqueuses. Les autres qui ôtent la tension en ouvrant les pores, doivent être aperitifs, & contenir des esprits, & des sels volatiles en plus grande quantité que des soulfres, & une mediocre partie d'eau, & de terre. Enfin nous pouvons dire en général, que les anodyns sont ou émollients, ou supuratifs. C'est à peu prés la constitution des anodyns susdits; qui doivent être employés avec discernement : car on voit que leur composition est differente, & si l'on employoit les uns au lieu des autres, & qu'on ne suivit pas bien les indications, au lieu de soulager la douleur, on l'augmenteroit, & ce cas arrive par fois à des Chirurgiens qui ne sont pas fort habiles gens, en se servant de anodins qui produisent un effet opposé à leur intention. En voici un catalogue.

La *Mauve* est glutineuse, digere & ramollit fort doucement: Elle est fort temperée. On fait des cataplâmes de ses feüilles & de ses racines, de même que de la guimauve. Elle a cela de particulier, qu'elle soulage merveilleusement la piqueure des abeilles, & des mouches guespes, étant machée, & apliquée dessus. Elle est encore fort bonne aux nerfs qui souffrent convulsion ; & tempere les inflammations. Elle est tres-bonne aux erysipeles.

La *Guimauve* relâche, & digere, elle sert pour la supuration, & ramollit : tellement qu'elle est bonne aux douleurs qui procedent d'une tension à la partie ; & d'une fermentation trop acre. On fait boüillir sa racine, & ses feüilles ; & l'on en fait des cataplâmes avec de la graisse d'oye, ou autre ; elle tempere même l'inflammation ; principalement celle de la matrice. Les mucilages qu'on tire de sa racine sont tres-bons pour cét effet.

La *Melilot* est ut un fort bon lenitif émollient, & se met dans les cata-

plâmes , de même que la camomil-
le : mais celle-ci rarefie, relache, atte-
nue, digere, modere la chaleur, & foulage affés bien les douleurs.

Le *Lys* , particulierement la raci-
cine , ramollit, digere, mondifie ; le
fuc exprimé des fleurs eft encore meilleur. On peut les mettre dans les cataplâmes.

La *Semence* de *fenugrec*, & celle de
lin ramolliffent , & difcutent ; &
foulagent les douleurs qui procedent
de tenfion , par flatuofité , ou des
matieres craffes.

Le *Lait* eft un bon lenitif & fur
tout pour les fluxions acres, & pour
les inflammations douloureufes. Il
relache les tenfions , digere les matieres. On les peut employer dans
les cataplâmes.

Le *Beurre* ramollit , & digere. On
le met dans les cataplâmes.

L'*Huile d'olives* de même , mais
celle *d'amandes douces* eft encore
meilleure.

Toutes les greffes font encore le-
nitives , tant par une vertu émollie-
te, que parce qu'elles repriment l'a-
crimonie

crimonie des humeurs. Celle de *Pour-ceau* ramollit, relâche, humecte beaucoup, & n'échaufe aucunement. On l'employe dans les cataplâmes. Celle de *veau* est presque de même qualité. Celle de *Poulle* est plus émolliente que celle de cochon ; elle relache & corrige l'acrimonie des sels.

Celle *d'Oye* est plus spiritueuse, & plus chaude que les precedantes.

L'*œsipe* échaufe, ramollit, & digere.

La *moëlle* de *bœuf*, de *cerf &c.* ramollissent beaucoup. On a encore dans les Boutiques *l'huile d'amandes douces*, qui est un bon lenitif, qu'on peut donner par dedans, & employer par déhors.

L'*huile de jaune d'œufs*, *l'huile* de *de semence d'hyeble* apaise toutes sortes de douleurs.

L'*huile de laurier*, sur tout si les douleurs procedent de cause froide,

L'*huile rosat* apaise les inflammations, fortifie les parties, apaise les douleurs qui naissent d'une cause froide.

L'*huile omphacin* est encore meilleure pour tout ce que deſſus.

L'*huile violat* apaiſe les douleurs, tempere les phlegmons , & les autres inflammations.

L'*huile* de *nenuphar* rafraîchit , & adoucit.

L'*huile de la ſemence de pavot* fait le même avec plus de force.

L'*huile* de *ſureau* apaiſe grandement.

L'*huile* de *cheyri* , ou *leucoïon* eſt particuliere pour les douleurs des parties nerveuſes.

Celle *d'Aneth* ouvre les pores , & donne iſſue aux matieres qui cauſent la douleur , relache la tenſion des parties , & apaiſe tres-bien.

Celle de *camomille*, & celle de *melilot* ont la même vertu d'échauffer , de reſoudre , de fortifier les nerfs , & d'apaiſer les douleurs de cauſe froide.

L'*huile* de *jaſmin* , & celle de *lys* , échauffent modérément , digerent & temperent les douleurs qui viennent d'une cauſe froide.

L'*huile d'iris* eſt moins anodine que celle de lys, mais elle reſout puiſſamment.

L'*huile de ſaffran* apaiſe les douleurs & ramol̂t.

L'huile de *vers* de *terre* est tres-propre aux douleurs.

L'*onguent rosat* apaise les douleurs qui procedent de cause chaude, & d'inflammation.

L'*onguent populeum* pour les douleurs qui viennent de cause chaude.

Le *Basilicum minus* échaufe, fait supurer doucement, abat les inflammations, & apaise les douleurs.

L'*onguent d'Althæa* échaufe, humecte, ramollit, fait supurer, & adoucit la douleur.

L'*onguent aureum* apaise la douleur, aglutine, & cicatrise.

Le *cerat œsipe* de Galien est fort anodin, ramolit, & digere les duretés, & les tensions.

Voilà les anodyns les plus connus, & les plus usités, soient simples, soient composez. Des premiers on en peut faire des fomentations, des cataplâmes, &c. Si la douleur demande d'être apaisée promtement, afin que les forces ne s'affoiblissent, il faut faire une fomentation avec la guimauve, la mauve, le violier de Mars, le lys, la camomille, le melilot, l'aneth, la

semence de lin , de mauve , & de fœnugrec , boüillis dans de l'eau , & du
lait, ou une décoction d'orge : Aprés
prendre une moëlle de pain blanc ,
bien macerée dans le lait chaud , & le
mêler avec deux ou trois jaunes
d'œufs ; deux onces , ou une once &
demie d'huile rosat , ou telle autre
qu'on trouvera bon ; & une drachme
de safran. On y peut encore ajoûter
des mucilages de semence de lin, de
fœnugrec , de psyllium , s'il y a inflammation , & de guimauve avec
les fleurs de camomille , & de melilot
broyées.

Les mucilages susdites profitent
beaucoup tirés avec l'eau ou la décoction de camomille , y ajoûtant des
huiles , des graisses , & un peu de cire pour en faire comme un cerat , ou
un liniment , par exemple,

Prenés du mucilage de semence de
guimauve , de lin , & de fenugrec ,
tirée avec une once d'eau rose , d'huile de lys, & d'amandes douces , d'œ-
sipe , de graisse d'oye recente , ou de
poule , de châcun demie once ; six
drachmes de cire : faites un lini-

ment , ou un onguent &c.

Mais il arrive par fois que les douleurs font fi fortes que les anodins ;
ne les adouciffent point ; tellement
qu'il eft neceffaire pour lors de venir
aux narcotiques , dont il faut fe fervir avec grande prudence. Nous allons voir quelle eft leur nature, aprés
que nous aurons dit un mot de la douleur extraordinaire qui nous oblige
d'y avoir recours.

Tant que la douleur ne procede
que des caufes mediocres connues,les
remedes propofés methodiquement
apliqués la foulagent ; mais fi les caufes qui produifent ce changement extraordinaire dans la fituation,& configuration des parties fenfibles , font
opiniâtres , ou trop violentes , pour
lors ces remedes n'ont plus de force
fur des pareilles caufes , & il faut
avoir recours à d'autres qui puiffent
operer quelque effet ; & ce font ordinairement les narcotiques , qui ont
cette faculté. Mais avant que d'en
faire un denombrement , il faut fçavoir ce qu'ils font ; & pour en avoir
une parfaite connoiffance , il faut

ajoûter à ce que nous avons dit de la douleur, que les nerfs communiquent leur paſſion à l'ame; par le moyen des eſprits animaux, qui ſont remués par des agitations violentes, & déréglées dans les canaux nerveux; & ce remuement ſe continue ſucceſſivement des uns aux autres, juſques dans le ſiége de l'ame, & même à ſa ſubſtance. Il faut encore ajoûter que le mouvement tumultueux des eſprits animaux, envoyés aux parties bleſſées (ſe pouſſans & s'entrechoquants violemment, heurtent par conſequent, & ébranlent ainſi les parties nerveuſes qui les reçoivent, ne trouvent pas des iſſues libres pour ſortir & s'exhaler) leur mouvement (dis-je) cauſe une deſunion dans ces mêmes parties; & ils deviennent ainſi la cauſe antecedante, & effective de la douleur. Tellement que pour empêcher cette perception de douleur, il faut empêcher l'ébranlement violent des parties nerveuſes; & le remuement tumultueux des eſprits animaux. Et peut-être qu'en procurant ce repos aux parties, & aux eſprits, on la

peut encore procurer aux causes materielles de la douleur. Ma⸱ il y a
une consideration de grande importance à faire dans cette occasion, &
la voici.

Nous avons peut-être dit en quelque endroit de ce Traité, que les
fonctions naturelles se font par
le moyen des esprits ; ce sont eux qui
donnent le branle , la régle, & la
mesure à tout le reste ; que la vivification se fait par l'esprit vital ; tellement qu'il faut être persuadé que les
esprits étant absolument necessaires
pour les fonctions vitales , & animales , il faut les entretenir, & les
conserver dans une quantité suffisante , & dans un mouvement doux , &
réglé. Mais cependant personne ne
doute, que les narcotiques n'affec-
tent immediatement les esprits , sur
lesquels ils produisent premierement
leurs effets , qui doivent être mode-
rés , & non pas excessifs : si bien
qu'il faut proportionner & la force,
& la quantité des narcotiques à la
force , & à la quantité des esprits.
Si les narcotiques excedent en l'un,

ou en l'autre, il s'enfuivra un mé-
chant effet, à fçavoir une fixation entiere des efprits, qui ayant perdu le
mouvement, le repos fatal de toutes
les parties, & la mort enfin s'enfuivra.
Si le déréglement des efprits n'eft pas
affez moderé par les narcotiques, la
douleur ne ceffera pas, tellement qu'il
faut une jufte connoiffance des caufes
en cette rencontre, pour ne rien faire mal à propos. La régle générale
qu'on peut fuivre en ceci, eft qu'il
vaut mieux ufer des narcotiques avec
retenuë qu'avec excez : car les accidens qui peuvent arriver d'une petite
quantité, feront toûjours moins à
craindre, que ceux qui naîtront
d'une trop grande. Il faut encore obferver qu'il ne faut jamais fe fervir des narcotiques, quand les forces
des parties font extrémément abatuës;
parce que ces remedes congelent les
efprits, aneantiffent le mouvement,
qui eft neceffaire pour la vivification;
& éteignent la chaleur vitale.

Nous comprendrons aifément quelle eft la nature des narcotiques, par
les effets qu'ils produifent fur les ef-

prits, si nous connoissons la nature des esprits. Les Galeniques nous disent qu'ils sont des substances subtiles, brillantes, & étherées, engendrées de la portion la plus subtile, & & aërée du sang.

Les Medecins qui suivent les principes modernes : aprés avoir fait une recherche exacte, & curieuse de la nature des esprits, tiennent qu'ils sont des petits corps tres-subtils, composés de la combinaison du principe mercuriel, & d'un sel volatile, unis ensemble, qui sont filtrez, & séparez du sang à travers les glandes qui constituent la substance corticale du cerveau, & sont receus dans la medullaire qui n'est (au sentiment de l'illustre Monsieur Malpigy) qu'un assemblage de petits canaux excretoires des mêmes glandes, pour contenir les esprits filtrés, & les conduire par des canaux continus jusques dans les nerfs, qui les dispersent aprés par tout le corps de l'animal, où ils vont faire leurs fonctions.

Si cette théorie est veritable, comme on l'estime aujourd'huy, nous

pourrons découvrir quelle est la composition naturelle des narcotiques,
en examinant les effets qu'ils produisent sur les esprits animaux, qui nous
probablement connus, ainsi que nous
venons de dire : Et comme le premier
effet d'un narcotique sur eux , est de
moderer leur rapidité ; d'empêcher
leur débordement , & leur concours
tumultueux dans les parties blessées ;
quand il est de mediocre vertu ; de
les fixer tout à fait quand il est plus
fort ; & ainsi de corrompre & détruire leur tissure , s'il excede encore
davantage.

Nous remarquerons que ce qui
tempere le tumulte & la choq de ces
substaces extrémément mobiles, composées d'un sel volatile , & d'un mercure , doit être un sel fixe associé avec
une partie terrestre , & une partie sulfurée gluante , & tenace , qui aglutine , & attache les esprits qui vol-
tigent au tour de ce glu narcotique.
Le sel fixe est à l'égard des esprits cóme un poids qui leur est attaché par
la viscosité du soulfre , & ce poids
retarde le mouvement rapide des es-
rits

Nous remarquerons encore que ce qui peut fixer les esprits, est un sel fixe coagulant en trop grande quantité & pesant avec la partie terrestre ; & enfin que ce qui peut dissoudre leur tissure, doit être le même sel fixe agité par la partie sulfurée, qui est émuë par la chaleur des corps ; tellement que tout ce qui sera doüé d'un soulfre gras,& tenace, propre pour lier les esprits animaux ; & d'un sel fixe associé avec la terre,qui fasse la fonction des poids attachés à quelque chose de mobile pour arrêter son mouvement, doit être narcotique. Et c'est ce que l'on trouvera probable par la raison , & par l'experience.

Je sçay bien qu'on me pourra demander , comment il est possible que les esprits animaux , qui sont d'une vigueur inconcevable , qui remuent les membres de l'animal avec tant de force , qu'ils sont les premiers organes pour lever des puissans fardeaux , qu'ils poussent , attirent , & entrainent des lourdes masses par le moyen des muscles , soient arrêtes,&

fixés par un remede qui ne pese que trois ou quatre grains : comme si l'on vouloit faire croire qu'un cheval fougueux, seroit arrêté par une petite valise fort legere qu'on auroit attaché à sa croupe.

Cette objection paroit d'abord faire un grand embarras : mais je pense qu'on y peut justement répondre par les raisons suivantes.

Je crois qu'il est probable que les esprits agissent dans le corps mecaniquement à la maniere des machines qu'on fait pour élever des grands fardeaux, dans lesquels il y a une multiplication de pieces mouvantes, par le moyen desquelles la force s'augmente en telle maniere qu'un petit enfant pourroit élever une masse d'une extrême pesanteur, sans faire aucune force que de sa main. Il est bien vrai cependant qu'il ne faudroit pas une grande force, pour arrêter la main de l'enfant qui remue la premiere piece mobile de la machine, laquelle étant arrêtée, toute l'action de la machine cesse : il en est de méme apparemment à l'égard des esprits.

Ils ne foulevent pas immediatement les membres; ils peuvent bien caufer un changement dans la fituation des parties qui compofent les nerfs; les nerfs font agir les fibres mufculeu-fes; ces parties remuent des plus grands organes; & enfin le mouve-ment fe fait fort, & puiffant. Mais cependant il eft probable que le pre-mier principe de ce mouvement, (à fçavoir les efprits) ne font pas d'une fi grande force que l'objection nous fait concevoir; & il ne faut pas beau-coup d'embarras pour les arrêter. Une preuve manifefte de leur petite vi-gueur, eft la paralyfie; qui eft pro-duite par une petite obftruction qui s'eft faite dans un filament de nerf par un peu de matiere craffe, telle-ment qu'on voit une paupiere paraliti-que; une bouche tortuë; un bras perclus. D'où vient donc (fi l'on pré-tend que les efprits animaux foient d'une fi grande vigueur) qu'il ne dé-bouchent pas les paffages obftruez, & ne mettent pas la caufe de l'obftruc-tion en pouffiere? Si cela eft vrai (com-me il y a bien de l'aparence) il n'eft pas merveille que les corpuscules qui se détachent du narcotique, & s'insinuent dans le siége des esprits animaux, les saisissent, & embarrassent de la sorte. On pourroit encore dire, s'il me semble, que les esprits animaux joints avec les corpuscules narcotiques, font des corps plus grands, qui ne peuvent passer librement dans les chemins ordinaires qui sont fort étroits, selon toute sorte de probabilité.

Revenons à l'operation du Narcotique, laquelle sera d'autant plus, ou moins grande, que la dose du remede le fera : car si l'on n'employe, par exemple, qu'un grain d'opium, il est évident que dans cette petite masse, il n'y aura qu'une certaine quantité de sel fixe, qui ne pouvant agir au delà de l'étenduë de ses forces, ne produira qu'un effet convenable ; de même qu'une chandelle allumée n'éclaire que pour une chandelle, & non pour deux : ainsi par cette dose mediocre d'opium une telle, & certaine quantité d'esprits animaux sera affectée doucement : mais si l'on employe quatre grains , au lieu d'un, attendu que les corpuscules narcoti-ques d'un grain , ont moderé l'agita-tion extraordinaire des esprits ; une dose de quatre grains les arrêtera , & les fixera tout-à-fait : en sorte qu'ils n'agiront plus ; & l'on voit par fois arriver des semblables succez en suite d'une dose d'opium, ou de laudanum, qui n'étoit pas proportionné à la quan-tité des esprits, restans aprés des gran-des exolutions. C'est pourquoi la mort s'en est ensuivie , & les malades ne se font plus reveillez de leur som-meil. C'est à quoi il faut bien pren-dre garde. Que si enfin on donne une dose d'opium encore plus grande , avant que les sels fixes ayent affecté les esprits pour le mouvement ; le soulfre les fait agir avec violence , en sorte que les sels s'apliquent sur les esprits comme les dissolvans sur les matieres dissolubles , & à la ma-niere des petits coins , ils en écartent les parties , les fendent , pour ainsi dire , en dissolvant leur tissure ; d'où fensuit des inquietudes, des agitations, des douleurs , des syncopes , des convulſions, &c. & la mort enfin. Et c'eſt ce que l'on a veu arriver à des perſonnes du Mêtier que ne prenoient pas aſſez bien garde à toutes les circonſtances qu'il faut obſerver : tellement qu'en des cas extraordinaires je conſeilleray toûjours aux Chirurgiens de ſe munir du ſecours de Meſſieurs les Medecins. Voilà, ce me ſemble, à peu prés la compoſition des Narcotiques : voyons maintenant comment ils apaiſent les douleurs.

Ayant déja ſupoſé que les douleurs ſont cauſées par la ſolution du continu dans les parties nerveuſes, & par l'agitation des eſprits animaux, il eſt évident que ſi l'on empêche cette diſſolution dans les parties ſenſibles, & l'agitation dans les eſprits, les douleurs doivent ceſſer. Nous avons expliqué auparavant comment les eſprits ſont arrêtez par les narcotiques, il faut maintenant examiner comment la diſſolution peut être empêchée. Elle ſe fait par le moyen de quelques cauſes inciſives, & aigues, telles que ſont les ſels acides, & tranchans dont le mouvement peut être arrêté de la

même maniere,& par le même moyen
que celui des esprits ; soit que les
narcotiques soient apliquez exterieurement sur la partie blessée qui soufre ; soit qu'ils y soient portez interieurement par le moyen du sang :
Et pour ce qui est de la division qui
se fait dans les parties sensibles , elle
doit cesser à mesure que l'agitation
des sels & des matieres incisives cesse-
ra ; & ne se devra point faire du tout
lors que les parties sulphureuses , &
glutineuses des narcotiques coleront
ensemble les petites fibres nerveuses
des parties ; & que les sels des mêmes
remedes se glisseront entre deux,& les
tiendront roides & fermes, en maniere qu'elles ne chanceleront plus aux
remuement des sels dolorifiques ; &
partant la douleur doit être calmée.
Si la douleur procede de l'abondance
des esprits soufflez vigoureusement &
en desordre , en sorte qu'ils s'entrechoquent, & qu'ils dilatent , & écartent ainsi les parties, & dissolvent par
consequent le continu , on la soula-
gera en empêchant que les esprits n'a-
bordent plus avec tant de rapidité , &

vers la partie blessée par le moyen des narcotiques qui produisent cét effet, ou en s'atachant aux esprits animaux, & les arrêtant, comme nous avons dit, ou étant portez par le sang à la substance corticale du cerveau, & de là dans la medullaire, par leurs parties sulfureuses, & tenaces; & par les terrestres, ils obstruent les pores, qui répondét aux emboucheures des nerfs, & suspendent ainsi l'influance tumultueuse des esprits; & pour lors ceux qui sont dans les parties n'étant plus agitez par des secousses nouvelles, y déviennent tranquilles, & s'y remuent doucement; d'où vient que la douleur s'apaise. On pourroit faire encore des belles reflexions sur cette matiere, mais ce seroit sortir de nôtre dessein.

Voici les principaux narcotiques, entre lesquels l'opium tient le premier rang. C'est le *suc* que l'on tire de la tête du pavot blanc, ou pour mieux dire, une gomme qui distile des incisions que l'on fait sur la tête des pavots. On assure pourtant que le pavot noir est plus energique: on en prépare un extrait qu'on apelle *laudanum*, remede aſſez connu par tout à cauſe du frequent uſage qu'on en fait en Medecine, dont on ſe ſert pour ſoulager les douleurs de quelque partie que ce ſoit, pour aſſoupir, pour moderer les alienations d'eſprit, & les fureurs. Il ne faut pas s'en ſervir exterieurement aux maladies des yeux, car il bleſſe la veuë; il hebette les ſens. Le ſuc des feüilles du pavot deſſeché, s'apelle *Mechonium*, il eſt plus malin qne l'opium; les feüilles du pavot, & même toute la plante pilée & mêlée dans les cataplâmes apaiſe les douleurs, & tempere les inflammations; il eſt bon aux playes enflammées & douloureuſes, petri avec l'oxycrat, ou avec du lait de femme, y ajoûtant un peu du ſaffran.

La *Mandragore* eſt froide au troiſiéme degré: le jus exprimé de ſa racine pilée, eſt employé pour adoucir les douleurs. Cette plante eſt narcotique. On ſe ſert de ſes feüilles dans les cataplâmes anodyns.

La *Iuſquiame* s'employe exterieurement; elle eſt bonne en toutes ſortes d'inflammations, & à toutes douleurs. On la peut mettre dans les cataplâmes anodyns.

La *Crgue* est extrémément froide, au raport de Galien par Matthiole ; les *feüilles* battuës & apliquées apaisent toutes les douleurs.

Le *Dorycnium*, suivant Galien, est aussi froid que le pavot & la mandragore ; il est narcotique pris en petite quantité, & poison en grande : tellement qu'il vaut mieux s'en abstenir pour l'interieur.

Il y a encore des compositions narcotiques, comme le *Philonium* que l'on donne interieurement; il apaise les violentes douleurs, provoque le sommeil, arrête les fluxions, & le crachement de sang, adoucit la toux : il produit ces effets par le moyen de l'opium, & de la jusquiame qui entrent dans sa composition. On le peut donner dépuis une scrupule jusques à demie drachme.

Les pilulles de *Cynoglosse*, dont la composition est aprochante du *Philonium*, dans laquelle la jusquiame & l'opium font employez, font bonnes aux mêmes besoins : on en donne la même dose.

On a encore pour l'exterieur *l'huile de la semence d'hieble*, elle apaise toutes les douleurs, particulierement celles des jointures.

L'huile de Pavot, de *Jusquiame*, & de *Mandragore* sont narcotiques. On en trouveroit encore d'autres, mais les susdits sufisent pour l'usage, & même le seul Opium est employé aujourd'hui & interieurement, & par déhors préferablement aux autres dont nous avons parlé.

CHAPITRE XIV.

Des Alexiteres.

CEs remedes ne sont employez que dans les occasions où il se rencontre de la malignité. C'est un terme tiré du Grec, qui vaut autant à dire qu'*Antidote*, ou *contre-venin*. Il faut parler de ceux-ci comme nous avons fait des precedans vulneraires. Mais examinons auparavant ce que c'est que la malignité.

Il arrive par fois qu'il y a de la malignité dans les playes. Elle peut être contractée ou par des causes externes, ou par des internes. Les externes sont ordinairement les instrumens qui font une playe, empoisonnez & venimeux, ou naturellement, ou par artifice; ceux-la font les dents, & les aiguillons des animaux venimeux; comme d'un chien enragé, des serpens, des araignées, la queuë des scorpions, & quantité d'autres. Les empoisonnez par artifice font les armes tranchantes, piquantes, les balles d'armes à feu, & autres choses offensives, qu'on peut infecter d'un venin, ou d'un poison qui se communique à la playe. La malignité provenant de l'interieur se peut faire ou de la masse du sang vicié, ou des humeurs corrompuës, ou des fermens dépravez, & rendus malins, ainsi qu'il arrive aux ulceres malins.

On a veu autrefois à Brinn Ville de Moravie, survenir aux scarifications des ventouses, des accidens de malignité extraordinaires, dont nous pourrons parler un jour.

Cette malignité n'est pas toûjours d'une même nature, elle est plus ou moins pernicieuse, selon la force des causes qui la produisent. Elle consiste toûjours dans le sang, ou dans les humeurs qui l'accompagnent quand elle est interne. Et quoi qu'elle soit côtractée par des instrumens offensifs, elle se communique pourtant de la playe au sang. On pourroit faire autant des differances de cette malignité que l'on pourroit conter des causes malignes, ou toxicales. Mais ce seroit dans un Traité des playes qu'il faudroit entrer dans ce détail, & expliquer toutes ces choses; il suffit maintenant de sçavoir en quoi consiste cette qualité maligne, ou cause materielle, & efficiente veneneuse, pour avoir une conncissance de la nature des remedes antidotaux externes, & internes.

Les Anciens divisoient les causes des dispositions malignes, en ocultes, & manifestes; ils tiroient l'origine de celles-ci, des qualités elementaires, & de celles là, des influences des Astres. Pour les poisons agissans par des qualités manifestes, ils les divisoient en froids, & chauds; ils mettoient les uns, & les autres dans le dernier degré de leur genre, comme chauds, ou froids au quatriéme degré. Mais comme plusieurs Chirurgiens ignorent ce que sont ces degrés de qualité chaude, & froide, humide, & seche, je vais l'expliquer. On apelle un remede chaud, ou froid, humide, & sec au premier degré, quand il opere obscurement, & ne produit pas un effet sensible : chaud, & froid, &c. au second, quand il produit un effet manifeste : au troisiéme quád il agit fortement: au quatriéme quand il opere avec tant de violence, qu'il détruit la nature; & pour lors on l'apelle poison, ou venin.

Expliquant ces choses par les principes Chymiques, on peut dire que la malignité consiste en trois choses; çavoir ou en une coagulation ; ou en une dissolution excéssive, & en tel degré, que les agents oposés ne peuvent produire leurs effets qu'avec grande difficulté, & même souvent en aucune façon ; c'est-à-dire qu'il se fait des coagulations si fortes, & si opiniâtres, que les dissolvans n'en viennent à

bout qu'avec bien de peine;& des diffolutions fi grandes , qu'à peine peut-
on coaguler ce qui a été diffous ; &
quelquefois elles éludent toutes les
forces des coagulants. Et en troifiéme lieu la malignité confifte en une
fynthefe ou compofition; & c'eft lors
qu'il fe fait des combinaifons fi extraordinaires des principes du fang, &
fi opofées aux difpofitions naturelles,
qu'il n'en refulte que des effets tout-
à-fait étranges. Pour bien comprendre
ceci , il faut fçavoir ce que c'eft que
Coagulation, Diffolution, & Compofition, telle que nous venons de dire.

La Coagulation, eft un effet par lequel les chofes molles , & liquides
perdent leur fluidité , & moleffe ; &
déviennent confiftantes , & folides. La
Solution , ou diffolution, au contraire , eft une defunion des chofes auparavant conjointes , & incorporées. Il
faut remarquer pour l'éclairciffement
de ceci, qu'il fe fait dans le corps de
l'animal les mêmes chofes que dans la
nature exterieure : que nos corps ne
fe forment , ne fe maintienent, & ne
font détruits d'une autre maniere que

les autres compofez. Et c'eft auffi par
ces raifons que l'on apelle le corps de
l'homme, *Microcofme*, ou petit monde : ainfi pour fçavoir ce qui fe fait
dans nous , il faut avoir connoiffance
de ce qui fe fait phyfiquement hors de
nous.

La nature commence toutes fes productions en affemblant , ou en fepa-
rant , & defuniffant. Lors qu'elle af-
femble , elle coagule; lors qu'elle fepare, & defunit , elle diffout. La coagulation fe fait premierement par exhalation de l'humidité du corps coagulable. Secondement par coction, ou
fermentation incraffante. Troifiémement par congelation. Quatriémement par fixation. J'explique toutes
ces efpeces.

L'exhalation, fe fait par diffipation
de l'humidité qui tenoit auparavant
les parties écartées les unes des autres,
& en fluidité : par exemple , fi l'on a
diffous du fel dans de l'eau , en faifant évaporer toute cette eau , le fel fe
coagulera en criftaux.

Par coction lors que par la chaleur,
les matieres coagulables s'épaiffiffent

davantage & se coagulent , comme il arrive du blanc d'œuf sur le feu, de la farine détrempée avec de l'eau , & boüillie , &c.

Par congelation , comme on voit des sels lixivieux qui se crystalisent au froid dans l'humidité,où ils étoient dissous auparavant ; & par fixation , ainsi qu'il arrive dans l'eau glacée. Dans le Mercure qu'on fixe par le moyen de l'odeur des metaux , ou des mineraux. On voit des operations naturelles dans nous toutes semblables , lors qu'il s'y fait des coagulations par lesquelles on explique & les effets contre nature , & ceux qui sont selon l'état naturel.

La Coagulation par évaporation se peut faire dans le sang qui est composé de beaucoup d'esprits , beaucoup d'eau , d'une mediocre quantité des sels & de soulfre , & d'un peu de terre ; si par un travail , & un exercice extraordinaire , sa partie aqueuse se dissipe , les autres principes restants encore dans leur symmetrie , & proportion ; le sang s'épaissira ; car le sel , & la terre n'étant plus ſi écartées s'aprochent & ſaiſiſſent les eſprits, & les ſoulfres qui étant aglutinés avec le ſel & la terre ne ſont plus ſi mobiles, tellement que la partie qui donnoit la fluidité au ſang, & celles qui y étoient en mouvement,& remuoient les autres, étant embarraſſées le ſang en eſt coagulé par ce moyen.

La Coagulation par coction, ſe fait encore d'une maniere aprochante de celle ci : mais il y a cela de particulier, que la partie liquide du ſang étant doublé, une aqueuſe, l'autre lymphatique : Celle-ci ne s'évapore pas comme l'autre, mais par la chaleur elle ſe condenſe en une matiere gelatineuſe, ainſi que nous remarquons ſouvent dans le ſang tiré de la véine, à la ſuperficie duquel ont voit une Coagulation blanchâtre,ou d'autre couleur qui a paſſé long-tems parmi les Medecins pour putrefaction.Si bien que lors que les parties pliantes & glutineuſes de cette lymphe, ſont entrelaſſées, en ſorte qu'elles ſe lient les unes avec les autres par l'agitation, & le froiſſement des ſoulfres,

qui font la chaleur ; elle s'épaiſſit, &
& ſe coagule , & toute la maſſe du
ſang eſt d'une égale conſiſtance , &
d'une même couleur ſi les globules ,
ou la partie rouge ſe trouve embarraſ-
ſée dans l'entrelaſſement de ces parties
lymphatiques. Voila comment la coagulation du ſang ſe fait par coction ,
ou ébullition.

La troiſiéme eſpece ſe fait par la
cryſtaliſation des ſels,& la congelatió
des parties fixes.Pour comprendre cette eſpece , il faut ſçavoir comment les
ſels ſe congelent & ſe cryſtaliſent dans
leur menſtrue au froid. Donnons un
exemple des ſels lixivieux , ou du
nitre, pour inſtruire les Chirurgiens,
qui ne ſçavent pas les Operations d
Chymie. Suppoſons donc qu'une cer
taine quantité de nitre , ou d'autre ſe
ſoit diſſoute dans de l'eau plus qu'i
n'en faut , pour faire que ce nitre
ou ces ſels ſe cryſtaliſent , il faut fai
re évaporer une partie de l'eau ſur l
feu juſques à ce qu'il aparoiſſe un
ſubtile croûte ſur la ſuperficie de l'ea
comme une toile d'araignée , & pou

lors on met le vaisseau dans un lieu frais, & les crystaux du sel qui y est dissout se forment tout à l'entour du vaisseau, & se coagulent par congelation. La même chose peut se faire dans le sang si la quantité du principe aquatique se diminuë, & que les esprits, & les soulfres ayent moins d'agitation qu'il ne faut ; pour lors la chaleur étant foible, les particules salines s'aprochent, s'assemblent & forment des crystaux imperceptibles dans la masse du sang, qui sont toûjours incorporez avec quelques parties terrestres ; & les soulfres se trouvent embarrassez avec les sels crystalisés ; tellement que la masse du sang est épaissie, & coagulée par cette disette d'humidité.

La quatriéme espece de Coagulation est la fixation qui se fait ou en ôtant la fluidité à une matiere coulante, ou en arrêtant les parties mobiles, ou en précipitant, & appesantissant les parties volatiles ; & ce sont aussi ces effets qui arrivent dans le sang.

La fluidité d'une substance liquide

se perd ou par l'entrelassement , & la
liaison de ses parties si elles sont tenaces ; ou par le mélange de quelque
matiére fixe , telle qu'est le sel & la
terre , s'incorporans avec la partie
aqueuse, ou lymphatique : les parties
mobiles s'arrêtent , si elles sont cantonnées dans des cellules , & des pores , où elles n'ayent pas de la place
pour se mouvoir ; si elles s'unissent
à des parties immobiles qui les tiennent fermes comme des poids ausquels
elles seroient attachées. Les parties
volatiles sont precipitées en les pénétrant avec des parties salines , fixes, &
pesantes , & ébranlent en même tems
la tissure du sang. Voilà toutes les especes de Coagulations qui se peuvent
faire par les sels; car les acides peuven
agiter & remuer en tant de manier
les parties pliantes , & glutineuses d
la lymphe , qu'elles s'embarrassent
Ils peuvent encore remuer les sels si
xes, & la partie terrestre pour ne fai
re qu'un mêlange , avec la parti
aqueuse , laquelle sera d'autant plu
tenace , que les soulfres s'y joindro
en quantité. Les sels acides , ou a

calis du sang peuvent encore s'unir aux parties mobiles, sçavoir aux esprits, & aux soulfres, & les contraindre dans leurs mouvemens, & les chasser dans les pores, & l'entredeux des autres particules. Enfin les sels fixes penetrent les autres parties, où ils s'envelopent & s'entrelassent, avec elles, en sorte qu'elles ne font ensemble qu'un corps pesant, qui s'affaisse, comme l'on verroit tomber par terre deux luiteurs, apres s'être fortement, & étroitement saisis par les bras au milieu du corps. Voilà les especes, & la façon mecanique des Coagulations, qui se font dans le sang.

Les principes ou les causes de la Dissolution sont l'humidité & la chaleur; ou l'eau, & le feu. L'eau en écartant les parties, & desunissant leur tissure, les met en liberté de leurs mouvemens, qui ne se font plus avec ordre; & ainsi le sujet se dissout. Le feu, ou le soulfre trop actif écarte tout avec rapidité, & met chaque partie en confusion, d'où procede encore la dissolution des corps : si bien que lors que dans nous l'humidité

regne avec trop d'empire , les principes du sang se desunissent , s'écartent , le sel se dissout avec l'eau , les
esprits & les soulfres s'envolent , &
si ces derniers entraînent quelques
sels volatilisez avec eux , la dissolution se fait avec puanteur , & c'est
pourquoi , nous sentons des puan-
teurs cadavereuses auprés de certains
malades , qui sont d'une tres-mauvai-
se marque.

La chaleur, est la seconde maniere,
par laquelle les dissolutions arrivent
dans nous : car elle cause une exaltation des principes actifs , tellement
que les esprits & les soulfres étant dé-
barrasez des sels fixes,& des deux autres , ils s'évaporent , & les restants
demeurent sans liaison.

Il faut considerer la dissolution, &
la coagulation dans trois états differans , chacun desquels a encore une
grande étenduë. Le premier est lors
que l'un ou l'autre commencent à se
faire ; & c'est une disposition au mal,
qui peut être plus ou moins grande ,
selon que la coagulation, ou la dissolution se fera avec des grands , ou

des moindres commencemens : j'entens qu'il y aura plus de parties dif-
posées à l'une ou à l'autre, dans ce
tems-là ; & pour lors les principes
commencent à prendre d'autres arran-
gemens, & des nouvelles combinaisons. Le second est lors que la dissolution, ou la coagulation se fait en
partie, c'est-à-dire que les principes
ont pris un arrangement different de
celui qu'ils avoient auparavant, &
sont disposez d'une autre maniere ;
mais pourtant ils conservent encore
une liaison, & un enchainement,
qui les retient, & les empêche de
tomber dans un entier desordre ; &
c'est ce que l'on apelle putrefaction,
ou pourriture dans un sens étendu :
ce degré est encore reparable ; & les
parties peuvent reprendre leur premiere situation, & aspects qu'elles
avoient auparavant. Le troisiéme état
est celui, dans lequel les parties aprés
avoir souffert un bouleversement à
l'égard de leur situation, & voisina-
ge, viennent encore à être separées
les uns des autres, & la tissure du
composé est entierement détruite ;

pour lors ce dernier état eſt encore de deux ſortes. Le premier eſt , ou quand tous les principes enſemble ſont ébranlez , & commencent à ſe deſunir ; ou quand un ſeul ſe détache des autres ; & le ſecond eſt quand la deſunion univerſelle , eſt plus qu'à moitié faite , ou preſque entierement. Il eſt difficile de remedier à la premiere de ces deux diſpoſitions ; & c'eſt le veritable état de malignité : il eſt impoſſible de rétablir la derniere ; car c'eſt la deſtruction entiere du ſujet ; & ce que l'on doit apeller veritablement corruption dans un ſens propre , & étroitement pris. Par ce ſyſteme on peut voir, que lors que la coagulation , ou la diſſolution ne ſont pas arrivées à ce dernier degré , elles peuvent être rétablies , ou par les remedes ou par la nature. Mais que le dernier degré , n'eſt plus au pouvoir ni de la nature , ni du Medecin. Ceci ſe doit entendre ſeulement des maladies ſimilaires , & non des organiques.

Les trois principes actifs , étant les principaux reſſorts de ces effets ; il en faut confiderer l'acrochement qui s'en fait, leur difcorde, & leur improportion, qui font le commencement de la deftruction du fujet par la diffolution, parce que l'harmonie, & la liaifon des principes vient en decadence. Par exemple, fi les efprits, & les foulfres fe combinent en fi grande quantité, & d'une telle union qu'ils ne fe puiffent pas féparer, leur mouvement fera tellement augmenté, que les autres principes en feront ébranlez, leur arrangement troublé, & leur liaifon diffoute; fi bien que ce defordre arrivant dans le fang, ou dans les parties folides, la tiffure en fera pervertie, & même en voye d'une ruine irreparable. Et ce fera pourlors un état d'inflammation fi grande, que rien ne pourra la temperer, & l'on aura raifon d'apeller ces intemperies excedantes, des intemperies malignes. Certaines fiévres ardentes malignes font comprifes fous cette efpece, aufquelles les cardiaques fulfureux nuifent grandement, & augmentent le mal, au lieu de le corriger; & c'eft ce que l'on voit arriver quelquefois

à des perſonnes peu éclairées , qui ne
ſavent pas examiner les choſes , qui
employent de cordiaux qui échauffent , au lieu qu'on devroit ſe ſervir
de rafraîchiſſans : Si cette Combinaiſon des ſoulfres , & des eſprits , n'eſt
pas ſi grande , par deſſus les autres
parties , ni ſi ſerrée qu'ils ſe puiſſent
écarter en quelque maniere , pour
lors les remedes choiſis pour cét effet,
les débarraſſent les uns des autres ,
leur vehemence diminuë ; & le mal
s'appaiſe , ou bien à force de ſe ſe-
couër , & s'entrechoquer, ils ſe qui-
tent enfin ; ſoit que les uns cedent
aux autres ; ſoit qu'ils reprenent chacun leur premier état ; ſoit qu'il y ait
du changement entre eux. De même ſi
les ſels fixes ſe joignent avec les ſoulfres , ou avec les eſprits par l'entremiſe des ſoulfres , ils ſe volatiliſent,
& ſuivent la rapidité de ces corpuſcules impetueux , & ſe fait une diſſolution du ſang ou du ſujet , laquelle
doit être apellée maligne , ſi elle eſt
ſi grande , qui rien ne la puiſſe rétablir. Si les ſels fixes ſortent de leurs
poſtes , & ſecoüent le joug , & la liai-

son des soulfres , & des esprits , ils
viendront dans l'état ou de flueur,
par lequel le sujet devient acide ; ou
de fusion , & c'est la corruption & la
destruction de la chose ; & le principe d'une autre génération. Tellement
que l'exaltation extraordinaire des esprits , & des soulfres ; leur combinaison multipliée ; & la fusion des
sels , sont les causes de la dissolution,
& la fluidité des sels par laquelle l'esprit acide s'exalte , & la cause de la
coagulation des sujets qu'il pénétre.
Et si ces coagulations sont si fortes ,
que les dissolvans ne puissent pas les
empêcher, ou les dissoudre, pour lors
elles seront malignes. C'est ainsi que
l'on peut expliquer certaines fiévres
malignes , & fort differantes ; car
dans les unes , on ne voit que des
coagulations , qui sont par fois si
grandes , que la partie coagulable
perd entierement sa fluidité , & se fige
tout d'un coup dans les vaisseaux ;
d'où il arrive une mort impreveuë ,
& prompte. Dans des semblables éve-
nemens , il y a aparence qu'il se fait
de telles coagulations ; & en effet on

les voit dans le fang tiré par la veine,
qui fe fige dans les poëlettes aſſez fo-
lidement, & dans bien moins de tems,
que lors que ces diſpoſitions coagu-
latives, ne s'y rencontrent pas. Le
pouls dans ces fiévres eſt lent, peu
frequent, nonobſtant la preſſante neceſſité d'une plus promte circulation ;
les malades reſſentent des peſanteurs,
des abatemens, des laſſitudes, & des
douleurs extraordinaires par tout le
corps, à cauſe de l'épaiſſiſſement, & de
la viſcoſité du ſang, chargé d'acides
piquans ; ils ſouffrent une difficulté
de reſpirer, & la reſpiration eſt courte & frequente, qui ne répond aucunement ni à la mediocre frequence,
ni à la lenteur du pouls, à cauſe du
trop long ſéjour du ſang dans les poûmons ; parce qu'il ne peut pas être
ſuffiſamment rarefié : C'eſt pourquoi
il ne fait ſon trajet dans la ſubſtance
de ce viſcere qu'avec bien de la peine, empêchant ſa diaſtole, & par ſa
viſcoſité, & par ſa peſanteur. Les
fonctions animales ſont toutes perver-
ties ; & l'on trouve aprés la mort de
ces malades, quantité de polypes tant

dans les ventricules du cœur que dans les vaisseaux qui contiennent le sang, particulierement dans les troncs de l'aorte qui font cause du pouls inégal, & intermittent & dans les sinus, & les vaisseaux de la dure-mere.

Il y a des fiévres malignes d'une autre nature, qui procedent d'une dissolution. La chaleur de celles-ci est plus acre, que la chaleur des precedantes; à cause que dans celles-là les soulfres font liez, & comme étouffez; dans celles-ci ils font débarrassez, exaltez, & vagabonds, s'amassent plusieurs corpuscules en troupe, d'où vient la grande chaleur, & mordicante; la soif y est grande, les inquietudes, & les agitations importunes, à cause que les soulfres & les esprits ne se meuvent que par des secousses irrégulieres, & suivant l'impulsion, & le choc qu'ils font avec les sels volatilisez. Les ypothymies & les syncopes y font frequentes, parce que les esprits ne font plus harmoniquement unis dans le sang; ils s'exhalent, & manquent de tems en tems au cœur, qui en doit être toûjours bien

fourni. Les délires procedent du déréglement des efprits. Les mouvemens
convulfifs, & les tremouffemens des
nerfs, & des tendons font excitez par
l'acidité des fels en flueur, incorporez avec les foulfres, & par un efprit
de fel acre volatilifé, picotant les
parties nerveufes. Les diarrhées des
matieres puantes, & extrémément cor-
rompues. Les flux dyfenteriques, hépatiques, & celiaques ; les hémorragies par le nez, par les vienes hémor-
roidales, & par la vulve aux femmes,
font des marques de cette diffolution,
& le fang même que l'on tire de la
veine ne fe coagule point ; mais il
refte toûjours liquide, & tous ceux
qui ont été atteints de cette efpece de
fiévre maligne, en qui l'on a remarqué cette diffolution de fang, tiré
par la faignée, font morts, & aucun
remede ne leur a jamais profité. Mais
il faut prendre garde à ne pas faire
un jugement ridicule fur cette fluidité du fang, qui fe voit quelquefois,
fans que la fiévre foit maligne: Et
cela arrive, fi aprés que le fang eft
tiré dans la poëlete, on fecoüe, &

l'on ébranle le sang quand il commence à se figer, car pour lors on rompt la liaison, & il reste fluide, tellement qu'il faut prendre garde que le sang ne soit point remué aprés qu'il est tiré de la veine, afin qu'on ne se trompe pas en Novice.

On pourra m'objecter ici, que comme en expliquant la supuration, j'ay avancé que le pus se fait par la dissolution d'une matiere, qui avoit auparavant été coagulée, sans qu'on puisse dire qu'il y aye de la malignité. Mais cette objection est resoluë par ce que j'ay déja dit, qu'il y a des degrés de dissolution, & de coagulation qui sont seulement alteratifs, qu'on apelle putredinaux improprement; (car la pourriture proprement dite, est la corruption, comme j'ay déja expliqué,) qui ne sont autre chose que la destruction entiere du composé, qui ne se peut rétablir en aucune maniere, suivant l'axiome que j'ay raporté ailleurs, qui est, qu'une chose, ne peut plus devenir une seconde fois ce qu'elle étoit auparavant, aprés avoir été entierement dêtruite : & en ce cas , la pourriture eſt du genre de la derniere malignité : Et en effet il n'y a pas une plus grande malignité que la corru-ption du ſujet , & ainſi la diſſolution de la matiere coagulée , qui doit être changée en pus , n'eſt , à proprement parler , ni pourriture , ni malignité, mais ſeulement une alteration , & un changement de quelques accidens de la matiere ; & la diſſolution qui s'en fait , n'eſt que partielle , & non tota-le ; c'eſt-à-dire que les parties qui compoſent la matiere ſupurable , ne ſe deſuniſſent pas entierement , mais elles ſe relâchent ; & par cette laxa-tion , elles prennent d'autres ſitua-tions differentes , & s'ajuſtent d'une autre maniere , ſans que pourtant la matiere ſouffre une entiere diſſolu-tion. Que ſi l'on trouve que l'expli-cation que j'ay donnée de la forma-tion du pus , eſt exprimée par des ter-mes qui ſignifient autant que ceux dont je me ſers pour expliquer la ma-lignité : je declare pourtant, que par l'étiologie de la malignité , je com-prens ce qui ne ſe doit pas entendre

par l'explication de la formation du
pus. En un mot j'entens expliquer un
degré plus grand de diſſolution.

On pourra me dire encore que la
malignité eſt contagieuſe, & la pourriture ne l'eſt pas. Je réponds à cela
que la malignité eſt contagieuſe,
quand les expirations qui ſe font du
ſujet affecté , ont la force d'exciter
une pareille diſpoſition dans un autre
ſujet qui les reçoit ; & cette force
vient d'une combinaiſon des parties
ſulfurées & ſalines, & volatiles , extrémément actives, aigues , & viſqueuſes, qui ſe ſeparét du ſujet malin,
& adherent fortement aux autres
qu'ils infectent. Et en ce cas la communication du vice ſe fait , mais les
emiſſions des matieres qu'on apelle
putredinales abuſivement , ne ſont
pas de cette force ; auſſi la diſſolution
n'eſt pas ſi grande que celle qu'on
apelle malignité. La coagulation &
la diſſolution ſe fait auſſi bien , dans
les parties ſolides du corps , que dans
le ſang , j'entens dans les humeurs,&
les ſucs qui ſont contenus dans les
parties ; & dans certains cas auſſi , la

fubftance folide fouffre de femblables changemens , comme nous montrerons dans d'autres Traités des Tumeurs & des Ulceres , fuivant les nouveaux principes , n'étant pas ici le lieu d'en écrire.

On dira peut-être que les acides, que j'ai mis pour principes de la coagulation , font encores diffolvans; car bien loin de coaguler , ils corrodent , & diffolvent. Je répons à cela que je n'empêche pas que les fels ne foient des diffolvans lors qu'ils font trop aigus , & trop penetrans, qu'ils font agités d'un mouvement extraordinaire ; en ce cas leurs pointes , & leurs angles affilez heurtans impetueufement contre les parties diffolubles, ils les féparent , & produifent à cela prez , ce que les autres principes de diffolution , ont accoûtumé de faire ; & ce n'eft pas un grand inconvenient dans la nature , quand un même agent produit des effets oppofés , fuivant la maniere dont il affecte les corps , ou fuivant la difpofition des fujets qui reçoivent fon action. Par exemple , le feu en hyver n

échauffe bien agréablement, & nous
en recevons du plaisir, & du bien, si
nous ne nous en approchons qu'autant
qu'il faut, afin que les parties n'excitér
en nous qu'un chatoüillement ; mais
si nous nous en aprochons trop, nous
ne ressentons plus ce doux chatoüillement , & cette révivification agréable de nôtre chaleur , & de nos esprits : mais bien de la cuisson , de la
douleur & une acreté violente, bien
differenrente du premier effet. Nous
avons expliqué deux des moyens par
lesquels la malignité est produite, il
reste encore à voir le troisiéme , qui
est la synthese, ou composition.

Cette qualité maligne peut consister encore en une tissure particuliere
des principes , ou combinaison , par
-laquelle leur figure, leur mouvement,
& leur grosseur sont tellement changées , qu'ils ne peuvent convenir en
aucune maniere avec les dispositions
naturelles ; & de cette façon il se fait
des sels combinez de toutes les manieres , dont les figures, ne se peuvent aucunement adapter aux porbs
du sang & des visceres ; dont les

mouvemens feront changés , & déréglés , & par cette agitation, comme
par leurs figures extraordinaires , ils
ébranleront les autres corpuscules ;
cauferont des fituations, & des arran-
gemens contre l'ordre naturel ; &
formeront ainfi des pores d'une autre
capacité , & d'une autre configuration,qui ne conviendra du tout point
à la tiffure naturelle du fang , & des
humeurs loüables : les efprits s'en-
fuïront , ou prendont des routes in-
connues ; & feront conduits dans des
endroits , où ils ne produiront aucun
effet pour l'œconomie naturelle ;'d'où
il procedera des effets , & des fymptomes furprenans , & que l'on n'aura
peut-être jamais veu , fi des pareilles
combinaifons , & des femblables
mouvemens ne font jamais arrivés; &
de cette maniere ils pourront former
encore d'autres combinaifons extraordinaires des corpufcules , foit dans
le genre des foulfres , foit dans le
genre des efprits , qui produiront encore des effets qui donneront de l'ad-
miration : dequoi les habiles Medecins pourront juger par l'examen des

ſymptomes qu'ils remarqueront, & pourront diſcerner en quelle eſpece de corpuſcules conſiſte la malignité, & de quelles copulations ces tiſſures ſont faites. Les plus frequentes & les plus dãgereuſes, ſont celles qui ſe font des acides avec les ſoulfres , leſquelles ſeront d'autant plus malignes que les acides ſeront aigus , & qu'ils auront des angles plus affilés & plus tranchans , leſquels étant combinés avec des ſoulfres extrémément violans, & impetueux, ils ſont emportés avec rapidité, & comme des couteaux bien aiguiſés , agitez par un bras vigoureux , coupent ; tranchent , percent , & mettent en pieces , tout ce qu'ils trouvent. Ces combinaiſons peuvent être apellées arſenicales, à cauſe du raport que leurs effets ont avec ceux que l'arſenic produit, quand il a été avalé. Il s'en peut faire de pareilles avec les eſprits ; mais en ce cas la chaleur n'eſt pas ſi violente, quoi que la diſſolution puiſſe être auſſi grande , & les alienations d'eſprits ſont plus extraordinaires. J'expliquerois ceci plus au long , mais il

'eſt

n'eſt pas tems d'en dire davantage.

J'ay fait cette digreſſion ſur les fiévres pour donner une plus claire intelligence du ſujet que je viens de traiter. Et quoi que cette matiere n'apartienne pas à mon deſſein, ce que je viens d'en dire ne ſçauroit que profiter aux Chirurgiens, qui ne ſeront peut-être pas fâchez d'avoir pris la peine de lire ces éclairciſſemens.

On peut reduire à la Coagulation, à la Diſſolution, & à la Compoſition, ou combinaiſon, l'effet de toutes ſortes de poiſons & de venins des animaux,& autres qualitez malignes, ſans avoir recours à des cauſes ocultes, & aſtrales; nous tenant dans les bornes de la Phyſique connuë, & qui eſt en uſage pour la Medecine.

Apliquons maintenant ce que nous avons dit au ſujet des playes. La malignité qui ſurvient aux bleſſures par une cauſe externe, n'eſt pas differente, en nature de celle qui ſe forme interieurement: car les venins des animaux, & les poiſons des vegetaux & des mineraux coagulent, & diſſolvent; ils ſont compoſés de ſels, de

soulfres , & de combinaisons mali-
gnes.Il n'est pas besoin d'un long discours pour prouver ce que j'avance.
On n'a qu'à se dôner la peine de faire
des experiences sur des matieres coagulables,comme sur le sang, le lait,la
lymphe , le blanc d'œuf, &c. y mêlant les venins des animaux , les sucs
des plantes toxicales, leurs sels, leurs
soulfres , leurs esprits , les mineraux
en poudre ; & on verra des coagulations, & des solutions de plusieurs
degrés , & de differente espece. La
couleur , la consistance , l'odeur , la
saveur même , si l'on a la curiosité de
l'experimenter avec précaution , feront remarquer toutes les particularitez qui s'y rencontrét. Ces experiences mêmes ne seroient pas à negliger,
elles donneroient bien des lumieres à
ceux qui voudroient s'occuper à penetrer ces secrets : Et quoi que l'accident de la malignité des blessures
soit peu frequent;& que nous soyons
dans un païs où l'on ne met pas tant
de malice en usage contre les ennemis.
Il peut pourtant quelquefois arriver ,
& même quand ce ne seroit qu'à l'oc-

cafion des morfures , & des piqueures
des animaux , on ne peut jamais avoir
trop de connoiſſance de ces choſes.

On pourroit me faire ici une queſtion aſſez curieuſe ſur cette matiere;
ſçavoir, comment il ſe peut faire qu'un
peu de venin , faſſe un ſi grand ravage dans le corps , & comment il eſt
poſſible qu'une ſi petite quantité de
matiere venimeuſe , ne ſe perde pas
dans les chairs , ou dans le ſang, ſans
y produire aucun effet , étant diſper-
ſée, deſunie , & comme noyée dans
la maſſe des humeurs. Je répons à cela,
que la choſe eſt veritablement admirable : mais on n'aura pas de la peine
à la concevoir , ſi l'on fait réflexion,
que toutes les choſes naturelles ſont
compoſées de mêmes principes materiels , & ainſi le nuiſible & le ſalu-
taire ſont dans un même ſujet. Il n'y
a que leur diverſe proportion,& leurs
differentes combinaiſons, qui les rende ou malfaiſans ou profitables. Ainſi
une bonne choſe peut devenir mau-
vaiſe ſi les parties qui la compoſent ,
changent d'arrangement , de figure ,
de mouvement , & de groſſeur , par

l'assemblage de quelques autres , & que les dispositions susdites ne s'accordent pas avec les conditions naturelles. De même il ne sera pas surprenant , si une tres-petite quantité de venin du scorpion, jetté dans la piqueure , causant un changement dans le sang contenu dans la partie , pervertissant la tissure & l'arrangement de ses parties, faisant des coagulations ou des dissolutions , ou des combinaisons malignes; ce changement se communique successivement d'une portion à l'autre , & le sang devient enfin tout alteré. Et comme la Coagulation , la Dissolution , & la Synthese se font des mêmes parties qui composent le sujet, il n'est pas difficile de concevoir que si ces parties sont remuées par un agent contraire, qui les agite , les bouleverse , les fasse acrocher d'une autre maniere, ou les desunisse, ces parties étant en même action & de même force que les premieres , qui ont commencé le desordre, disposeront leurs voisines de même façon , & les metront au même état; celles-ci feront le même à l'égard des autres ;

& ainsi successivement toute la masse du sang subira cette metamorphose. J'explique la chose par un exemple familier. N'est-il pas vrai que tous les corpuscules de feu d'un grand incendie d'une maison, d'une ville, ou d'une forest, ne sont pas contenus dans une étincelle que l'on tire d'une pierre, avec un tire-feu; & que cette étincelle n'est composée que de quelques atomes ignées qui se sont joints ensemble, en se débarrassant du corps de la pierre, par le choc de l'acier : Cependant cette bluette tombant sur la mêche, l'alume, fait la même chose sur la paille, les serments, le bois sec; & enfin d'une petite étincelle, il s'en fait un grand embrasement. Et voici de quelle maniere les corpuscules ignées qui étoient emprisonnez dans la pierre, ayant été débarrassés, & mis en liberté par le coup du tire-feu, sont tombés sur la mêche, en même tems ils l'ont penetrée, ont ouvert sa tissure, écarté ses parties, & ont mis en action les corpuscules ignées, qui s'y sont rencontrés. Ceux de la mêche ont fait la même chose à l'égard des autres corpuscules ignées, contenus dans les sujets combusti-bles. Il n'y a pas aparance qu'on doi-ve douter que ces corpuscules du feu ne soient effectivement contenus dans les sujets propres pour brûler : car ceux qui n'en contiennent que tres-peu , ou qui en ont , mais tellement embarrassés dans le reste de la matie-re , qu'ils ne s'en peuvent séparer, & venir au jour, ne sçauroient brûler , comme les metaux , les pierres,& par-ticulierement la pierre *Amianthus*,ou *Talek* , dont les Anciens Romains faisoient de la toile pour enveloper les corps des defunts, afin de les brû-ler pour en conserver les cendres. La poudre à canon sera encore d'un autre exemple pour éclaircir cette question , laquelle ne s'enflame point tant que le feu ne la touche pas ; ce-pendant il est indubitable qu'elle est toute de feu.Mais ce feu ne paroit au-cunement, & ne produit aucun effet, s'il n'est dévelopé , & mis en action par un autre feu : Et l'on comprendra tres-bien la production de la maligni-té, par l'exemple de la poudre, si l'on s'imagine une longue trainée de poudre, à laquelle on met le feu par un bout ; le feu se communique successivement jusques à l'autre bout de la maniere que nous avons dit, à sçavoir que les premiers corpuscules ignées étant débarrassez par l'action d'une mêche allumée , debarrassent successivement les autres, & font voir du feu par tout. Il en est de même des venins & de la malignité, dont les semences & la matiere sont dans nous, & ne se manifestent que lors qu'un agent ou interieur, ou exterieur commence à en déveloper quelques atomes ; & cette production se continue successivement comme la production du feu dans le bois, ou dans la poudre. Que si l'on a de la peine à croire l'actualité de ces venins dans nos corps ; on n'a qu'à faire un peu de réflexion sur la petite verole des enfans ; dont tout le monde en aporte la cause materielle du ventre de la mere en naissant. Cependant ces fermens demeurent paisiblement dans nôtre sang , & dans nos parties , sans nous donner la moindre incommodité du monde pendant plusieurs années, & jusques à ce qu'ils soient mis en mouvement, ou par les dispositions de l'air, ou par contagion. Toute la Medecine est d'acord de cette opinion.

Apres ce que nous venons de dire, & par des réflexions que nous allons faire sur ces principes, nous tacherons de connoître quelle est la nature des remedes qui empêchent, & qui rétablissent les desordres procedans des Dissolutions, des Syntheses, & des Coagulations.

Les remedes antidotaux, ou alexiteres doivent être d'une nature oposée à l'espece de la malignité; tellement que la malignité êtant par Coagulation, les remedes doivent être dissolvans : & ils doivent être coagulans, si le vice procede de dissolution. Les dissolvans, & les coagulans sont composées des principes de même genre ; à sçavoir des sels; mais avec cette difference, que les Alcalis sont dissolvans & les Acides coagulans, si bien que les alexiteres propres à la Coagulation doivent être Alcalis volatiles, plûtôt que fixes; car il faut qu'ils soient tres-mobiles. Et parce que la Synthese, ou combinaison est une espece de Coagulation; & que les corpuscules des sels dévienent malins par l'association de quelques autres, qui font avec eux des figures, & des grosseurs contraires aux naturelles, & qu'ils ont des mouvemens, qui ne peuvent aucunement convenir avec les autres, il faut desunir ces assemblages. Ce qui se doit faire par les dissolvans. Mais lors que la malignité procede de dissolution, il faut que les remedes qu'on lui aproprie, soient coagulans : tellement que les alexiteires de cette classe doivent être acides. Il faut nôter, comme nous avons dit ailleurs, que l'Acide n'est pas toûjours manifeste par le goût, de même l'Alcali n'est pas toûjours acre, piquant, ni amer &c. Mais par fois il est insipide, comme la litarge, les couraux, les pierres precieuses, les coquillages, &c. qui sont de veritables Alcalis, qui peuvent dissoudre, ou par leur propre action dissolvante, lors que l'Alcali caché se développe & agit sur les matieres coagulées, ou en mortifiant les acides, empêchant ainſi une plus ample Coagulation. Or pour bien faire choix des veritables alexiteres, il faut bien connoître la nature de la malignité, en l'examinant par les accidens qui l'accompagnent ; ce qui eſt particulierement de la fine judiciaire d'un Medecin, à qui il faut s'adreſſer auſſi-tôt qu'on s'apperçoit des ſignes de la malignité des playes; afin qu'on ne ſe rende pas contable des mauvais ſuccez.

Les alexiteres Alcalis ſont premierement les aromates, dont on peut ſe ſervir en fomentations, cataplâmes, injections, & en faire des onguents, emplâtres, huiles &c. En voici quelques uns.

La *Valeriane* dont la *râcine* étant apliquée fraîche pilée ſur les playes, ou ſeche en poudre, corrige leur malignité ; la décoction en étant beuë reſiſte puiſſamment au venin ; & rétablit le ſang. Dioſcoride la donne pour les defenſifs.

La *Tormentille* eſt un tres-bon alexitere. On peut faire une décoction de ſa racine dans le vin ou l'eau de vie : ou fomenter la playe. On peut prendre interieurement ſa décoction qui reſiſte à la malignité ; & diſſout le ſang caillé hors des vénes, au raport de Matthiole ; & par cette vertu elle eſt un tres-bon diſſolvant.

Le *Morſus diaboli*, ou *Succiſſa*, étant broyé & apliqué corrige grandement la malignité. Le témoignage des Auteurs n'eſt point ſuſpect en ceci, puiſque l'experience nous aſſure que cette herbe apliquée en cataplâme ſur les charbons peſtilentiels, eſt un ſouverain remede pour les guerir. La décoction de la racine beuë eſt tres-excellente ; & la racine apliquée en poudre fait le même que l'herbe.

La *Gentiane* eſt fort bonne aux playes ulcerées, aux ulceres caverneux, & corroſifs, & au ſentiment de Dioſcoride & de Matthiole, elle eſt ſouveraine, pour les morſures des ſerpens, & ſpecialement pour les piqueures des ſcorpions ; contre leſquels, au raport de Galien, elle eſt le meilleur remede de tous ; tellement qu'on peut dire qu'elle eſt un tres-bon alexitere pour les playes.

La *Zedoaire* est exellente aux morsures des bêtes venimeuses, & n'est pas de moindre vertu que la precedante pour les blessures avec malignité.

La *Bistorte* est un puissant dissolvant des matieres coagulées. Elle opere particulierement cét effet sur le sang, & sur la lymphe. Sa décoction prise en brévage est souveraine contre toutes sortes de poisons, & morsures de bêtes venimeuses : Et attendu qu'elle a encore une vertu speciale pour guerir les playes, elle doit être d'autant meilleure en ce cas, qu'elle chasse toute malignité.

L'*Angelique* dissout fortement le sang coagulé. Elle est souveraine contre les venins, & les poisons, & fortifie merveilleusement le cœur ; mondifie le sang ; elle est excellente contre les morsures des chiens enragez, & de toutes bêtes venimeuses, étant apliquée sur la morsure seule ou melée avec la ruë pilées toutes deux ensemble. On s'en sert fort heureusement en décoction, prise par la bouche, ou en poudre. Sa décoction est tres-bonne pour les injections dans les playes.

L'*Imperatoire* est un tres-bon remede contre les morsures des bêtes
venimeuses, on s'en sert avec un merveilleux succez pour tous poisons, &
venins. On peut l'employer seche en
poudre, ou en décoction tant pour
l'interieur dans les potions vulneraires
antidotales, que pour l'exterieur en
fomentation, injection, ou en telle
maniere qu'on trouvera à propos

Le *Dictame* doit être un des meilleurs vulneraires alexiteres qu'on
puisse trouver; s'il est vray (comme
assure Diocoride) que les chévres en
Candie qui ont été blessées par des
fléches, en mangeant de cette plante
sont délivrées de la fléche, qui est
poussée déhors, & gueries de leur
playe; & que son jus exprimé étant
mis dans les playes venimeuses, les
guerit soudainement. Toutefois on
sçait par experience qu'elle est souveraine contre la malignité en quelque maniere qu'on s'en serve.

La *Scorsonere* est merveilleuse contre les morsures des viperes, & des
autres bêtes les plus venimeuses; tellement qu'on peut se servir de la dé-

coction de sa racine pour l'interieur, & pour des injections, &c. On met en usage les racines des plantes susdites, plûtôt que leurs feüilles, comme étant plus efficaces, Les *feüilles* du dictame de Crete se peuvent pourtant employer fort bien au lieu de sa racine.

La *Ruta Capraria*, ou *Galega*, est d'un secours merveilleux contre la malignité tant de la peste, des fiévres pourprées, que des morsures des bêtes venimeuses. Le jus de ses feüilles versé dans la playe, ou les feüilles apliquées produisent un excellent effet contre les morsures, ou piqueures venimeuses. Et en toutes les playes où il y a de la malignité, soit qu'elle procede de Coagulation, soit de Dissolution, ou autrement. C'est l'experience qui a fait connoître cette vertu. Il faut que les acides, & les alcalis de cette plante soient d'une telle proportion que l'une n'empêche & ne contrarie pas à l'effet de l'autre, quand il est de besoin. Il sensuit toûjours un tres-bon effet de son usage.

Le *Scordium* dont nous avons déja

parlé ailleurs comme d'un tres-bon vulneraire, le doit être particulterement lors que la playe eft accompagnée de malignité, qu'il eft excellent contre toutes les morfures venimeufes, & fa décoction ne fert pas moins pour l'interieur.

L'*hypericon* qui eft un remede particulier pour les bleffures, eft encore d'autant meilleur, qu'il eft antidote, On peut l'employer de telle maniere qu'on trouvera à propos.

L'*anthora* eft fingulier contre toutes fortes de poifons, & de venins, & principalement contre les morfures des viperes. Ceux qui vont à la chaffe de ces animaux fe fervent de ce remede preferablement à tout autre, comme le meilleur. S'il leur arrive d'en être mordus, ils en expriment le fuc, ou apliquent les feüilles pilées fraîches. Elle eft bonne encore contre la pefte, & les fiévres malignes, & fortifie grandement le cœur.

La *Sauge* eft tres-bonne aux playes: elle n'eft pas moins utile pour combatre la malignité de la pefte, des fiévres, que des bêtes venimeuses. On peut se servir de l'herbe pilée, & apliquée, ou de son jus syringué. On peut la prendre interieurement en dé-coction seule, ou avec quelqu'une des precedantes. Son huile, ou es-sence tirée par distilation, est souve-raine pour les blessures.

L'*Aristoloche* resiste à la malignité : elle est tres-bonne contre les morsu-res venimeuses. Nous avons déja veu dans d'autres endroits les vertus qu'elle a pour les playes, ainsi l'on peut être assuré qu'elle est d'un grand secours dans celles où il y a de la ma-lignité.

Les *Gommes* ou *sucs* tirez de cer-taines plantes, comme *l'ammoniac*, le *sagapenum*, le *galbanum*, *l'opopanax*, & autres, sont aussi tres-bonnes pour cét usage ; car elles sont toutes ale-xiteres, particulierement pour les morsures des animaux venimeux.

Je pourrois encore raporter un grand nombre d'autres simples, com-me le *Rômarin*, le *Thym*, *l'Origan*, la *Vervene*, le *Chardon benit*, *&c.* qui sont tres-bons pour ces usages ;

mais on les pourra voir chez les Auteurs qui en on traité plus amplement, si l'on a la curiosité d'en sçavoir davantage. J'ay seulement fait mention des meilleurs, & de ceux que l'on trouve le plus commodément, tant dans nôtre païs que dans les autres endroits de la Terre par le moyen du negoce.

Outre toutes ces plantes, on a encore les grains de génévre, le Bezoard *Oriental*, la licorne, la corne de cerf, le bol d'Armenie, la terre sigillée, les coraux, la theriaque, le Mithridat, le diascordium, de Fracastor, les Antidotes de Matthiole, de Fernel, l'emplâtre de Guidon, grandement loüé pour la malignité des playes, composé d'une once & demie de châcune des drogues suivantes, à sçavoir de galbanum, de sagapenum, d'opopanax, d'assa-fœtida, de myrrhe, de poivre noir, & du soulfre; de deux onces de fiente de cane, autant de celle de pigon; d'une once de calament & de la mente sauvage, dissolvant les gommes dans le vin, & mêlant le tout avec de l'*huile* vieille,

& du miel , pour faire un emplâtre.

Nous avons raporté ci-deſſus les remedes ſimples Alcalis qui diſſolvent les Coagulations, & les Syntheſes : il faut maintenant donner un catalogue de ceux qui empêchent & qui rétabliſſent les Diſſolutions , & ceux-ci ſont coagulans, proprement dits ; auſquels on peut raporter les aſtringens , qui operent un effet aprochant en quelque maniere des coagulans , entant qu'ils reſſerrent la tiſſure des matieres diſſolubles. Parmi les coagulans , on conte les acides tant vegetaux que mineraux , & les coagulans des animaux.

Parmi les vegetaux ſur les eſpeces d'oſeille , qui ont toutes à peu prés les mêmes vertus. Dioſcoride en raporte deux opoſées ; la premiere eſt d'arrêter le flux immoderé des femmes , & la ſeconde eſt de les provoquer.

La *Ioubarbe* , ou *Sempervive grande* coagule fort doucement , à cauſe de ſon accide agréable. Elle rafraîchit toutes les inflammations, particulierement celles qui viennent aux yeux, & je pense que cét effet s'ensuit de ce qu'elle coagule, & bride par ce moyen les soulfres agitez qui causent la chaleur. On s'en sert avec un fort bon succez en Italie contre les morsures des Araignées Phalanges, ou Tarantules, qui ont un venin formidable par les accidens qu'il cause.

Les *Fruits de berberis*, & celui *de Cynorhodon* ont la même faculté de coaguler, ils sont cordiaux, selon Matthiole, qu'il assure être souverains contre les morsures des bêtes venimeuses, principalement des scorpions & des serpens. Ils resistent à la pourriture & à la malignité des fiévres. La Medecine tire un grand secours de leur usage.

Les *Grenades aigres* de même sont bonnes à la même intention.

L'*Oxycrat*, & le *Vinaigre* pareillement. Il y a encore plusieurs coagulans parmi les vegetaux, comme le *Plantain*, la *Pimpinelle*, la *fleur de Cameleon blanc*, les *Tytimales*, &c. dont le suc coagule, quoi qu'il ne soit pas manifeſtement acide. On peut croire pourtant qu'ils ont un acide oculte , qui ſe dévelope par la fermentation , comme nous avons dit ailleurs.

Parmi les animaux il y a les *Caillez* comme de liévre , d'agneau , de veau , de fan de biche , de cerf , de ſanglier , de pourceaux , de chevaux, & autres , qui coagulent les choſes diſſoutes. Et ce qui eſt admirable en eux , c'eſt qu'ils diſſolvent les coagulées ces effets contraires ſont aſſez ſurprenans : & il ſeroit bien difficile d'en donner des bonnes raiſons:neanmoins il pourroit être probable que ces *Caillés* contiennent une pareille quantité de coagulans , & de diſſolvans , ou d'Acides & d'Alcalis ; & que les Acides qui ont coagulé étant toûjours en mouvement , rencontrant les Alcalis des *Caillés* , les heurtent, les pouſſent , & font des combats & des fermentaſons diſſolvantes avec eux , qui ont d'ailleurs des mouvemens & des figures entierement contraires aux Acides. C'eſt pourquoi il ſe fait une action entre eux , par ce

qu'ils ne font pas d'accord , de même
qu'ils le font avec les Acides. Tellement que les Alcalis les mortifient,&
la coagulation ceſſant d'être continuée d'une part , par les Acides ; &
les Alcalis defuniſſant d'une autre, la
diſſolution s'en enſuit. Et au contraire
ſi l'on ſe ſert des *Caillés* dans les diſſolutions, parce que les diſſolutions de-
pendent ordinairement de l'action des
Alcalis qui ne font aucunes fermentations avec les autres Alcalis', à cauſe de leur convenance, mais bien avec
les Acides ; ceux-ci les penetrent, les
embarraſſent par leurs queuës , qui
reſtent déhors les pores des Alcalis,
& toutes ces extrémitez des Acides
font comme autant de chevilles , &
des obſtacles qui croiſent en pluſieurs
ſens, les paſſages & les eſpaces , où
ſe mouvoient les Alcalis qui faiſoient
les diſſolutions.

Si ce raiſonnement nt ne ſatisfait
pas tout le monde , on peut encore
dire que les Alcalis operent probablement, de même façon que les Acides;
& comme ceux-ci en certaine quantité petite ou mediocre coagulent, &

en plus grande ils diſſolvent, pareillement les Alcalis en certaine quantité diſſolvent, & en plus grande ils
coagulent : parce qu'étant plus en
nombre ils rempliſſent tous les pores, & les eſpaces des matieres diſſoutes, preſſent leurs parties, & ſont
eux-mêmes preſſez & fixez, parce
que leur corps eſt differant de celui
des Acides ; car ils ſont raboteux,
angulaires, & inégaux, d'où vient
que leur ſuperficie, & leurs angles
étant occupés exterieurement, &
adherans aux particules de la matiere diſſoute, ils ſont empéchés dans
leurs mouvemens, tout ainſi que ſi
l'on coignoit de tous côtés quelque
choſe qui ſeroit mobile, au lieu que
les Acides ont une figure propre à
pénétrer, à ſe gliſſer, fendre, & écarter ce qu'elles rencontrent, particulierement ſi les uns viennent au ſecours des autres : Et comme ceux-ci
s'entraident, & ſe fortifient les uns
les autres, les Alcalis au contraire,
ſe preſſent, ſe cantonnent & s'empé-
chent mutuellement dans la matiere
diſſoute, qui d'ailleurs ſert comme

de ciment aux Alcalis, qu'on pourroit comparer à des petites pierres qu'on entasse avec du mortier; & c'est ce qui peut arriver lors qu'ils sont apliqués à quelque matiere dissoute auparavant par des Alcalis, ausquels ceux des *Caillés* étant ajoûtés font une plus grande quantité qu'il ne faut pour dissoudre, mais bien suffisante pour coaguler : & fixer ce qui étoit dissous, & fluide auparavant. Ceux qui ne voudront pas se payer de ces raisonnemens m'obligeront beaucoup de m'en fournir de meilleurs. C'est tout ce que je puis découvrir au travers de ces tebres.

Les mineraux nous fournissent quantité d'Acides pour empécher les dissolutions, parmi lesquels on conte le *vitriol*, le *soulfre*, le *nitre*, l'*alum*, le *sel gemme*, le *sel armoniac*, le *sel marin*, de tous lesquels on tire des esprits acides, qui sont tres-bons pour les dissolutions, & dont on se sert pour l'interieur, particulierement dans les fiévres malignes, & pestilentielles, ainsi qu'on peut voir par la pratique de Messieurs les

Medecins. On peut se servir des coagulans susdits en telle maniere qu'on jugera à propos, soit pour l'interieur, soit pour l'application exterieure. Je laisse à chacū la liberté d'en user à son gré ; puis que ce n'est pas ici le lieu d'en determiner l'usage. C'est en traitant des playes qu'il faut faire ces sortes d'ordonnances.

CHAPITRE XV.

Des Emolliens.

Comme on ne distingue point les semblables, par les semblables; mais les contraires ; il faut que nous sachions ce que c'est que dureté , pour n'ignorer pas ce que c'est que émollition, & remede émollient.

On remarque trois especes de dureté ; l'une qui se fait par exsication, telle qu'on voit dans la terre glaise petrie avec de l'eau , puis exposée au feu , ou au Soleil. La seconde espece se fait par plenitude , & distension, comme on remarque dans les tumeurs;

meurs, les contufions, les hydropifies, &c. La troifiéme par le froid qui condanfe, incraffe, & épaiffit les matieres. On donne ordinairement la glace pour exemple de cette derniere efpece. Et c'eft proprement à la concretion & à l'endurciffement des matieres que les Medecins apliquent les remedes qu'on apelle *émolliens propres*, les autres font émolliens improprement ; car on fe fert des humectans pour rendre molle une chofe qui a été durcie par exfication ; & des évacuatifs pour une qui fera dure & tendue par plenitude. Ces trois efpeces de dureté conftituent trois efpeces d'émolliens, l'un proprement apellé tel, qui ne ramollit point en évacuant le contenu, ni en humectant le fec ; mais en fondant & diffolvant les matieres épaiffies, & concretes : & deux autres dont les uns font apellez relaxatifs, qu'on aplique pour relâcher les parties trop ferrées par exfication, & les humecter : & les derniers font nommez rarefians, qui étendent les parties, ouvrent les pores, & attenuent les matieres, pour le faire paſſer par tranſpiration , ou par reſomption.

Ce que nous venons de raporter ſuffiroit pour entendre ce que c'eſt qu'émollition : mais il faut examiner la choſe un peu plus en détail , & voir ſi ces trois eſpeces de dureté peuvent arriver aux playes , ou ſeulement l'une des trois.

Il y a apparance que la dureté qui ſe fait par le moyen du froid, ne ſurvient guere aux playes , qui ſont le plus ſouvent accompagnées de chaleur , & d'inflammation , quand il y a contuſion , par les raiſons que avons déja avancé en parlant des obſtructions , qui ſe font aux parties contuſes , à cauſe du changement , & de la perverſion des pores , & de la retention des ſoulfres : Et ſi la dureté procedant du froid arrivoit à une playe , on ne pourroit la juger autrement que mortelle , & menacée de la gangrene ; car ce ſeroit une marque infaillible de l'extinction de la chaleur vitale , & de la diſſipation totale des eſprits ; tellement qu'il faut examiner ſi la dureté ſurvenant à une

playe peut proceder d'exſication ; j'a-
voüë que l'inflammation pourroit
cauſer une exſication à la partie bleſſée : mais l'accident ſeroit auſſi extraordinaire que celui du froid ; parce qu'à meſure que le ſang porte des
ſoulfres qui enflamment , & diſſipent
par leur chaleur ou par leur mouvement , il décharge, & fournit en même-tems une portion humide de ſeroſité & de lymphe , ſans conter le
même ſang qui humecte continuellement la partie bleſſée ; ſi bien que la
dureté qui ſurvient aux playes eſt proprement cauſée par un amas de matieres , & d'humeurs coagulables extravaſées qui cauſent une tenſion
parmi les fibres , & une obſtruction
dans les pores. Voyons maintenant
quelles ſont ces matieres,& comment
cette tenſion ſe fait.

Les matieres qui ſont portées à la
partie bleſſée , ne peuvent être fournies que par les vaiſſeaux qui condui-
ſent les humeurs, leſquels ne contiennent que du ſang , de la lymphe ,
& de la ſeroſité en plus grande partie.
Je ne repeteray point ici , ce que j'ay

déja avancé dans un autre endroit: je diray seulement que les pores de la partie contusé étant changés en figure, en grandeur, & en situation sont cause de la détention des humeurs susdites, qui, parce qu'elles sont coagulables, s'atachent, & se prenent à l'entour des fibres, leurs parties s'entrelassent, perdent leur fluidité, cependant elles sont toûjours pressées, & cantonnées par l'impulsion continuelle du sang, que les arteres dégorgent, & les pores en sont tellement remplis, que la partie en dévient dure, ainsi qu'un sac dans lequel on feroit entrer plusieurs choses pour le remplir les unes apres les autres, & que l'on presseroit si fort avec la main, que le sac en deviendroit dur à cause d'être trop plein, & trop pressé. Et si les matieres coagulables sont encore d'une disposition à dévenir plus solides, soit par exsication, soit par concretion, ou incrassation, à cause des sels fixes coagulans, la partie en sera d'autant plus dure : tellement que pour ramollir cette partie endurcie, il faut reparer & remettre les pores, & les chemins secrets des humeurs, dans leur premiere configuration, & en suite dissoudre les matieres coagulées. Cela étant ainsi disposé il arrive trois choses dans le ramollissement. La premiere, est la fusion ou la dissolution des matieres épaissies : la seconde, est la transpiration qui se fait exterieurement de la portion la plus volatile de la matiere dissoute par les pores déja élargis, & desobstruës ; & la troisiéme, est la resomption des matieres extravasées qui ne sont pas assés tenues, pour être exhalées, & leur reduction dans leurs premiers chemins ; & ainsi la partie revient dans sa constitution naturelle. Si bien que les remedes qui operent ces effets seront apellez proprement émollients.

La fusion, ou la dissolution des matieres coagulées se fait par les agents contraires aux principes de la Coagulation, comme nous dirons plus bas.

La transpiration des matieres volatiles, & évaporables, se fait à peu prés en la façon suivante. Lors que les parties de la substance dissoute sont débarraffées les unes des autres ; & que leur tiffure eft relâchée , les parties fereufes qui font plus fubtiles,& plus propres à être expulfées par les endroits ouverts , font en mouvement , & trouvent des paffages libres à travers la tiffure relâchée de la matiere. Elles font embarraffées par les particules fulfurées, par les fels volatiles , & par les efprits : & font ainfi entraînées à travers des pores qui permettent la fortie aux efprits , & aux autres corpufcules volatiles , qui font comme des chevaux aiflez , qui emportent leurs cavaliers , & tout ce qu'ils peuvent charrier avec eux , & c'eft ainfi que ces parties aqueufes ou fereufes fortent en fumée imperceptible. Mais comme la portion moins fubtile de la matiere diffoute, ne fçauroit être emportée par ces fortes de corpufcules, ni paffer facilement à travers les pores , étant mifes en mouvement & en fluidité , lors que les pores de la partie bleffée font rétablis , elles en fortent par écoulement ; & rentrent dans les premieres routes des canaux , étant pouffées en derriere par l'impulſion des humeurs , que les arteres dégorgent , & la partie duré ſe deſenfle , & ſe ramollit, parce que ce qu'il la tenoit tendue en eſt ſorti.

Les Anciens nous aprenent que les émolliens ſont de ſubſtance mediocre, c'eſt à dire qu'ils ne ſont ni trop tenus , ni trop craſſes , qui échauffent mediocrement ; il ſuffit qu'ils ſoient chauds juſques à la fin du ſecond degré ; c'eſt à dire qu'ils puiſſent produire un effet manifeſte de chaleur ; car s'ils êtoient plus chauds , au lieu de ramollir, ils endurciroient les matieres , parce qu'ils en diſſiperoient ce qu'elles ont d'humidité ſubtile : tellement qu'il ne reſteroit que la craſſe, qui ſe durciroit ; comme nous avons dit cy-deſſus de l'argile pêtrie avec de l'eau , & expoſée au feu ou au ſoleil. Telle eſt l'Anatomie que les Galeniques nous font de Emollients, voyons ce qu'on en doit croire par les principes des Chymiſtes.

Les matieres qui ſe coagulent dans les pores de la partie, ne ſont que le ſang , & les humeurs , qui ſont confonduës , & coulent avec ſa maſſe dans les vaisseaux. Or comme les coagulations en ce cas se font par les sels acides, il faut que les dissolvans abondent en sels alcalis : & par la même faculté ils seront encore aperitifs. Ils ramolissent les matieres coagulées par un effet consecutif de la dissolution, en les pénétrant, ils rencontrent les acides embroüillez ; avec les autres parties de la matiere ; & par leur agitation, & leurs figures inegales, & anguleuses, ils les separent ; font du jour entre elles ; & font comme des petits coings, qui se fourrent dans l'entre-deux, pour écarter les parties. Il arrive la même chose qu'à un escheveau de filet embroüillé, & chifonné, que l'on débroüille, en tirant les fils de part & d'autre, pour relacher les endroits trop serrés, ou noüés, afin que tout puisse être dégagé. C'est à peu prés de la sorte que les Alcalis agissent sur les matieres coagulées : Leurs corpuscules les pénétrent, poussent les parties pliantes de tous côtés, les délacent, & les débroüillent d'entre elles ; parce qu'ils sont dans un mouvement continuel, étant en plus

grand nombre ; & ayant plus de force que les acides. Ils les choquent ,
brisent leurs extremités aiguës,& subtiles ; & les chassans de tous côtez ,
les précipitent enfin; pour lors la matiere est dissoute , c'est à dire qu'elle
a aquis une tissure plus lache , & sa
premiere consistance,d'où vient qu'elle reprend sa premiere route si déja
les Alcalis ont pénétré le pores & débarrassé les obstructions , la portion
plus subtile & plus tenue, est chassée
déhors , par l'agitation de ces sels, en
suite dequoi la partie n'est plus tendue , ni dilatée , & se ramollit.

. Parmi ces Alcalis émolliens on conte presque tout ce qui humecte , qui
n'est point acide ; car l'eau qui a l'humidité en un souverain degré est le
grand Alcali d'Hippocrate,cóme le feu
est son grand Acide,suivant Otton Tachenius : ainsi les *violetes*,la *mauve*,la
parietaire, la *guimauve* , l'*acanthe* ,
l'*huile*,sont des émolliens tres - doux
qui n'échauffent aucunement : mais la
camomille , le *lys* , les *figues* , le *beurre
frais* , les *graisses* , particulierement

celle de pourceau , ont un peu plus de chaleur.

La *parietaire* outre la faculté émolliente , elle a encore cela de particulier , qu'elle eſt excellente pour les playes recentes , étant apliquée toute fraîche , & à demi pilée ſi la playe eſt ſimple.

La *ſemence de lin* a plus de force que les precedantes ; on s'en ſert preſque dans toutes les ocaſions où il faut ramolir. Elle a encore une faculté diſcuſſive.

La *ſemence de fenugrec* a la mêmes vertus ; on la met dans les décoctions pour fomenter , ou dans les cataplâmes , ou bien étant miſe en poudre , & mêlée avec de la graiſſe , on en fait des cataplâmes , &c. Elle eſt reſolutive comme le lin.

Les *ſemencës de coins* , de *laituës* , & de *pſyllium* , ou herbe aux puces , de *mauve* , de *violetes* , *&c.* ſont émollientes.

Les *figues ſeches* cuites & mêlées avec du lait ou de la farine , ſont tres-bonnes.

La *racine d'iris* cuite & apliquée ,

ou en poudre dans les cataplâmes des herbes émollientes, fait fort bien, son suc exprimé fait le même.

L'*oignon* cuit, & la *squille* servent souvent à ce besoin, & on les employe même au lieu des *oignons de lys.*

L'*oignon de martagon* est plus propre pour ramollir que celui de *lys* : on l'employe tout de même.

La *racine de cucumer agrestis* est détersive, digere ; & mêlée avec de la farine, en cataplâme, resout les tumeurs œdemateuses aprés les avoir ramolies.

La *racine de vitis alba*, ou *bryonia* resout les tumeurs, & ramollit toutes sortes de duretez.

!L'*hieble* est émollient. On fait boüillir les feüilles, & on les aplique en cataplâme. On se sert aussi de sa décoction pour fomenter les tumeurs dures, & inveterées. Ses feüilles tendres en cataplâme avec de la farine, abatent les inflammations.

L'*œsipe* est un émollient tres-doux, relâche, & digere les matieres. Nous avons déja dit ailleurs ce que c'est.

La plûpart des graisses des animaux

font émollientes. Elles font meilleures vieilles que recentes pour digerer, & refoudre: mais pour ramollir, les récentes vallent mieux. Celle de *pourceau* eft la moins chaude. Celle de *poule*, de *canard*, *d'oye*, de *veau*, de *bœuf*, de *mouton*, de *bouc*, de *cerf*; &c. operent de fort bons effets.

Toutes les *moëlles des animaux* font de même. Mais on eftime le plus, celle de *cerf*; elle ramollit les vifceres, les parties nerveufes, les tendons, &c. Mais comme on ne peut toûjours avoir de celle-ci, on fe fert de celle de *veau*, & de *bœuf*, qui font un peu moins bonnes, mais qu'on eftime mieux que d'autres.

Le *ladanum* échauffe, & mollifie. On le mêle avec les remedes anodyns.

La *gomme ammoniac* échauffe, ramollit, attire, & diffipe fort bien toutes les tumeurs, étant diffoute avec le feul vinaigre diffipe toutes les duretez de hypocondres.

Le *bdellium* ramollit, & échauffe; on le mêle dans les cataplâmes, & autres topiques qu'on aplique fur les

nodosirez des nerfs, & sur les tumeurs
dures des parties : on peut le dissoudre avec du vin , aprés avoir été battu , & trituré , ou avec de l'eau
chaude.

Le *galbanum* de même que les precedantes gommes échauffe , ramollit,
& dissipe : étant dissous avec le vinaigre resout toutes les duretez , &
concretions faites dans quelque partie que ce soit ; & les nodositez qui
surviennent aux jointures.

L'*opopanax* a un peu plus de force.

Le *storax liquide* échauffe , digere,
& ramollit. On le met dans tous les
topiques émolliens qu'on veut.

La *resine de pin* est tres-bonne pour
les tumeurs dures, & pour apaiser les
douleurs.

La *terebinthine* est encore pour les
mêmes usages. On a encore dans les
Boutiques les huiles de camomille ,
de lys , de vers de terre , de petits
chiens; le violat, l'irinum , l'onguent
d'Althæa , le Resomptif , l'Emplâtre
de mucilages , le diachylum mag-
num , &c.

Des simples susdits on peut faire des

cataplàmes , des fomentations , des onguens , des emplâtres , des mucilages , & autres efpeces de topiques, fuivant le befoin & l'intention qu'on en aura , & s'en fervir ainfi qu'on trouvera bon.

CHAPITRE XVI.

Des Refolutifs.

CEs remedes font quelquefois neceffaires. Il arrive que les parties bleffées , ou leurs voifines fe tumefient ; & fe tendent , ou par un engagement de matieres craffes , ou par des flatuofitez : tellement qu'il faut refoudre , & diffiper ces amas ; mais comme il n'eft pas fort aifé de comprendre , comment fe font ces flatuofitez ; de quelle maniere elles peuvent être retenuës , il faut en dire un mot , avant que de faire une lifte des Refolutifs.

Ce n'eft pas des enfleures qui procedent d'un amas de matieres craffes dont il s'agit , & dont nous avons parlé fuffifamment dans le precedant

Chapitre : mais d'une exaltation déré-
glée des corpuscules nitro-sulphureux;
ou des esprits animaux agitez en desordre, c'est de quoi nous traiterons
dans celui-ci. Pour entendre cette
these, il faut sçavoir qu'il se fait à
peu prés dans le corps de l'homme,
ce qu'on voit arriver dans le grand
Monde. On y remarque des productions toutes pareilles, il s'engendre
dans le corps de l'homme, des animaux. Les Auteurs nous fournissent
quantité d'histoires extraordinaires de
pareilles choses. On a trouvé des scorpions dans le cerveau de quelques
personnes, qui pendant leur vie
avoient souffert des longues & insu-
portables douleurs de tête, dont elles
sont mortes ensuite. On a veu sortir
un animal monstrueux de la mammel-
le d'une femme, étant de la figure
d'un petit serpent de quatre pouces,
ou environ de longueur, de la grosseur d'un vers à soye, ayant un double rang des pieds sous le ventre, des
cornes à la tête, & autres particularitez qu'on pourra voir dans le Journal des Sçavans du dix-sept May,

mil six cens soixante-six. On a veu sortir des champignons par les voyes des urines. Le même Journal des Sçavans du 13. Janvier 1679. m'est garant de ces histoires, & de plusieurs autres phenoménes extraordinaires: mais sans nous écarter dans des pareilles digressions, disons que si des animaux, des vegetaux, & des mineraux, comme des pierres, &c. se produisent dans le corps de l'homme, ils n'y sont pas produits d'une maniere differente, de celle dont ils sont produits dans le grand Monde. Quand ces productions viennent sans semence, & comme on dit en l'Ecôle, sans génération univoque, puis qu'elles sont de même nature, les flatuositez ne se font pas aussi d'une differente façon, que se font les vents dans l'Univers. Voyons maintenant comment se forment ceux-ci, afin que nous ayons connoissance des autres.

L'air agité, & poussé violemment, est ce que nous apellons ordinairement, le vent : mais la cause prochaine de cette agitation, est ce qu'il y a de moins connu dans ce météore. On

explique cette difficulté en Philosophie , de plusieurs manieres : mais
ceux qui raportent l'origine des vents
à des corpuscules salins , de figure
longue , & roide ; agitez ou en rond,
ou en divers sens par les bouts , ainsi
qu'un Suisse joüeroit de sa halebarde
la tenant par le milieu , & faisant
tourner les deux extremitez de côté ,
& d'autre , & en plusieurs manieres ;
ceux-là , dis-je , donnent une plus
claire intelligence de la chose. C'est
ainsi qu'on suppose que les corpuscules salins sont agitez. Si nous considerons donc ces corpuscules en repos,
& comme entassez , & rangez les uns
sur les autres , ainsi que des faisseaux
de bâtons bien agencez , nous comprendrons qu'ils n'ocupent pas beaucoup de place : mais si nous suposons
que ces corpuscules se separent , par
quelque cause qui les émeuve , &
qu'ils soient agitez de la maniere que
nous venons de dire , il faudra qu'ils
s'éloignent les uns des autres , afin de
se mettre au large , pour tourner , &
se mouvoir en liberté dans tous les
sens que la cause mouvante les agi-

tera : tellement que les uns chasseront les autres , & les écarteront , & ainsi ils occuperont tous ensemble , un plus grand espace. Or ils ne sçauroient faire cette action sans pousser en mê-me-tems , & chasser l'air voisin , qui étant agité par ces corpuscules , est ce que nous apellons *le vent* , lequel est d'autant plus ou moins fort , que le mouvement de ces corpuscules ni-treux & salins est plus ou moins vio-lent. Pour comprendre cette dilata-tion de corpuscules , on n'a qu'à se figurer un bataillon de piquiers , ou halebardiers , dont les rangs , & les files sont fort serrez : tenans leur bois en haut. Dans cette disposition ils n'ocupent pas beaucoup de terrain ; & on les peut fort bien comparer aux corpuscules salins , & nitreux entas-sez les uns sur les autres. Mais si on leur fait un commandement de faire l'exercice, ou le maniement des armes, & de jouër de leurs piques , ou ha-lebardes , pour lors il faut qu'ils s'é-cartent les uns des autres , afin qu'ils ayent de l'espace pour se remuër & faire tourner leurs armes par les bouts à droite, & à gauche; devant, & derriere, &c. Et chacun faisant la même chose, écarté de son voisin, il leur faudra un grand espace de terrain; & si nous suposons que ce bataillon soit environné de monde situé bien proche de lui, avant que d'entrer en action, il le chassera loin quand il se mettra en jeu : C'est à peu prés ce qui arrive aux corpuscules nitreux (& à l'air par conséquent) lors qu'ils sont agitez. Il reste maintenant à sçavoir la cause de l'agitation de ces corpuscules : Sur quoi l'on peut dire que ce sont d'autres corpuscules sulfureux, dont le propre est d'être toûjours en mouvement, qui s'acouplent avec les nitreux. Pour concevoir cêt assemblage, il faut sçavoir que le nitre est un sel composé d'une partie fixe, d'une partie volatile, & d'une autre sulfurée interne, qui étant agitée par l'action d'un soulfre exterieur, ou de quelque autre agent, enleve d'abord la partie saline, la remuë, & l'agite, comme nous avons dit, de même qu'une aigle, ou un autre oiseau vigoureux enleveroit un

bâton qui seroit attaché à ses pieds ,
& lui feroit faire dans l'air des cara-
coles , & des mouvemens differens :
Ainsi donc s'il s'éleve de la terre des
corpuscules nitreux , combinez avec
des soulfres . & qu'ils soient agitez,
comme nous avons dit , ils chassent
l'air & l'entraînent & causent le vent.
Que si ces corpuscules se trouvent en-
fermez dans quelques concavitez , ils
les font éclater , & les brisent. C'est
ainsi que l'on peut expliquer les trem-
blemens , & les ouvertures des abî-
mes , s'ouvrent par fois dans la terre,
par ces corpuscules nitreux agitez par
les soulfres dans les concavitez soû-
terraines ; & par la même similitude
expliquer encore certains tremble-
mens des chairs musculeuses , ou palpitations qui se font dans nos corps ,
comme nous verrons dans la suite de
ce Chapitre.

Il faut encore que le même effet
n'arrive pas seulement du nitre agité,
mais de toutes les matieres dont les
parties sont longues , & agitées de
même , comme il en est de l'eau ; car
si l'on en met dans un Eolipile , &

qu'on la presente au feu ; les atomes , ou corpuscules du feu la rarefient, élevent ces parties longues , &
étant agitées de la maniere que les
parties du nitre , elles ocupent plus
d'espace , sont contraintes de sortir
par le trou de l'Eolipile, & chasser
l'air qui se rencontre au devant du
passage , & de former ainsi le vent
que l'on aperçoit sortir de l'Eolipile.

On m'objectera peut-être sur ceci ,
qu'encore que les parties de l'eau
soient longues , elles ne sont pas roides , comme celles du nitre , mais dé-
licates , & pliantes , & ainsi qu'elles
ne peuvent pas s'écarter les unes des
autres , & ocuper plus d'espace , ni
même avoir la force de chasser l'air.
Je réponds que bien que les parties de
l'eau soient flexibles , & molles , n'é-
tant pas agitées,elles deviennent pourtant roides quand elles sont émuës ,
ainsi qu'un bout de corde que l'on
secouë fortement à tour de bras , lequel fait à peu prés l'effet d'un bâton.
J'avouë que l'effort des parties de
l'eau sera toûjours , & moins vigoureux , & plus lent, que celui des par-

ties du nitre. Et ce ne sera que lors qu'elles seront agitées avec une violence extréme , qu'elles produiront un grand effet. Ainsi nous voyons que les Chymistes observent de ne pas trop augmenter le feu sous leurs vaisseaux , principalement lors qu'ils sont bien scellez : car si le feu est trop fort , ils se mettent en pieces ; & cét effet ne procede , que de ce que les parties des liqueurs contenuës , sont élevées en trop grand nombre , & trop fortement agitées par le feu , ne se trouvant pas assez au large dans ces prisons cassantes.

Voilà à peu prés la maniere dont se font les vents dans le grand Monde. Faisons maintenant l'aplication de ce systeme au microcosme , qui est le corps de l'homme dans lequel nous rencontrons les élemens , comme dans l'Univers , des mineraux , &c.

Personne ne peut nier que le corps de l'homme ne contienne des sels, des esprits , des soulfres , &c. Parmi les sels , le nitre y doit être en plus grande abondance que les autres , à

cauſe d'une fourniture continuelle
que les poûmons en font dans la maſſe du ſang, & qu'ils ſeparent de l'air
inſpiré. Si nous concevons donc que
les corpuſcules ſulfureux, par quelque diſpoſition ou cauſe interne, comme par l'action de quelques ferrmens
particuliers, s'aſſemblent, & s'uniſ-
ſent avec le nitre aërien inſinué dans
le ſang, & porté par tout le corps;
il arrivera dans la partie où cette có-
binaiſon ſera faite, la même choſe
qu'il arrive à l'air par le nitre ſulfu-
ré, ces corpuſcules nitreux agitez
par les ſoulfres combinés avec eux
écarteront les parties les plus mobiles
qui ſont celles des humeurs; elles di-
lateront les pores des parties du corps,
les chairs s'éleveront; & ſi les pores
ſont obſtrués en déhors, elles dé-
viendront tendues & dures par ces
flatuoſités empriſonnées, ainſi qu'u-
ne veſſie de bœuf mediocrement en-
flée & aprochée du feu qui agitant
les parties de l'air, & des vapeurs contenuës, de la maniere que nous avons
dit de l'Eolipile, les obligera à chercher plus d'eſpace, & elles pouſſe-

ront par dedans de tous côtez la membrane de la veſſie , & la gonfleront grandement. C'eſt de la ſorte que la choſe ſe fera dans les parties du corps; & la tenſion ſera dautant plus grande, & plus forte, que les pores exterieurs ſe trouveront obſtrués , & empêcheront la diſſipation de ces flatuoſités.

Nous avons déja dit que nous expliquerions les tremouſſemens des chairs muſculeuſes, qui nous arrivent quelque fois malgré nous. Et pour l'entendre , il ne faut que s'imaginer que cette viciſſitude , ou reciprocation de l'élevation , & d'abaiſſement des chairs tremblotantes , ne peut être faite que par un attachement fort leger des parties ſulfureuſes avec les ſalines ; celles-ci ſe débarraſſent d'abord de l'accolement des autres , tellement qu'elles s'affaiſſent tout auſſi tôt qu'elles ont ſecoüé les ſulfurées , & par conſequent la chair s'abaiſſe,& s'éleve ſucceſſivement apres que des nouvelles parties ſulfurées ou les mêmes ſaiſiſſent de nouveau les nitreuſes ; ou bien encore , que les eſprits

ſont

sont fournis par les nerfs inégalement,
& par petites secousses ou reprises,
égales aux vibrations des chairs tremblotantes, ou mêmes quelquefois
par des parties aqueuses volatilisées
qui se separent de la serosité du sang,
& sortent ainsi des extremités des arteres, & de la maniere à peu prés que
nous voyons entrer l'air dans une bouteille pleine d'eau que l'on renverse
pour la vuider : ainsi ces flatuosités
contenuës dans les vaisseaux, êtant
charriées avec le sang sortent par des
distributions interrompuës, & élevent
les chairs de cette maniere ; ou si le
sang impregné de quelque partie sulfurée en cet endroit est distribué de
même maniere, & que ces soulfres
s'acouplent avec les esprits domesti-
ques de cette partie, & residans dans
la subtance & dans ces pores pour
les besoins, (ce qui est toûjours la
même chose) n'y ayant de differant
que les causes mouvantes. Or l'inflation peut arriver par une blessure, ou
à la partie blessée, ou à tout le corps,
comme dans l'histoire raportée par
Sennert, d'un homme qui ayant receu

O

un coup d'épée donné de pointe sous
l'aiſſelle droite, pénétrant dans la capacité de la poitrine, dans l'eſpace
d'une nuit tout ſon corps dévint ſi
enflé & ſi bouffi, qu'il n'y avoit aucune partie qui fût dans ſon état naturel, pas même le ſcrotum, ni les
doigts étoient exempts d'enflure, &
les paupieres étoient ſi fort tumefiées
qu'il ne les pouvoit ouvrir en aucune maniere. On a remarqué par fois
de ſembables ſymptomes apres les piqueures, ou morſures des bêtes venimeuſes; ou même apres avoir avalé
certains poiſons; ou avoir été bleſſé
avec des armes empoiſonnées. Un
cas ſi ſurprenant ſeroit bien difficile à
concevoir, & à expliquer, ſi l'on
n'avoit recours à cette agitation extraordinaire des parties nitro-ſulfu-
rées, qui ſont dans le ſang, & dans
l'habitude du corps; leſquelles étant
émuës par les corpuſcules venimeux,
inſinués par la playe, ou la morſure,
& acouplez avec elles, ſont agités en
deſordre, & avec violence, d'où vient
la diſtenſion des parties. La queſtion
eſt plus ſinguliere dans l'Hiſtoire de

Sennert raportée ci-deſſus ; mais on
la comprendra aiſément ſi nous conſi-
derons , que les eſprits animaux ſont
à peu prés comme nous avons dit de
l'eau ; & étant agités ſans ordre , ne
coulent plus dans les parties avec cet
accord & ce juſte arrangement qu'ils
gardent entre eux quand leur mouvement eſt naturel , & réglé ; tellement
qu'ils s'entrechoquent , ſe pouſſent ,
s'écartent , & ocupent ainſi neceſſairement plus d'eſpace que lors qu'ils
ſont meus réguliérement : d'où vient
cette enfleure , & diſtenſion aux parties : Et quand elle eſt générale, comme en cette hiſtoire , on peut dire
qu'elle peut proceder de la correſpon-
dance, & du raport univerſel que les
nerfs ont enſemble , ou par leur principe commun , ou par leurs plus no-
tables communications ; telles qu'on
voit aux nerfs intercoſtaux , avec le
tronc de la huitiéme paire,& des con-
jugaiſons qui ſortent de la moële ſpi-
nale. Il faut remarquer que s'il arrive
que quelque nerf conſiderable ait été
offancé , qui fournit les eſprits en deſordre , les autres nerfs par communi-

cation, & fimpatie agiffent avec un pareil déréglement, c'eft au moins la raifon que les Sçavans en donnent.

La tumefaction des parties par les flatuofités étant ainfi expliquée, il faut voir maintenant quels doivent être les remedes qui la peuvent diffi-per. Nous avons remarqué ci-deffus que cette enfleure procede des corpuf-cules du nitre interieur, & des hu-meurs émuës par des parties fulfurées, & retenuës dans les pores obftrués, il eft aifé de voir qu'il faut que les remedes doivent premierement ouvrir les pores bouchés ; fecondement fe-parer les foulfres du nitre, & fixer ou précipiter celui-ci ou les premiers. Pour le connoître, il faut remarquer que le nitre eft un mixte compofé d'un fel Alkali fixe & d'un acide ful-furé volatile : & que le foulfre eft un mineral compofé de deux acides, l'un inflammable & volatile, & l'autre vitriolique, & fixe à l'égard du pre-mier : tellement que pour ôter au nitre l'aptitude qu'il a au mouvement, il faut le dépoüiller de la partie qui le rend volatile, qui eft le foulfre interne : Ce qui se fait par l'aplication des mixtes sulfureux, qui s'associent avec les autres, les détachent, & les enlevent, ainsi que par la projection du charbon dans la préparation du nitre fixe, on en sépare la partie inflammable, & volatile ; mais avec cette difference, que les remedes dont on se sert pour cette fin séparent le soulfre interieur d'avec le nitre sans détonation & sans incendie, & pour lors ce qui reste est fixe, & nullement propre pour l'agitation, parce qu'on l'a dépoüillé de ce qui le mettoit en mouvement : si bien que les remedes resolutifs doivent être d'une constitution sulfureuse, & c'est aussi pourquoi l'on a trouvé que les suivans étant de la sorte, sont fort propres à cét effet.

. La *Camomille*, au raport de Dioscoride & des Galeniques, est chaude, & subtile (c'est ce que les Chymistes entendent par sulfureux, & spiritueux) suivant le même Auteur, prise en brevage elle chasse,& dissipe toutes les ventositez : ce qu'elle opere encore étant apliquée ou en cata-

plâme, ou en fomentation, ou bat-
tuë & recente.

Le *Melilot* qui est chaud au premier degré, au raport de Matthiole,
& partant sulfureux, resoût legere-
ment, digere les matieres crasses, les
ramolit, ouvre les pores, & apaise
les douleurs.

L'*anetb* discute les flatuositez, étant
pris interieurement. Mais il faut observer, que si le blessé est constipé,
il ne faut s'en servir qu'avec precaution, en le mêlant avec des *laxatifs*,
car il resserre le ventre, qui doit être
toûjours libre. Il est chaud au second
degré, & par consequent sulfureux,
comme tous ceux que nous raporte-
rons ci-aprés.

Le *Cumin* apliqué eu cataplâme
avec de la farine d'orge, ou sa décoction en fomentation, est encore tres-
utile : & si l'enflure vient de quelque
playe, ou de morsure venimeuse, particulierement du serpent, sa décoction
faite avec du vin étant beuë, est excellente pour le resoudre.

Le *Pulegium*, ou *Pouliot* échauffe,
incise, & resout ; pris en brevage il

eſt tres-bon ſi l'enflure procede d'une
morſure venimeuſe , & principalement du ſcorpion. Sa décoction ſera
d'autant meilleure ſi elle eſt faite avec
du bon vin. On peut l'apliquer exterieurement en fomentation , ou en
cataplâme.

Le *Dictame* eſt tres-bon à la même intention , & ſur tout ſi l'inflation
procede de bleſſure , ou de morſure
venimeuſe. On le prend en décoction,
& on l'aplique auſſi ſur la partie
bleſſée.

La *Ruë* eſt reſolutive , & diſſipe
tres-bien les flatuoſités , particulierement ſi la décoction eſt faite avec
l'aneth. On la prend interieurement ,
& l'on peut s'en ſervir en fomentation , &c.

L'*Origan* échauffe , & reſoût les
tumeurs flatueuſes, & les œdemateu-
ſes. Il eſt encore meilleur quand l'enflure vient de malignité. On le donne
en décoction , & on s'en ſert de telle
maniere qu'on veut.

La *Sarriete* attenuë , & inciſe toutes les matieres craſſes , diſſipe les flatueuſes , priſe brevage : on ſe ſert

plûtôt de celle des jardins que de la champêtre, parce qu'elle n'est pas si piquante.

Le *Thym* est chaud, il incise, & resoût puissamment, tant les matieres crasses, que flatueûses. On peut le prendre en poudre étant sec, ou en décoction.

La *Marjolaine* est chaude, & re-solutive.Son jus ou sa décoction étant beuë, dissipe les vapeurs, & les ventofitez, sur tout lors qu'elles procedent d'une piqueure de scorpion apli-quée dessus ou recente pilée, ou cuite en cataplâme.

Le *Fenoüil herbe, & semence*, étant mangé, ou sa décoction beuë, dissipe les enflures, & principalement lors qu'elles sont causées par la morsure d'un serpent, ou d'une piqueure de scorpion : on peut boire la semence en poudre avec du bon vin pour le même sujet.

Le *Rômarin* est resolutif : on s'en sert comme du *Thym*.

L'*Hypericon* est souverain pour tou-tes sortes de duretez & de tumeurs, il dissipe tres-bien les flatuositez : on

en fait des fomentations, des cataplâmes, & des décoctions pour prendre.

La *Racine de Daucus* est meilleure
que l'herbe pour dissiper les vents,
soit pour l'apliquer exterieurement,
soit pour la prendre en décoction interieurement.

Les *Bayes de Laurier* infusées dans
du vin, & en décoction avec de l'eau,
dissipent les vents ; les feüilles ont
moins de vertu que les bayes.

Il y a encore beaucoup de resolutifs qu'on pourroit raporter ici, comme l'*Iris*, la *Chelidoine*, l'*Abfynte*, le
Calament, &c. Mais ceux que nous
proposez suffiront pour nôtre dessein.
On a encore des huiles chaudes, &
resolutives, comme l'huile d'aneth,
de rue, d'amendes ameres, l'huile de
renard, le nardin, de terebinthine, d'hypericon, de scorpions, &c.
dont on peut se servir s'il n'y a pas
crainte d'empêcher la transpiration.
On pourra voir encore quelques graiss-
ses & gommes dont nous avons fait
mention dans le Chapitre precedant
qui servent au même sujet.

CHAPITRE XVII,

Des Repercuſſifs.

LEs repercuſſifs ſe mettent en uſage, quand on veut faire retrograder des matieres , qui ſe jettent ſur la
partie bleſſée. Juſques à preſent on
n'a pas bien expliqué ce que c'eſt que
fluxion , il faut en donner une idée
plus claire que n'ont fait les Anciens.
Comme ils n'étoient pas inſtruits d'un
mouvement periodique du ſang , &
qu'ils croyoient , que cette humeur
n'avoit qu'un mouvement fort lent
du foye vers les parties,& que l'eſprit
vital, qu'ils ne faiſoient point differant du ſang arteriel , ne couloit pas
plus vite que le ſang : lors qu'une
partie étoit chargée par un dépôt
d'humeurs , ils croyoient que ce dépôt ſe faiſoit à travers des pores des
chairs , & de membranes , comme de
l'eau qui paſſe à travers une éponge.
Mais aujourd'hui qu'on a examiné de
plus prés la conſtitution des parties,&

que l'on a veû que les pores ne fervent pas à faire les fluxions, on a crû
raifonnablement , que les fucs qui
font mélangez avec le fang, font auffi
charriez aux parties avec lui par les
arteres ; & que le tout ne fait que
paffer par les petits canaux & les pores moyens entre ces vaiffeaux & les
veines (fi ces derniers vaiffeaux ne fe
trouvent pas remplis & bouchez de
quelque matiere craffe , ou s'ils ne
font point referrez , ou comprimez
par le preffement des parties :) &
lors que ce cas arrive, les arteres portent toûjours , & déchargent le fang,
les veines ne le pouvant refumer à
caufe des empêchemens qui fe trouvent ; le fang s'extravafe, & croupit
dans ces parties , qui s'en imbibent
& en déviennent tumefiées : ou fi les
veines ne font pas engagées, ni refer-
rées par la compreffion des parties
voifines , mais que la tiffure des parties fe relâche , & les pores fe dilatent , ils feront remplis par le fang ,
& les humeurs qui y abordent , tellement que la fubftance des chairs en
fera chargée & imbibée : Et voilà

comme se fait la fluxion. Par cette idée nous comprendrons que les repercuffifs, ou repulfifs font des remedes qui doivent tenir la partie dans fa force tonique ordinaire ; & empêcher qu'elle ne s'étende pas davantage, & ne fe charge d'un plus grand dépôt. En fecond lieu comme ce qui a été une fois déchargé par les arteres, ne peut plus retrograder par les mêmes vaiffeaux ; il faut qu'il foit repris par les veines : Et cét effet étant produit par le moyen de repulfifs, ils doivent être par côfequent incififs, & aperitifs. Les Galeniques nous difent qu'ils doivent être froids, parce que le propre de cette qualité eft d'arrêter, & comprimer, & de repouffer : Elle fe rencontre particulierement dans les remedes qui font de fubftance craffe, & terreftre qu'on reconnoit en ce qu'ils font aprés au goût, & aftringens ; en forte qu'il y a deux efpeces de repercuffifs ; la premiére eft des aftringens fimplement ; & la feconde eft des aftringens incififs, & aperitifs, en même-tems. Il femble qu'être aftringent & aperitif, foit une contradiction ; mais ce n’eſt pas de la ſorte : car l’aſtriction ne convient proprement qu’au relachement, & à la dilatation des parties ; & la qualité aperitive & inciſive, n’eſt propre que pour l’obſtruction, & faire ſortir des canaux & des pores les matieres coagulées, craſſes, & viſqueuſes : Et ainſi quand la fluxion eſt faite en quelque partie, il faut bien examiner ſi elle eſt ſurvenuë à cauſe d’une ſimple relaxation de la tiſſure de la partie, ou ſi l’engagement des veines a donné occaſion à la retention, & au trop long ſéjour des humeurs ; car s’il n’y a que la premiere cauſe, les ſimples aſtringens ſuffiront pour cette intention : s’il y a obſtruction dans les veines capillaires, il faudra mettre en uſage les inciſifs, & aperitifs. Nous avons aſſez expliqué ailleurs ce que c’eſt que l’obſtruction, & comment elle ſe fait : il faut maintenant examiner ce que c’eſt que l’aſtriction, & la compreſſion.

L’aſtriction eſt un rétraíciſſement de la partie : elle ſe fait en deux manieres dans les canaux, & par deux

causes totalement contraires , & opo-
sées. La premiere est une diminution
de leur substance; la seconde est une
augmentation. La diminution , se fait
ordinairement par exsication , comme
nous voyons que du parchemin , ou
autre peau se retire , & se rétraissit ,
quand elle se seche aprés avoir été
moüillée ; & ainsi il faut que la capacité des canaux s'amoindrisse , quand
leurs tuniques se retirent. L'augmentation de la tissure des vaisseaux se
fait par l'accez , & la reception de
quelque humeur , qui pénétre leurs
tuniques , les dilate , & les gonfle
tant en dedans , qu'en déhors. D'où
vient , que les tuniques étant ainsi
épaissies , leurs canaux en doivent dévenir moins grands , comme il arrive
assés souvent aux parties caves,& principalement à leurs orifices, lors qu'il
y a quelque tumeur;le *Phymosis* est un
exemple pour comprendre ceci ; & la
compression se fait par le pressement
de quelque partie voisine,ou en tombant sur celle qui est comprimée , ou
étant tumefiée par accident , ou étant
trop remplie naturellement. Et voilà

les causes qui peuvent empêcher la resomption du sang, & des humeurs, qu'il faudra bien examiner ; car au cas que quelqu'une de ces causes fasse croupir les humeurs, les repercussifs specifiques ne serviroient de rien, mais il faudra des humectans, pour l'exsiccation des vaisseaux ; des desicatifs, pour l'acroissement procedant d'humidité : Et pour ce qui est de la compression, si elle est causée par la chûte de quelque partie, il faudra relever cette partie, & la remettre en son lieu: Si elle procede de la tumeur, il faudra pourvoir à cette tumeur,

Voilà les considerations qu'il faut faire pour juger du bon usage des repercussifs. Voyons maintenant de quelles parties ils sont composez. S'ils ne sont purement qu'astringens, nous en avons déja parlé ailleurs ; & s'ils doivent être encore aperitifs, il faut qu'il y ait des obstructions qui empêchent la resomption des matieres obstruantes, qui sont ou terrestres, ou friables, ou visqueuses, & tenaces ; celles-ci se font par coagulation, & acrochement des matieres coagulables, & par fois des parties terreſtres liées par quelques ſoulfres glutineux: les autres par entaſſement. Les coagulations procedent des Acides qu'il faut mortifier par des Alcalis, & diſſoudre par cette voye; car par leurs mouvemens opoſez & leurs figures angulaires, ils écartent ſucceſſivement de part & d'autre les particules de la matiere acrochées enſemble, & deſuniſſent ainſi l'aſſemblage qui s'en étoit fait, & les obſtructions ceſſent. Si les matieres ne ſont que terreſtres & friables, les acides ſont encore bons pour les deſunir, & les écarter, & détruire leur arrangement, comme on démoliroit une muraille de pierre ſeche avec un pieu de bois ou de fer; car les Acides ſont comme des petits pieux à l'égard de ces matieres. Il faut dire en paſſant qu'il n'eſt pas neceſſaire qu'un corps alcali, pour être alcali, ſoit chaud, acre, & piquant, ce n'eſt pas une circonſtance indiſpenſable; car les coraux, les perles, les coquillages, la litarge, &c. ſont alcalis, qui n'ont pourtant aucune acrimonie, ainſi nous donnerons dans le

Catalogue fuivant des repercuſſifs
qui font Alcalis, & n'ont pourtant
aucune acrimonie; nous en donnerons
auſſi des acides parmi. On a veu déja
ci-devant les précautions qu'il faut
obferver pour s'en fervir.

Par ce Syſteme on peut diſcerner,
que ce que les Anciens apelloient repercuſſifs, n'étoit pas ce que nous
devons entendre ; & l'effet que ces
remedes produiſoient, ne ſe faiſoient
pas de la maniere qu'ils l'avoient pen-
ſé, c'eſt à dire en repouſſant veritablement les matieres de la fluxion; &
les faiſant retourner en arriere : mais
bien en dégageant les canaux embar-
raſſés, par où les matieres coulantes
doivent paſſer outre, & continuer
leur chemin vers les grands reſervoirs;
ou en rétraiſſiſſant les eſpaces qui reçoivent le dépôt des humeurs, leſquels ne ſe doivent pas rencontrer naturellement dans une partie;& c'eſt de
la ſorte à (mon ſens,) que l'on doit
conſiderer les répercuſſifs,& leur effet.

Les répercuſſifs ſimples, à ſçavoir
les aſtringens qui reſſerrent les parties
trop laches, ſont

Les *roses rouges*, qui font plus d'effet étant seches que recentes, étant battues, & apliquées deſſus la partie. Leur ſuc eſt encore bon aux ulceres de la bouche, des gencives, des amygdales, s'en ſervant en gargariſme : Si elles ſont ſeches on les fait infuſer, & bouïllir long tems, & doucement dans du gros vin.

Le *Myrte*, tout en eſt bon, feuïlles, & graines : Il rafraîchit comme les roſes, & reſſerre ; il eſt encore tres-bon pour le crachement de ſang, & généralement en toutes les maladies où il eſt neceſſaire de reſſerrer.

Les *Balauſtes* ſont rafraîchiſſans, aſtringens, & deſiccatifs ; & arrêtent toutes ſortes d'extravaſations.

L'*Ecorce de grenade* a la même vertu.

Le *Pourpier* arrête les fluxions : il eſt propre pour empêcher la gangrêne. Il a arrête tous flux de ſang, ſoit dyſenterique, par crachement, ou par les hémorroides, &c. On ſe ſert de la plante pilée, & apliquée, ou de ſon jus, ſur la partie qui ſouffre la fluxion ; ou bien on la peut mêler avec quelqu'un des aftringens ci - deffus.

Le *Lentifque* , eft tres-bon pour empécher , & réprimer le dépôt des humeurs , étant pris en décoction. Il arrête toute perte de fang , de quelle partie que ce foit ; & lui donne même une confiftance moins coulante.

Le *Plantain* eft froid & aftringent ; il deffeche. On peut s'en fervir comme l'on voudra.

La *Ronce* deffeche, & refferre ; reprime toutes fluxions , & les ulceres rongeants.

Les *tendres bourgeons de chêne*, l'écorce moyene du tronc des branches , qu'on nomme la *peau*, & les *glands* font tres - aftringens. On fe fert de la décoction des *feüilles* : & pour les *glands* on les rape, & on les pile pour les apliquer. On peut même les donner interieurement dans du boüillon aux diarrhées, & aux dyfenteties , où ils font des merveilles , particulierement fi on y ajoûte un peu de *laudanum*.

L'*Acacie* eft fort en ufage pour refferrer, tant dans les remedes internes, que les externes. Elle eft rafraîchissante, mais plus desiccative.

L'*Hypocystis* est de même qualité: toutefois on le croit plus astringent, & plus desicatif que l'*Acacie*; on l'employe pour les internes, & pour les topiques.

Le *Bol armenien* est un bon répulsif, mêmes aux vieilles playes, qu'il cicatrise, aux morsures des viperes, & aux piqueures des scorpions.

La *Terre sigillée* a la même vertu. On peut employer l'un & l'autre pour les topiques, & pour l'interieur.

L'*Encens* échauffe, mais il reprime. Il est bon aux playes recentes. Il arrête les fluxions, & le sang qui se perd. L'*écorce* est plus astringente.

La *Manne d'encens* est encore tres-bonne pour le même sujet; leur poudre se mêle avec des cataplâmes, & ainsi qu'on trouve bon.

La *Poudre de noix de galle* reprime fortement, & desseche; c'est pourquoi elle est encore bonne aux relachemens du ventre, & de l'estomach. Elle est d'un grand secours à toutes les parties debilitées, par relaxation. On peut se servir de leur infusion.

Les *noix de Cypres*, & les feüilles desſechent, & reſſerrent: outre les fluxions ſurvenantes aux parties bleſſées, on s'en ſert encore dans toutes les maladies, où l'aſtriction eſt neceſſaire, ou pour le dedans, ou pour les topiques: & pour lors on les fait boüillir dans du gros vin.

Les *Nefles* ſont aſtringentes, on les aplique en cataplâme. L'on ſe ſert de leur décoction, elles ont une grande convenance avec l'eſtomach, & ſont même tres-bonnes aux diarrhées.

Les *Cormes* font le même; On peut les apliquer contuſes, & de mâne maniere que les *Nefles*, ſur les parties relaxées.

Les *Coins* ſont tres bons aux mêmes beſoins. Les petits & les plus odorans ſont les meilleurs. Ils arrêtent les fluxions, leur poulpe étant miſe dans les cataplâmes, & leur ſuc; mais il faut les employer *cruds*.

Les repulſifs aperitifs ſont les *grains de Sumach*, dont l'écorce eſt aſtringente, & acide. On les fait boüillir doucement dans de l'eau: on ſe ſert de la décoction, ou on les pétrit dans un

mortier & on les employe en substance. Ils arrêtent toutes sortes de fluxions, & par leur acidité ils attenuent les matieres crasses, & terrestres. Les feuïlles ont encore la même vertu, & on peut les employer
utilement pour defensif à la gangréne, les pétrissant avec le vinaigre.

L'*Oxyachante*, ou l'*Aubespin* est
astringent, & incisif. On s'en peut
servir pour arrêter toute sorte d'extravasation, tant interieure, qu'exterieure; il est bon aux flux de ventre
bilieux, & dysenteriques.

Les *Feuïlles de Vigne*, & les *Ris-
seaux* qui sortent des branches sont
repercussifs, rafraîchissans, & astringens, & aperitifs: On s'en sert tres-
utilement pour reprimer toutes sortes
de fluxions; pilées, & apliquées toutes recentes sur le front apaisent les
douleurs de tête: leur suc beu, ou
leur décoction, abat les inflammations
de l'estomach, & des autres parties.

Le *Ius de Grenades* aigres, mêlé
avec de la poudre de noix de Cyprés,
de Bol Armenien, &b. est un tres-bon
répulsif

Le *Verjus* de même. On peut le mettre dans les cataplâmes particulierement, s'il y a inflammation à la partie.

La grande *Ioubarbe*, ou *Sempervivum majus* est tres-bonne, paticulierement si son suc est mêlé, avec les feuïlles de Sumach, de millefeuïlles, de *Lentisque*, de roses, de myrte, ou autre astringent, en faisant des cataplâmes.

Ce sont là les répercussifs plus ordinaires & plus faciles à rencontrer en tout tems, en tout lieu, dont on peut se servir, ainsi qu'on jugera à propos.

CHAPITRE XVIII.

Des Antispasmodiques.

CEs remedes conviennent aux convulsions des parties. Les Anciens établissoient deux causes générales de la convulsion, à sçavoir la repletion, & l'inanition. Et aujourd'hui les Modernes ne se payét pas de cette monnoye,

quoi qu'ils n'ayent pas tout le droit
du monde de la refuser. Je ne sçay si
c'est pour ne pas se donner la peine
de bien pénétrer la maniere dont se
font la repletion , & l'inanition ;
toutefois de la sorte que je l'entends,
& que je va l'expliquer , il me semble que ces deux causes ne sont pas
à rejeter.

Il est certain que la repletion dilate
une partie , & qu'il arrive aussi qu'en
la dilatant elle s'étend en longueur ;
si la repletion se fait dans la cavité
sensible , & manifeste de la partie ,
comme nous voyons dans le ventricule , dans la vessie, dans le poûmon
&c. ces parties contenant dans leur
capacité les matieres de plenitude, ces
matieres s'étendent de tous côtez où
elles trouvent du logement ; & en effet l'estomach augmente en longueur,
comme en largeur , quand il est bien
plein d'alimens. La vessie devient plus
ample en toutes dimensions , quand
elle est pleine : & si les nerfs , & les
tendons des muscles , étoient dilatez
de même , la repletion ne feroit pas
la convulsion , mais au contraire le
relache.

relâchement : car devenant plus longs qu'ils ne doivent être, à mesure qu'ils deviendroient plus larges , la partie seroit relâchée , & ce seroit un cas bien éloigné de la convulsion. Tellement qu'il ne faut pas croire que la repletion se fasse de même maniere dans les nerfs , que dans les parties susdites , & leurs semblables : mais elle se fait dans les cavitez insensibles, qui sont les pores & les interstices des fibres , qui composent la tissure des nerfs, des tendons, & des chairs musculeuses. Cette repletion se fait par une infiltration de matieres liquides & pénétrantes , de même qu'il arrive à une corde tendue mediocrement , laquelle étant mouïllée se racoutcit , parce qu'elle se dilate , & tire par consequent ce qui est ataché à ses bouts. Ce fût un tour d'esprit dont se servit un Ingenieur pour élever jusques au point qu'il falloit une piramide d'une extrême pesanteur , ne la pouvant faire monter plus haut par ses machines , à cause que les cabestans, ne pouvoient plus jouër , & passer plus avant , pour gagner enco-

re un pied d'élevation , ou environ,
qu'il falloit , afin de mettre la piramide en son lieu destiné : il fit mouïl-
ler toutes les cordes des cabestans, qui
en s'étendans & se racourcissans éle-
verent la piece suffisamment pour être
placée. C'est à peu prés de la sorte que
se fait la convulsion par repletion ;
j'entends celle qui est fixe , & per-
manante , par laquelle les parties sont
incessamment tirées vers leurs principes , sans aucune relaxation , ni intervalles : Car les fibres des tendons ,
& des parties nerveuses, étant toûjours
remplies , sont aussi toûjours tendues,
& par consequent convulsées. Nous
avons déja donné assez d'idées de cette cause ailleurs.

La seconde cause de la convulsion
est l'inanition, qui est oposée à la precedante. Cette cause produit le même
effet par une voye differente, & voici
comment. Il est certain que les parties
nerveuses ont une tissure particuliere , & une disposition de leurs fibres,
differente des autres parties; tellement
que ces fibres ayant une quantité dé-
terminée en longueur, & en largeur, si

elles augmentent dans leurs dimensions par l'accez d'une matiere qui
s'incorpore avec elles , parce que des
parties ajoûtées à d'autres parties ,
doivent faire un plus grand. tout : Il
faut auſſi par la loi du contraire , s'il
ſe fait une détraction d'une portion
de la ſubſtance de cette partie, qu'elle
dévienne moindre : Et comme la matiere , qui eſt ſoûtraite à la partie , ne
paſſe pas dans un autre endroit de ſa
ſubſtance , pour lui conſerver ſa longueur , mais qu'elle ſe ſepare tout-à-
fait , ou par exſiccation , ou par fuſion , ou autrement ; la partie dans laquelle ſe fait cette perte , diminuë en
longueur , & en largeur : car elle ne
ſçauroit reſter dans la même quantité,
& étenduë par la diſſipation qui ſe
fait : tellement qu'il faut qu'en ſe
racourciſſant , elle tire aprés ſoi ce
qui lui eſt attaché. Nous voyons un
exemple de ceci dans les peaux , &
ſur tout dans celles d'un tambour ,
qui ſont plus tenduës dans un teins
ſec , & plus laches dans le tems humide : ou quand on aproche du feu
un parchemin mouillé , & qu'on le

seche trop. Et voilà la seconde cause de la convulsion qui de même que la premiere produit une convulsion permanente, & continuë.

Il y a une troisiéme cause de ce symptome, qui est l'association d'une matiere acre, & piquante, qui fait retirer les nerfs, & les parties tendineuses. C'est la cause que les Modernes admettent, mais ils n'expliquent pas comment la convulsion se fait ; il en faut dire quelque chose qui s'acorde avec ce qu'ils nous raportent, qui ne se trouvera pas fort éloigné de la doctrine des Anciens.

S'il faut une cause materielle acre, & piquante, qui ait penetré dans les parties convulsibles ; il faut en même tems que cette matiere occupe un lieu dans ces parties : or si les corpuscules piquans penetrent, par exemple, un nerf, ou un tendon ; ils ne peuvent se loger que dans les pores, & les interstices ; en sorte qu'il faut que les fibres qui font la tissure de cette partie, soient écartez les unes des autres, par la quantité & grosseur de ces corpuscules, & par leur mouvement continuel.

Mais avant que de paſſer outre dans cette explication , il faut ſçavoir que les fibres droites des parties ne ſont pas couchées, les unes immediatement ſur les autres , en ſituation parallelle, c'eſt-à-dire qu'elles ſoient couchées, & étenduës les unes tout du long des autres , ſe ſuivans directement, & également comme les doits de la main quand ils ſont étendus : mais qu'elles paſſent , quoi qu'imperceptiblement, les unes ſur les autres , devant , derrierre , deſſus , deſſous , en tout ſens : s'entrelaſſent inſenſiblement dans leur longueur , & s'embarraſſent ainſi pour faire un tiſſu plus fort : car autrement ſi les fibres étoient couchées parallellement , comme nous avons dit , ſans s'entrelaſſer , elles ne ſeroient pas jointes enſemble , & ſe ſepareroient facilement , les unes des autres , & n'auroient pas une liaiſon plus forte , que les filets d'un écheveau , entaſſez ſimplement les uns contre les autres , & que l'on écarte facilement avec les doits, parce qu'ils ne ſont point liez par un entrelaſſe- ment : & ainſi les fibres de ces parties s'écarteroient sans peine les unes des autres par l'entremise de ce qui se glisseroit entre-deux , si elles étoient disposées de même que les filets d'un écheveau ; & la force du nerf , ou du tendon seroit extrémément affoiblie. Si bien donc qu'il faut que les fibres soient insensiblement entremêlées , comme nous venons de dire ; & ainsi il est certain que par cette disposition, elles forment entre elles des petits pores , ou espaces plus longs que langes , & comme en forme de losanges par leur croisement, lesquels venans à être remplis des corpuscules convulsifs , il faut que les fibres soient écartées par de petits intervales en maniere de losange , ou suivant la figure d'un fuseau; de même que nous voyons tres-bien dans une fronde , que l'on élargit par les côtez en la tirant de part & d'autre , dont les croisées nous font une figure fort aprochante de celles des fibres tendineuses , ou nerveuses ; & nous laissent voir des trous en losange , & maniere de reseau , qui ne paroissoient point quand on tiroit la fronde par les deux chefs,

& qu'on la tenoit ainsi tenduë & ferrée. Il est encore aisé à voir lors qu'on dilate ainsi la fronde qu'elle dévient plus courte en sa longueur, si bien que si les corpuscules qui font la convulsion entrent dans le tissu d'une partie, qu'ils se logent dans les pores que nous venons de déterminer, & qu'ils écartent, & dilatent la fronde (pour ainsi dire) il faudra que la partie se racourcisse, & par conséquent qu'il se fasse une convulsion : Et c'est de la sorte que celle qui procede de repletion, ci-dessus mentionnée se fait. Mais il faut remarquer que si les corpuscules acres, & piquans qui font ordinairement des sels acides, ou alcalis (il n'importe) font fixes, & immobiles; la convulsion fera fixe de même, permanente, & continuë : que si les sels font volatiles, & muables; la convulsion fera par intervales, alternative, ou par accez. Outre cela elle fera encore douloureuse, parce que ces sels piqueront les fibres nerveufes, par leurs pointes, & la douleur s'augmentera grandement, quand on voudra éten-

dre la partie par force, & la tirer violemment. La raison en est, qu'en tirant
la partie, on fait aprocher les fibres
écartées, les unes des autres; & trouvant l'obstacle des corpuscules aigus
disposez en confusion dans les pores
(ainsi que des cloux dans un petit
sac, dont les pointes tantôt dans un
biais, tantôt dans un autre se presen-
tent vers la toile du sac & la percent)
lesquels piquent les fibres, & entrent
plus avant dans leur substance : comme il arriveroit si l'on avoit des aiguilles entre les doits, disposées en
sorte que les extremitez fussent ap-
puyées l'une contre un doit, & l'autre
contre son voisin, & qu'on serrat les
doits l'un contre l'autre, plus on ser-
reroit, plus la piqueure seroit forte,
& douloureuse ; de même plus on fait
aprocher les fibres entre elles en les
tirant, plus la douleur doit être
grande.

Outre ces causes on peut encore en
raporter une quatriéme, qui est les
esprits animaux agités en desordre par
quelque cause explosive, qui les chaf-
se & les secoüe, & en s'atachant à

eux les met en un mouvement déréglé. Nous avons déja dit quelque chose ici devant en parlant des vents , & du nitre , qui apartient à cette matiere ; nous en toucherons encore un mot en paſſant au ſujet de la convulſion.

On a remarqué dans le chapitre des Reſolutifs , que lors que les eſprits animaux ſont dás une juſte ſymmetrie, & ſituation convenable entre eux, ils n'ocupent de lieu que ce qu'ils faut naturellement : mais que lors qu'ils ſont mis en deſordre , ils ſe remuent ſans acord , leurs faces, & leurs parties ſont opoſées irregulierement ; ils s'entrechoquent , & ſe heurtent violemment ; ils reſſautent de tous côtez, & cauſent ainſi une diſtenſion dans la partie qui les contient. Or cette cauſe explosive eſt ordinairement ou un nitre volatile , un un ſoulfre qui s'attache avec les eſprits , ou des corpuſcules venimeux , & malins , qui par leurs figures , & leurs mouvemens contraires , & opoſez détournent la route des eſprits ; renverſent leur arrangement ; déréglent leurs mouvemens ; & cauſent des ſeditions , &

des agitations turbulentes entre eux ;
& par ce defordre ils gonflent les
parties, & les tiennent en convulfion, qui ataque la partie mobile par
fecouffes, & par reprifes, felon que
les efprits fe diffipent, & fecoüent
les matieres qui les ont faifis, &
ébranlez ; ou que ces matieres font
fournies par intervales, & acouplées
avec les efprits.

Voilà les quatre caufes plus com-
munes des convulfions. Il y en a encore une cinquiéme qui eft plus ordinaire aux playes, qui eft celle qui
procede de la bleffure das parties nerveufes,& tendineufes piquées. Il n'eft
pas fort aifé à comprendre comment
une partie piquée fe retire, & tombe
d'abord en convulfion : il me femble
pourtant que la chofe peut fe faire
en cette maniere. Il arrive à une partie nerveufe piquée, ce qu'on voit
furvenir aux parties charneufes, à fçavoir que les pores,& les canaux étant
pervertis par la bleffure, les fucs, &
les efprits ne trouvent plus leurs routes acoutûmées dans la même difpofi-
tion:il s'y fait des engagemens,& des

obftru&ions , les efprits viennent en déroute , les fucs s'extravafent dans les interftices , féparent la tiffure des fibres , les écartent, & font une tumeur dans la partie bleffée du nerf, ou du tendon qui l'éleve , & l'enfle de tous côtez : c'eft ainfi qu'il fe racourcit, la longueur des fibres, étant employée à faire un circuit , à caufe de la tumeur. Et comme il n'y a perfonne qui ne fache qu'en tenant une petite corde , ou un filet tendu par les deux bouts , un de châque main , fi quelqu'un le prenant par le milieu le tire vers le côté , il lui fera faire un angle : or pour que les filets s'écartent par un angle de la ligne droite , où il étoit auparavant , il faut que les extremitez s'aprochent , & que la diftance des deux mains qui le tiennent devienne moindre. C'eft ainfi qu'on pourra comprendre comment fe fait le racourciffement du nerf ou du tendon bleffé par cette divulfion des fibres , à caufe de la tumeur qui s'y fait.

Nous laiffons le champ libre à Meffieurs les Medecins pour examiner plus particulierement toutes les

caufes de la convulfion, & nous paf-
ferons de cette courte connoiffance à
celle de la nature des remedes Antifpafmodiques.

Il eft raifonnable d'établir autant de
fpecifiques, contre les cóvulfions, qu'il
y a des caufes differantes de convulfions, s'il faut que le remede foit opofé
à la caufe du mal, & fi les maladies
fe gueriffent par fes contraires. Nous
avons remarqué ci-deffus cinq caufes differantes de la convulfion, à
fçavoir la repletion, l'inanition, le
picotement, & l'acrimonie des fels &
des venins ; le mouvement tumultueux des efprits ; & la folution de
continuité par la playe des tendons,
& des nerfs. Mais auparavant que de
terminer ces fortes de remedes, il faut
fçavoir fi ces efpeces de convulfion,
peuvent fe rencontrer dans les playes;
fur quoi l'on peut dire que la repletion peut être rarement une caufe
convulfive dans les playes : car, comme nous avons fupofé, qu'elle ne fe-
fait que par une infiltration des fucs
dans la fubftance du nerf ou du tendon, je n'aperçois pas comment une
playe peut être caufe de cette infiltra-

tion. Il y a plus de probabilité qu'elle se puisse faire par inanition à cause de la perte du sang par la playe, & du suc nouricier, à cause de la dissipation des esprits ; de la diette exacte que l'on fait observer à une personne blessée, à cause des évacuations qu'il faut faire, &c.

La troisiéme espece se peut encore rencontrer; car la dépravation ou putrefaction des matieres purulentes, c'est-à-dire les sels exaltez, ou en flueur, & dissouts avec les humeurs alterées, ou les venins, peuvent être resorbez & remêlez avec le sang, & être ainsi portez, ou dans les nerfs, ou dans leurs principes ; & causer par leur picotement, la convulsion, comme nous avons déja expliqué.

La quatriéme espece, peut encore arriver dans les blessures ; car les soulfres étant exaltez par la dissolution du pus, & dispersés comme les sels par les vaisseaux, peuvent causer l'explosion des esprits : Et pour ce qui est de la derniere, je n'en diray rien, puis qu'il est évident qu'elle dépend absolument de la blessure du nerf, ou du tendon.

Aprés cet examen, nous pouvons dire, qu'on peut faire quatre differances des remedes Antifpafmodiques. Les premiers doivent être propres pour corriger l'exficarion, ou l'ination des parties. Les feconds doivent empêcher le mélange des fels avec le fang, temperer leur acrimonie, c'eft à dire, émouffer leurs pointes. Les troifiémes doivent détourner l'accouplement des foulfres, & des efprits ; & fixer la volatilité des foulfres, & les quatriémes doivent tendre à la difcuffion de la tumeur de la partie qui foufre la convulfion ; à la rétablir, & à redonner à fes pores leur premiere configuration.

Pour établir la premiere efpece apropriée à l'inanition, il faut fçavoir quelles humeurs felon la nature font neceffaires pour l'entretien de la partie. L'on n'en trouve point d'autre que les efprits, le fang, & la lymphe, & ainfi le regime de vie nourriffant, & de bon fuc fera le remede propre à l'inanition : Si elle procede d'exficarion, à caufe d'une grande intemperie chaude ; & pour lors il faudra se servir des rafraîchissans, qui humectent, tant alimentaires que medicamenteux, & topiques. Il est peu des Chirurgiens qui ne sçachent quels alimens sont propres en cette rencontre.

Pour ce qui est de la seconde espece qui doit empêcher la mixtion des sels, & corriger leur acrimonie, elle doit être des remedes qui fixent les sels volatiles, & précipitent les fixes exaltés. Ceux de la troisiéme seront des sels fixes qui enveloperont les soulfres, & par leurs pointes les embarrasseront, en maniere qu'ils n'auront plus la liberté de s'allier avec les esprits, & faire des explosions ou des rarefactions subites. Et pour la quatriéme on choisira ceux qui seront proprement émolliens, & resolutifs, afin de relacher la distension de la tumeur, & dissiper la cause tumefiante materielle. Nous avons déja parlé de ceux qui constituent la premiere espece, voyons ceux de la seconde classe qui empêchent le mélange des sels acres avec le sang; & ce sont en premier lieu les purgatifs, les diuretiques , & les sudorifiques , (qui sont du ressort de Messieurs les Medecins.) Secondement ceux qui embarrassent les sels , & les précipitent ; & ce sont proprement ceux qui abondent en soulfres vitrioliques , parmi lesquels on raporte le carabé , & son huile tirée artistement , qui sont d'un grand secours ; on la donne avec quelque vehicule convenable jusques à quatre ou cinq goutes.

Le *Gagas* , ou *jayet* & son huile en même dose , & de même maniere.

Le *Castoreum*, & sa Teinture, à quelques goutes dans quelque liqueur , comme l'eau de sauge , de betoine , de pulegium , & de muguet *&c.*

L'*Opium* & ses préparations , dont les soulfres arrètent merveilleusement les sels volatilisez ; & les envélopent, en sorte qu'ils servent comme de cole pour attacher les corpuscules salins les uns, aux autres. L'usage & la dose en sont assez connus.

L'*Huile de semence de Pæonia* tirée par distilation, donnée jusques à six ou sept goutes dans du bouillon,&c.

La *Mumie,* ou *Asphalte,*ou bien cet-

re liqueur qui découle des cadavres
embaumés, avec l'*Asphalte* , l'*Encens*,
la *Myrrhe*, & l'*Aloes* , prise avec du
bouïllon , ou du vin , au poids d'un
scrupule.

Le *Baume naturel* qu'on aporte du
Perou donné jusques à quatre goutes
dans quelque liqueur.

La *Décoction du Cyclamen* dans de
l'eau , ou son infusion dans du vin
blanc, beuë.

L'*Hysope*, sa décoction ou son jus
pris interieurement , ou son huile tirée par distilation jusques à quatre, ou
cinq goutes.

Le *Stæchas* , sa décoction prise en
brevage , ou une ou deux cuillerées
de son jus avec du vin , ou du bouïllon.

L'*Imperatoire* dont on peut prendre la racine en poudre avec du vin ,
ou du boüillon, ou sa décoction, ou
infusion dans le vin blanc.

Le *Chamædrys* en décoction, ou
son jus exprimé,& pris à une ou deux
cuillerées.

Les Antispasmodiques qui fixent les
soulfres, les embarrassent, & les ab-

sorbent , sont ceux qui abondent en sels fixes ; & tels que sont les sels des simples suivans , leur suc , leur décoction , leur infusion , leur poudre, &c.

La *Ruë* de quelque maniere qu'on s'en serve, ou de la graine, ou des feüilles , est tres-bonne , pour cet effet , particulierement, si la convulsion est causée par une piqueure , ou une morsure venimeuse.

L'*Absynte* dont on fait des décoctions , des syrops , des conserves , &c. est tres-bonne à cet accident ; & d'autant mieux s'il procede de malignité, ou de venin.

Le *Rômarin* , dont le suc exprimé est ce qu'il a de meilleur , on en peut prendre une cuillerée seul, ou avec quelque vehicule.

La *Lavende* , & la *Sauge* de même maniere.

La *Betoine* dont tout en est tres-bon de quelque façon qu'on s'en serve, de même que de la sauge , soit seche , ou recente , en suc , en infusion , ou en poudre &c. & d'autant mieux si la convulsion procede d'une playe venimeuse.

L'*Angelique*, on se sert de sa racine ou en poudre, ou en décoction : elle est excellente quand les convulsions sont causées par des morsures, ou piqueures venimeuses.

La *Zedoaire* est d'un grand effet dans les convulsions qui procedent des causes precedentes.

La *Valeriane*, outre qu'elle est bonne aux playes avec malignité, comme l'Angelique, la Zedoaire, &c. elle est encore tres-utile aux convulsions qui viennent par une cause maligne, ou toxicale.

La *Serpentaire*, ou *Dracunculus minor*, a des vertus tres-particulieres, outre celle qu'elle a pour les convulsions ; car elle est tres-bonne aux ulceres malins, & rongeans, aux fistules lachrymales, employée dans les collyres.

Le *Contra hyerva*, & *la Vervaine* sont de même force pour le même usage.

Le *Chamæpitys* est un tres-bon Vulneraire pour consolider, pour incarner, & pour empécher le changement des playes en ulceres.

Le *Bardane* dont les feüilles valent mieux que la racine, en ce cas, est tres-bonne aux convulsions des parties : les feüilles étant apliquées en cataplâmes, & sur les vieux ulceres, elles font encore merveille.

La *Poudre des santaux* fortifie grandement les parties nerveuses, & discute les causes des convulsions.

On tire encore de ces vegetaux leurs sels par l'incineration, la dissolution, la filtration, & la coagulation, qui font tres-bons ; outre ceux qu'on tire des coraux, des perles, des coquillages, du crane humain, de l'ambre, du jayet, & autres qui font encore tres-bons pour absorber les soulfres qui font la convulsion. Et enfin pour ce qui regarde la derniere cause de la convulsion qui est la piqueure des parties nerveuses, & membraneuses, on s'en raportera aux chapitres des Emolliens, & des Resolutifs, où l'on trouvera & les simples, & les composez pour ce besoin, qu'il seroit inutile de raporter en ce Chapitre.

CHAPITRE XIX.

Des Catheretiques, Escaroti- ques, & Septiques

CE n'est que par la négligence des Chirurgiens, ou par la mauvai- se constitution des personnes blessées que les playes engendrent quelque- fois non seulement des chairs baveu- ses, & superflues, mais des callosi- tés, des tubercules, des excroissan- ces polypeuses, & autres : Et pour lors la Medecine qui ne manque pas d'industrie, & de secours pour toute sorte d'accidens, met en usage les Catheretiques, les Escarotiques, & les Septiques qui sont des remedes presque d'un même genre, mais ils dif- ferent en degré de force ; car tous les trois rongent, devorent, & dissol- vent. Toutefois les Catheretiques, ne font que manger les chairs fongeu- ses ; Les Escarotiques ou caustiques brûlent & corrodent, & les Septiques pourrissent, & dissolvent les humeurs,

& les chairs,& font cette operation
avec tant de violence,que la pourriture qu'ils produifent , eft plus maligne que ce qui procede du fpha-
cele.

Pour avoir une plus parfaite connoiffance des trois , il faut auparavant examiner les fujets pour lefquels on s'en fert. Commençons
par les Catheretiques , que l'on employe pour corroder les chairs fuperfluës , baveufes , & pourries.

Il eft évident que ces fuperfluitez
font contre-nature,& qu'elles empêchent la guerifon des playes.Voyons
comment elles font produites. Nous
avons remarqué ailleurs, que les parties fe nourriffent , ou du fang , ou
de la lymphe : Nous avons expliqué
comment l'affimilation fe fait en la
partie vivante par l'entrelaffement ,
& la liaifon des parties longues &
pliantes de la lymphe coagulable ,
ou des globules du fang étendus en
longueur. Il faut encore remarquer
en cét endroit que ces particules alimentaires , pour devenir parties vitales , ou vivantes , doivent avoir une

communication, & une union avec toutes les parties vivantes du corps; ainſi elles doivent s'unir, s'acrocher & s'enter, pour ainſi dire, avec les fibres des nerfs, pour avoir le ſentiment avec les arteres capillaires, pour recevoir l'humidité qui les empêche de ſe fletrir, & de ſe ſecher; & encore avec les venules pour ſe décharger du reſte du ſuc alimentaire aprés leur avoir été fourni par les arteres ; & que tout ce qui n'a pas union avec ces trois genres de parties, eſt privé du privilege, & du bien que les principes de ces parties leur font : tellement que ce qui n'eſt point dirigé par l'œconomie de ces principes, ne ſçauroit durer long-tems en bon état, & doit devenir incommode au reſte. C'eſt par cette raiſon que les chairs pourries doivent être conſumées, parce qu'elles ne ſervent de rien ; & qu'encore qu'elles ſoient faites des parties de la lymphe portées dans la partie bleſſée, elles n'ont aucune liaiſon, & aucune communication vitale avec les petites fibres nerveuſes, avec les venules, & les pe-

tites arteres; tellemét que ces excroiffances ne font point veritables parties du corps, qui doivent être adherantes, & continuës, car tout eftcon-
joint par un même principe radical
de vie. Il faut maintenant examiner
comment elles fe font. Ces chairs fe
peuvent former en deux manieres: La
premiere, & la plus ordinaire eft par
une voye d'excretion ; & l'autre par
accumulation exterieure. La premiere ne fe fait pas d'autre façon,
fi ce n'eft que la tiffure de la partie
bleffée n'étant pas encore entierement rétablie, la configuration premiere des pores n'étant pas reparée,
toutes les particules lymphatiques,
& fanguines qui abordent en cette
partie, ne rencontrent pas des lieux
propres pour y recevoir une fituation, & une place perpetuelle, ni
elles ne font pas toutes refumées
par les voyes du retour, à caufe
qu'elles ne font pas encore remifes
en leur état naturel. Si bien que ces
parties lymphatiques, qui font d'ailleurs toutes propres pour être affi-
milées, ne le pouvant pas être à
caufe

cause du défaut de la partie blessée,
font expulsées succeſſivement en déhors par le mouvement periſtaltique
des fibres charneuſes, & membra-
neuſes, & encore par l'impulſion
d'autres parties succeſſives qui abondent inceſſamment & pouſſent toûjours ce qui eſt au devant d'elles, de
la maniere qu'elles font pouſſées par
le mouvement periſtaltique des glan-
dules, & par la vibration des arteres; & ainſi ces particules lymphatiques ſortent en confuſion, & toutes embroüillées les unes avec les
autres font enfin arrêtées à la ſuperficie de la playe, les plus proches
de la partie vivante étant diſperſées
dans les chairs, comme des petites
racines, par le moyen deſquelles ce
qui eſt déhors demeure adherant.

L'autre maniere d'acumulation ſe
fait par un entaſſement des parties
lymphatiques, ou purulentes, qui
s'atachent ſur les chairs vives, dont
les plus baſſes par le moyen des ſels
qui y creuſent des petits couduits,
s'inſinuent, & font, pour ainſi dire,
de petites racines qui ſe confondent

avec les fibres charneufes, de la partie vivante. Ces chairs fongueuſes étant negligées, elles ſe deſſechent, & ſe durciſſent quelquefois en ſorte, que les remedes precedants n'en peuvent pas venir à bout ; & il ſe fait des chairs calleuſes qui demandent la force des Eſcarotiques. Et en dernier lieu il peut arriver que les petits vaiſſeaux qui portent le ſang, & les petites fibres des nerfs s'étendent en déhors, & paſſent par delà leur terme ordinaire, leur tiſſu ſe remplit des fibres ; il s'en fait des excroiſſances de chairs ſurabondantes, qui ont ſentiment, qui ſont fermes, & ſolides ; & qui ſont de la couleur de la chair vivante. Mais quoi que ces chairs ſuperfluës ayent des conditions aprochantes des autres chairs ; attendu qu'elles excedent, & qu'elles incommoderoient par leur quantité les uſages, & les actions de la partie, ou qu'elles la rendroient difforme, il eſt neceſſaire de les détruire, & c'eſt ce que l'on peut operer par le moyen des remedes Septiques qui ſont ceux qui corrompent, & putrefient les chairs, comme les Efcarotiques les brû-lent.

L'action de ces trois efpeces de remedes eft la même ; à fçavoir la diffolution ; mais il y a du plus, ou du moins dans leur force. Les Ca-theretiques agiffent plus doucement; ils diffolvent & abforbent en même tems les humiditez, les agitent, les attenuent, & diffipent en fumée leurs parties les plus volatiles ; & les plus glutineufes, s'attachent aux apareils des playes, ou fe laiffent facilement emporter par la main du Chirurgien. La diffolution de ces matieres fe peut facilement comprendre par ce que nous avons déja dit ailleurs ; & que nous ne repeterons plus ici. Il refte maintenant à fçavoir de quelles parties peuvent être compofez ces remedes. Galien & les Meilleurs qui fuivent à fa doctrine, nous difent que le remede catheretique étant ce-lui qui confume toute chair inutile, fuperfluë, fongueufe, putride, po-lipeufe, & mêmes les tubercules, les callofitez & les verruës, par une action moderée, & comme par une maniere de fusion, sans endomager la veritable chair, est d'une substance, ou matiere tres-subtile, chaude au quatriéme degré, & en laquelle l'élement du feu prédomine. Tous ces effets conviennent effectivement aux Catheretiques ; & les Chymistes font consister leur force dans l'abondance des sels corrosifs, qui sont tantôt Alcalis, tantôt Acides, tantôt composez des uns, & des autres ; c'est proprement à ces corpuscules que l'action du remede corrosif est deuë ; quoi qu'il faille un certain assaisonnement d'esprits, & des soulfres pour mettre ces sels en action. Entre ces remedes le premier, & le plus ordinaire, est

L'*Alun* dont on prépare des remedes propres aux playes ulcerées. On en tire un esprit acide aprés en avoir tiré le phlegme, qui sert particulierement pour déterger les playes, & les ulceres. L'esprit acide est bon pour faire tomber les chairs calleuses, insensibles, & mortifiées ; & *l'alun brûlé* ou *calciné* dépoüillé de son acide, & qui n'est pour lors qu'un Alcali, est bon pour ronger les chairs fongueuses.

Le *Plomb brûlé* agit fort doucement, & desseche beaucoup : il dissout les chairs fongueuses par l'acide du soulfre, dont il a été empreint en la calcination.

Le *Pompholix* ou *Tuthie*, qui est un composé des parties volatiles du *Cuivre*, & de la *Cadmie*, qui se fait accidentelement aux cheminées des forges ou fourneaux. Pour le *Cuivre* c'est un Alcali bien doux ; il desseche, & dissout sans échaufer, en mortifiant les acides qui coagulent : c'est une tres bonne drogue pour les ulceres, & les playes qui engendrent des chairs baveuses, qu'il faut faire perir sans irriter la partie.

L'*Antimoine* reduit en poudre opere le même effet par un acide occulte qu'il contient, envelopé de quantité de soulfre. Ce n'est que par le moyen de ce sel acide que son soulfre est vomitif, & que sa poudre est corrosive. On en fait une préparation Chymique qu'on apelle *beurre* ou *huile Glaciale d'Antimoine.* On peut voir chez les Auteurs comment elle se fait ; c'est un puissant caustique pour manger les chairs baveuses, & mondifier les ulceres. Il est encore tres-bon pour la guerison des cancers.

Les *Chaux* de *coques d'œuf* & des *coquillages*, sont des Catheretiques assez doux, & fort bons.

Les *cendres* des *plantes* caustiques comme de *Titymale*, de *Flammula*, de *Satureia*, d'*Arum*, *&c* operent le même effet, à cause des sels Alcalis corrosifs & caustiques en quoi ces plantes abondent.

Le *Mercure* dont on fait quelques préparations, est encore au rang des Catheretiques. Le *Sublimé corrosif* ronge, & devore puissamment les excroissances des chairs superfluës, & les vilenies baveuses des ulceres.

Le *Precipité rouge* est un tres-bon escarotique pour corroder les chairs, & pour ouvrir les cancers, les écroüelles. &c. On s'en sert mêlé avec l'égiptiac, ou avec du suppuratif. Il y a d'autres préparations de précipitez , d'huiles corrofives,qu'on verra dans les Auteurs de Chymie.

Les efpeces de *Vitriol*, & particulierement le *Calchantum* font tres-efficaces. Le *Calcytis* , le *Miſy*, , le *Sory*.

L'*Æs uftum* , ou *l'airain brûlé* , le *verd de gris* , & le *vitriol de Venus* , détruifent les chairs fongueufes. Le *Vitriol* fe refout en liqueur au frais humide qui eft propre aux mêmes ufages que le Vitriol.

Outre ces cathcretiques fimples fufmentionnez, on a encore des compofitions, à fçavoir l'onguent Ægyptiac, l'Apoftolorum, l'emplâtre de chaux vive, pétrie avec le miel ; ou les Trochifques de la même pâte fe-chée fur le feu. Les Trochifques d'Afphodelle , d'Andromaque , de Galien, &c.

Les Efcarotiques, ou Cauftiques qui brûlent la peau , & les chairs font mis au rang des remedes ignées, par les Galeniques. Ils font leur effet avec violence , & font efcarre. Ces Medecins font trois fortes de remedes Efcarotiques, ou ulcerans , à

sçavoir les *Vesicatoires*, les *Escarotiques*, & les *Caustiques*. Ils ne sont
pas d'usage aux playes comme les
Catheretiques. Ils ne servent que pour
brûler la peau, & faire des ouvertures. Ils peuvent toutefois être employés lors qu'il faut faire des incisions, pour donner issuë à quelques
matieres retenuës, & que le malade
aprehende le fer. On prepare le lieu
de l'ouverture par les caustiques, &
l'on mortifie la partie par cette voye,
en sorte qu'elle n'est plus si sensible
à l'incision. Mais ce n'est qu'un amu-
sement, si l'on l'examine bien ; car
on ne sent pas moins la douleur du
coup, & l'on souffre par avance l'o-
peration du caustique qui est tres facheuse, & bien longue pour le tems
que l'on a à souffrir; au lieu qu'avec
le fer l'operation est faite dans un
moment. Toutefois il faut s'acomo-
der à l'esprit des pauvres malades qui
souffrent, pourveu que la complai-
sance ne leur soit pas nuisible.

Les principaux Caustiques sont la
chaux vive, *le vitriol brûlé*, *l'airain
brûlé*, *l'eau forte*, *la pierre infernale*,

le *sublimé corrosif*, & *les caustiques*
faits du sel alcali, ou de *lessive* forte
des savonnieres. On fait encore un
bon caustique qui fait son operation
dans une heure & demi de tems, avec
une once de lie de vin brûlée, ou
tartre brûlé ; six drachmes de Calcanthum ; quatre scrupules de sel
armoniac ; une once de chaux vive.
On fait dissoudre toutes ces choses
dans une forte décoction de Titymale, & le tout étant bien dissous, &
le menstrue bien impregné des sels
de ces ingrediens, on fait évaporer
dans un pot de terre sur le feu le
menstrue, jusques à consistance de
terre, ou de pierre, & l'on garde la
masse dans des bouteilles bien bouchées.

Les Septiques qui pourrissent les
humeurs, & les parties solides, sont
d'une constitution tres-chaude, suivant les Galeniques, & dissipent nôtre chaleur ; ou l'augmentent jusques au degré de feu, & d'incendie;
& consument l'humide primordial,
mettent en fusion & en dissolution
les parties solides, & les font tom-

ber dans la pourriture avec puanteur; tellement que de tous ces effets ils concluent que le feu prédomine en un souverain degré dans ces remedes, & ils prétendent qu'il consiste dans une matiere de substance mediocre en crassitude, & point du tout tenuë & subtile, d'autant qu'elle seroit trop dissipable, particulierement étant combatuë par nôtre chaleur vitale. Toutes ces qualités peuvent aussi bien dependre d'un dégagement des sels corrosifs, comme nous avons dit ci-dessus, armez de quelques soulfres fort actifs; par lesquels ils font agités,& rendus brulans par leur combinaison. Voici ceux qui font les plus en usage.

L'*Arsenic* qu'on peut avoir plus ou moins fort, selon qu'il plait, on n'a qu'à le préparer pour cela. C'est un mineral composé de beaucoup de soulfres, & de quelques sels corrosifs; si on s'en sert sans aucune préparation, & tel qu'il est comme on nous le vend chez les Marchands, il est tres-caustique, & l'on s'en sert fort heureusement pour détacher les

chairs pourries , & fongeuses des
ulceres , & des vieilles playes. On
en fait un regule avec les cendres
gravelées & le savon , qui est moins
violent. On le sublime encore avec
le sel decrepité ; & il est encore plus
doux que le regule, il ronge pourtant , & détruit les chairs baveuses ,
mais plus lentement. On le mêle
avec des onguens propres, comme
font le *supuratif, l'Ægyptiac , &c.*
Si l'on veut des préparations d'arsenic plus fortes que l'arsenic simple ,
& naturel , il en faut faire le caustique avec le salpetre , & le soulfre ;
& l'huile corrosive, avec le sublimé
corrosif. Voyez les Auteurs de Chymie pour ces préparations , & entre
autres Monsieur Lemery.

L'*Orpiment* est une espece d'*Arsenic,* c'est proprement l'*Arsenic jaune,*
comme le *Realgal,* ou *Sandaraque ,*
& l'*Arsenic rouge.* Ils font un peu
moins farouches que l'*Arsenic blanc.*
On en peut voir les préparations, &
les usages dans les Auteurs cités.

Il y a encore des vegetaux qui produisent des semblables effets, comme

les *Aconits*, les *Titymales*, le *Flammula*, l'*Arum*, le *Thymelaea*, le *Driopteris*, & autres, dont il n'eſt pas beſoin de parler, parce que leur uſage eſt plus nuiſible, & plus dangereux, que profitable: Et quand il ſera neceſſaire de ſe ſervir des Septiques, il faut employer les uſitez, & commencer toûjours par les plus doux, d'autant que ces drogues étant ennemies des parties vivantes, elles ne les épargnent pas; & font même gliſſer dans le ſang & dans l'interieur, des corpuſcules mortels, qui font des effets ſurprenans, & des deſordres irreparables. Tellement qu'il ne faut jamais ſe ſervir de ces drogues Septiques, qu'avec bien de precaution, apres les avoir preparées ou par les regles de la Chymie, ou ſuivant la maniere de Galien, par des lotions reïterées avec des eaux de pourpier, de laitue, d'oſeille, de roſes, de ſempervive, du ſuc de limons, &c. & ne les pas apliquer qu'avec quelque cerat, ou onguent; les mêler enſemble en petite doſe, & éviter le voiſinage des parties principales; car on a veu succeder des facheuses suites.

CHAPITRE XX.

Des defensifs & Antisphaceliques qui empéchent la gangréne.

CEt inconvenient est un des for-midables qui peuvent survenir aux playes. Il arrive par fois par un vice interieur ; & quelquefois aussi par la negligence du Chirurgien ; comme encore par d'autres causes externes. Les Auteurs nous distinguent deux degrés de gangréne ; le premier est lors que la partie tombe en mortification ; & le dernier est quand la mortification est entiere. Le premier degré s'apelle *Gangréne* ; le dernier *Sphacele* : Celui-la peut se reparer en travaillant avec diligence, celui-ci est irremediable ; & il faut l'excision ou l'amputation de la partie morte. Les Galeniques nous disent que tout ce qui peut détruire la chaleur naturelle d'une partie, peut être cause de la gangréne. La cha-

leur naturelle est détruite par trois
voyes : La premiere quand elle est
corrompuë par le contraire. La seconde quand elle est suffoquée : La
troisiéme quand elle est dissipée , ou
quand elle s'éteint à faute de nourriture. On met au rang des agens
contraires qui détruisent la chaleur
naturelle, celui qui agit par une qualité manifeste ; qui est le froid , ou
actuel ,ou potentiel : & celui qui la
combat par une qualité occulte,com-
me les venins,& les poisons. Ce qui
fait perir la chaleur par suffocation ,
est le défaut de transpiration. Ce qui
la dissipe est une plus grande chaleur,
qui l'agite extraordinairement ; & la
chasse déhors par les pores. Tellement que par cette doctrine,on conte cinq causes qui produisent la gangréne , & le Sphacele : à sçavoir le
froid excessif : Le venin, la violente
chaleur, interne, ou externe : le défaut de transpiration;& celui de l'influance de l'aliment, & de la chaleur
auxiliaire du cœur , & des esprits.

Quant à la premiere cause , il est
certain qu'on ne voit que trop sou-

vent , pendant l'hyver , que les parties exposées au froid , particulierement dans les régions du Nord , tombent en mortification , & on prétend même , que les remedes extrémément froids appliquez inconsidérément à l'erysipele , ou au phlegmon puissent produire un pareil effet ; mais je ne sçay si cét accident n'arriveroit pas plûtôt par la transpiration empêchée par les topiques.

Secondement les poisons , & les morsures des bêtes venimeuses peuvent détruire nôtre chaleur par une force inconnuë , comme on voit quelquefois.

En troisiéme lieu le défaut de transpiration cause bien souvent ce desordre ; car comme nôtre chaleur naturelle a besoin d'une continuelle éventilation , ou rafraîchissement, & d'être débarrassée des fumées, & des vapeurs qui sortent par les pores , comme par des cheminées : ces fumées seront retenuës au dedans , si les pores sont bouchez , & l'esprit vital , ou la chaleur naturelle en est étouffée. Ainsi qu'il arrive à une chandelle qu'on enferme dans une lanterne qui n'a point de soûpiraux, ou à un bout de bougie alumé qu'on couvre d'une ventouse renversée. Cette suffocation peut arriver encore par une trop grande abondance d'humidité, comme nous voyons que l'eau éteint le feu, ou même par fois le trop de nourriture, ainsi que trop d'huile éteint la flamme d'une lampe.

La chaleur extraordinaire excessive, peut produire la gangréne ; soit en consumant l'humide radical qui est l'aliment de la chaleur naturelle, soit en ouvrant trop les pores & détachant les esprits de la substance solide, comme il arrive aprés des grandes brulûres ; & enfin le défaut de nourriture peut jetter la partie dans la mortification, d'autant que la chaleur naturelle ayant besoin d'une continuelle nourriture, perit, si ce secours lui manque, comme la flamme d'une lampe si l'huile vient à manquer. C'est la théorie des causes, & de la nature de la gangréne, suivant les Galeni-

ques , qui paroit toute vray-fembla-
ble ; & que chacun peut fuivre.
Toutefois nous ne laifferons pas
d'examiner les mêmes caufes qui
peuvent produire la gangréne , fuivant l'opinion des Chymiftes , aprés.
que nous aurons veu , fi toutes ces
caufes peuvent convenir féparément,
pour former la gangréne , qui furvient à une partie bleffée.

Quant à la premiere, il eft incon-
teftable que le grand froid produi-
fant l'extinction de la chaleur dans
une partie faine , peut bien encore
plus facilement operer le même
dans une partie bleffée , & incapa-
ble de refifter à la violence. La feconde eft encore fans difpute , foit
qu'elle arrive par un inftrument venimeux , qui a fait la playe ; foit
qu'elle procede de l'aplication de
quelque chofe de malin , ou du vice
interieur. La troifiéme fe peut encore rencontrer , fi les pores de la partie bleffée s'embarraffent tellement,
des matieres excrementeufes qu'il
ne refte point de jour pour la tranfpiration des fumées qui fuffoque-

tont la chaleu vitale, & les efprits.
La quatriéme e fouffre point de difficulté, & c'eft le plus fouvent l'inflammation qui furvient aux playes,
qui eft la caufe de la gangréne. Pour
ce qui eft de la privation de l'humeur
alimentaire dans les parties bleffées,
elle peut arriver ; mais le cas n'en eft
pas fi frequent. Tellement que la
gangréne d'une playe peut proceder
de toutes ces caufes precedantes
Voyons maintenant comment les
Chymiftes les entendent.

Pour éclaircir cette queftion , il
faut fçavoir auparavant ce qu'on
doit entendre par la chaleur naturelle , ou vitale . afin que nous puif-
fions concevoir au jufte, ce que c'eft
que fa deftruction.

Les Anciens nous ont enfeigné ,
que la chaleur naturelle étoit , fuivant quelquelques - uns , une chaleur celefte ; felon d'autres, une chaleur , ou qualité elementaire , procedant du domaine du feu dans la
mixtion des élemens ; les uns & les
autres affurent que cette chaleur eft
attachée à un fujet , qui l'entre-

rient, & l'empêche d'être diffipée, comme la flame d'une chandelle; que ce fujet eft une humidité aërienne & graffe, mais fubtile. Les Modernes & les Chymiftes qui ne concoivent point d'autre chaleur dans les corps élementaires, que celle qui procede du mouvement des corpufcules, établiffent la chaleur naturelle, par ce mouvement : Et parmi ces Philofophes on en trouve, de deux opinions : les uns difent que la chaleur n'eft autre chofe qu'un mouvement, & une exaltation des parties fulfurées qui s'approchent les unes des autres, font des couples, & des petites troupes lefquelles (étant mediocres) produifent une chaleur douce, & moderée ; fi elles font exorbitantes, elles produifent l'inflammation & le feu, comme nous avons déja expliqué plus au long dans le Chapitre des Rafraîchiffans.

Les autres veulent que la chaleur ne procede que d'un mouvement, & de l'entrefrotement de deux fortes de corpufcules, à fçavoir de

Acides, & des Alcalis. Ces deux opinions sont fort plausibles. La premiere se justifie par quantité d'experiences, comme par la chaleur qui survient au fumier entassé, aux feüilles d'aulne, & de chanvre amoncelées, & pressées, à la laine, au cotton, &c. trop serrez dans les vaisseaux, & quantité d'autres choses, par lesquelles on donne à entendre que la chaleur se produit dans ces matieres pressées par l'aproche, & l'accouplement des corpuscules sulfureux. L'autre se prouve par quantité d'autres experiences qu'on peut faire aisément par le mêlange des Acides, & des Alcalis, comme il arrive dans les dissolutions du cuivre, du mars, du bismuth, ou étain de glace, du mercure, &c. avec les eaux fortes, par le mêlange de l'huile de tartre, & de l'huile de vitriol ; tellement que suposé que la chaleur naturelle, soit produite par le moyen des soulfres exaltez ; cette exaltation se faisant dans le sang, par les fermens des parties, qui le rarefient, & donnent du jour aux soulfres pour s'éle-

-ver , & s'aſſembler en quantité ſuf-
fiſante , en petites troupes , dévelopez de l'embarras des autres parties,
ſe mouvans en liberté , ils communiquent au ſang leur action , & leurs
mouvemens qui ſont proprement la
chaleur. Ou ſupoſé que la chaleur
procede de l'entrefrotement des parties dont les figures & les mouvemens ſont diſſemblables , telles que
ſont les Acides & les Alcalis. Ce
mouvement , & ce combat ſe rencontre auſſi dans le ſang , parce que
les Acides que s'y trouvent , atta-
quent inceſſamment les Alcalis ;
d'où vient que le mouvement , ou
la fermentation étant continuelle, la
chaleur eſt auſſi continuelle; & parce qu'il ſe fait par intervalles une
nouvelle fourniture de la ſubſtance nouriciere, dans laquelle ces differens corpuſcules ſont contenus,
d'où ils ſont dévelopez par l'action
des premiers fermens , la chaleur eſt
perpetuée juſques à ce que quelque
choſe de contraire , empêche leur
rencontre , ou leur exaltation , &
pour lors le mouvement des Acides ,

& des Alcalis cessant, ou l'exaltation & le dégagement des soulfres
étant empêchée, il faut que la chaleur cesse, les esprits se trouvent
d'abord fixez & congelez, les sels
volatiles s'élevent & débarrassent les
fixes qui en se remuant à leur gré,
& sans mesure, par leurs angles tranchans, & leurs pointes aiguës, dissolvent le tissu de la partie, & la putrefient.

Voilà en peu de mots, ce que
l'on apelle gangréne, & sphacele. Mais il faut entrer un peu plus
dans le détail de cette difficulté, en
examinant comment les sels agissent, par quels moteurs ils sont ré-
veillez, & s'ils ne sont point secon-
dez par quelques autres agens.

Il faut sçavoir que les principes
qui constituent nos parties & nos
corps, doivent être dans une certaine proportion entre eux, avoir un
tel arrangement, & de telles combinaisons les uns avec les autres, afin
que leurs actions se puissent faire
conformément aux necessitez, &
aux usages requis. Que si quelqu'un
d'entre-eux sort de son rang, & qu'il

prenne trop d'empire ſur les autres,
ou qu'il emprunte par d'autres combinaiſons, des figures incongruës, &
entre dans des mouvemens irregu-
liers, on voit d'abord naître le deſordre, & un combat qui amene la
diſſolution, laquelle ſe fait par des
corpuſcules qui deſuniſſent, & écartent. Ces corpuſcules ne ſont que
des ſels ou fixes, ou volatiles, qui
ne ſont apellés ſels, que parce qu'ils
ont des pointes & des angles tranchans, ſous des figures convenables,
& la diverſité de ces angles, de ces
pointes, & de ces figures. font la diverſité des ſels, qui ont auſſi leurs
mouvemens differans. Mais parce que
ces corpuſcules ſont ou peſants, qui
ne s'élevent point ; ou legers, qui
ſont propres à ſe mouvoir en toute
ſorte de ſens, courir de tous côtez,
& à s'élever, on apelle les premiers
des ſels fixes, & les derniers des ſels
volatiles. Il eſt aiſé de concevoir que
les actions de ces ſels doivent auſſi
être diverſes, attendu la varieté de
leurs figures, de leurs mouvemens,
de leurs angles, & de leurs pointes ;

& que leurs actions feront encore
diverfifiées par le plus, ou le moins
de force, avec laquelle ils agiront :
car tant qu'ils n'auront que des
mouvemens moderez, ils ne produiront que des effets ordinaires, &
convenables ; mais s'ils fe meuvent
avec violence, ils rompront tout,
ils écarteront tout, & diffoudront
enfin le fujet, dans lequel ils feront
contenus par leurs angles tranchans,
& par leurs extremitez aiguës. Il
peut encore arriver du defordre s'ils
s'accouplent avec d'autres fels : car
pour lors ni les mouvemens, ni les
figures, ni les grandeurs, ne con-
viendront à l'état naturel qu'ils doivent avoir. Les mêmes inconveniens
peuvent encore arriver, fi les foulfres s'affocient avec les fels ; car ils
volatiliferont ceux-ci, rendront leurs
mouvemens rapides, & déréglez.

Voilà ce que nous devions expliquer touchant la nature des fels, leur
maniere d'agir, les moteurs qui les
mettent en jeu, & leur affociation,
qui nous fournit des idées pour concevoir d'où procede la chaleur con-

tre

tre nature, le principe de diſſolution,
& ce que c'eſt que la chaleur naturelle.

Voyons maintenant quels ſont les
agens qui détruiſent cette chaleur ;
& en combien de manieres.

Premierement comme la chaleur
conſiſte dans un mouvement convenable des parties inſenſibles , ce
mouvement peut être aboli par la
combinaiſon qui ſe peut faire des
parties fixes , avec les parties volatiles , lors que les premieres prévau-
dront ſur celles-ci : comme ſi des
ſels fixes s'embaraſſent avec les ſoulfres , ou les parties de feu , ils les
accrochent , les arrêtent , & les empêchent de s'élever , les rendent fixes comme eux , & ainſi le mouvement ceſſant , la chaleur doit ceſſer
auſſi , & par conſequent la vie, puiſque la vie ne conſiſte que dans la
chaleur , & dans le mouvement de
ces corpuſcules.

Secondement par la diſſipation
des parties ignées , ou leur défaut.
Sous la premiere circonſtance on
peut ranger la mortification qui ar-

rive par le froid , & par certains venins & poisons , qui operent par les
sels fixes , qu'ils contiennent , & la
suffocation qui est causée par l'acca-
blement des fumées retenuës. On peut
reduire sous la seconde l'exhalation
qui procede d'un trop grand excez
de chaleur , ou externe , ou interne;
& le défaut de matiere ignée, ou nu-
tritive , par une atrophie , ou une
interception.

Les sels fixes nitreux qui regnent
dans l'air pendant la rude saison de
l'hyver dans les païs froids , peuvent
arrêter le mouvement des corpuscules de feu dans une partie blessée, si
elle est exposée à leur rencontre.
Les corpuscules venimeux peuvent
encore produire la même fixation ,
s'ils sont fixes ; & s'ils sont volatiles
ils augmenteront l'agitation des ignées, les pousseront & les expulse-
ront de leurs endroits , en produi-
sant une chaleur excessive , & les
chasseront par les pores ; & ainsi la
partie restera sans principe vital. Le
même effet peut être produit par
une agitation trop vehemente des

corpuscules de la chaleur.

La mortification qui arrive en suite de l'inflammation, est produite en cette maniere. Le sphacele, qui procede du défaut de transpiration, se fait parce que les fumées qui sont ordinairement des petits tissus des parties volatiles, aqueuses, salines, & sulfurées adustes, qui font des petits corps rameux, s'amoncelent les unes sur les autres, & entrelassent leurs petites bráches d'une telle maniere, qu'ils croisent tous les chemins, & traversent tous les espaces, & les pores par où, & dans lesquels le mouvement des corpuscules se faisoit en liberté; en sorte que ces corpuscules se trouvent accablez de toutes parts, & succombent sous l'embarras des vapeurs fuligineuses, perdent leurs mouvemens, & la chaleur perit. Ces fumées entrelassées forment comme des petits rets fort serrez, dans lesquels les soulfres, & les autres parties s'embarrassent, ainsi que nous voyons les poissons se prendre, & s'enlacer dans les filets des pescheurs, où ils ne peuvent plus se remuer. Ce defaut de chaleur doit encore necessairement arriver, si les parties qui la produisent , manquent d'être rétablies par une fourniture continuelle des nouvelles qui se doivent tirer des alimens.

Aprés l'extinction de la chaleur , & la perte du mouvement vital , les sels corrosifs agissent , se remuent , & par leurs angles , & leurs pointes ils tranchent , écartent , percent , déchirent , & dissolvent enfin le tissu de la partie. Comme leur action s'étend de tous côtez , & en tout sens , ils débarrassent les autres sels fixes des parties vivantes voisines : Ils en ruinent successivement la tissure , & par leur entrefrotement ils aiguisent les pointes des autres , & affilent leurs angles , & leurs tranchans , qui taillent , & percent de même que les premiers ; & le mal s'augmente, & se communique ainsi, d'une partie à l'autre. Ce remuement de sels corrosifs peut être encore fait par l'agitation trop vehemente des soulfres ; tellement qu'en même tems qu'on sent une grande inflam-

mation dans la partie; on peut craindre qu'il ne se fasse une dissolution
de la substance, & cette inflammation sera d'autant plus suspecte,
qu'elle sera plus douleureuse, que la
couleur de la partie tirera vers la
noirceur, ou la lividité. La même
chose pourra arriver aussi par le combat des sels heterogenes, qui êtant
trop rude, peut causer la dissolution;
ce qui peut se faire tres-facilement,
si l'on fait attention aux angles, &
aux pointes des Alcalis, & des Acides violemment agitez. Voilà ce que
l'on doit entendre par la gangréne,
suivant les Chymistes.

Mais comme cet accident est le
plus terrible qui puisse arriver à une
partie blessée; auquel s'il est avancé, & que la partie soit morte, il
n'y a plus d'autre remede à aporter,
que l'excision, ou l'amputation de
la partie : Je veux bien parler de toutes ces circonstances, puis que nous
en devons donner des remedes.

Les Auteurs pretendent que la
gangréne peut se faire ou par fluxion, ou sans fluxion. Nous avons

déja expliqué ailleurs au Chapitre
des Repercuſſifs , ce que c'eſt que
fluxion , & comment elle ſe fait ; il
ne ſera pas difficile , ſuivant ce Syſteme , de comprendre que la gangréne par fluxion , procede premierement de l'obſtruction interieure des
pores , & des vaiſſeaux reſumans ,
& du croupiſſement des humeurs ,
qui ont été jettées ſur la partie. Celle qu'on dit être faite ſans fluxion ,
ſe peut comprendre, par ce que nous
avons dit des cauſes ſuſmentionnées.

Les ſignes de la gangréne ſont ,
premierement le changement de couleur à la partie , elle n'eſt plus naturelle , mais elle dévient pâle , ou li-
vide , ou noirâtre. La raiſon de ce
Phénoméne eſt, que ſi la partie tombe en mortification , les petits organes qui la conſtituent , ne font plus
leurs actions , & ne rendent plus aucun uſage : Ainſi les arteres ne portent plus le ſang , les petites veines
reſtent épuiſées, & les nerfs ne fourniſſent plus des eſprits. Le défaut des
uns & des autre fait que la partie
change de couleur ; car le ſang qui

êtoit vivifié par les esprits, n'est plus dans la partie ; c'est pourquoi elle paroit premierement pâle. Que si quelque portion de sang a été retenuë dans les pores sans être resorbée par les veines, ce sang est coagulé, & dévient d'abord noirâtre, parce que le nitre aërien qui est porté avec le sang noircit, à faute de mêlange du nitre. Une raison plausible de cette conjecture, est le sang qui fort par l'expectoration nouvellement alteré du nitre dans le poûmon, où il a été incorporé avec lui, ce sang est beau, & vermeil, la superficie de celui qu'on a tiré par la saignée dans la poilette est toûjours plus vermeille, que la masse interieure, quoi que ce soit le même sang dont la superficie a été alterée par le nitre de l'air.

Le second signe, est la molesse de la partie. La raison en est, parce que le sang, & les esprits qui tenoient les chairs remplies & enflées, y manquent, puis que les arteres, & les nerfs ne fournissent plus rien.

Le troisiéme signe est la deperdi-

tion du sentiment,& de la pulsation;
attendu que les nerfs , & les arteres
sont mortifiées ; tellement qu'on
ne sent plus aucune douleur, soit
qu'on coupe, ou qu'on brûle.

Il faut remarquer que comme il y a
deux dégrés de mortification , à sçavoir la gangréne,& le sphacele;les si-
gnes susdits, sont beaucoup plus no-
tables dans le sphacele:Car la couleur
de la partie est noire , il n'y a plus
aucun sentiment , ni mouvement :
Au lieu qu'en la gangréne,il s'y peut
encore trouver quelque espece de
sentiment obtus , & une pulsation ,
& un mouvement obscur. Il faut encore remarquer ici touchant le mouvement , l'observation que Monsieur Paré en fait , à sçavoir qu'il se
peut faire qu'une partie gangrenée
ou sphacelée soit encore meuë par
les muscles qui ne seront qu'à demi
morts ; d'autant que les nerfs qui les
animent sont portés ordinairement ,
& font leur insertion dans la tête du
muscle, dont la partie qui reste encore vivante , & entiere, fait sa fonction , se gonfle , & tire son tendon,

qui flechit la partie à laquelle il adhere ; laquelle sera pourtant mortifiée.

Le quatriéme signe, est que la peau commence à se separer de la chair qui est dessous, & au sphacele elle est separée, on l'ôte, & on la déchire sans peine, parce que les petites fibres des nerfs, & des autres vaisseaux, les petites fibres transversales des membranes qui sont portées d'une partie à l'autre, sont dissoutes, & pourries.

Et enfin on doit noter que dans le sphacele la chair est tout-à-fait pourrie, tres-mole par consequent, & rend une puanteur cadavereuse, qui procede de l'exaltation des soulfres armés des sels volatiles, & corrosifs, en suite de la dissolution.

Pour ce qui est du prognostic de la gangréne, on ne le peut faire que tres-mauvais en général. On peut toutefois dire en particulier, qu'elle est moins dangereuse dans un homme jeune, que dans un adulte. La raison en est, que les principes qui constituent le corps de l'adulte, ont

R v

soutenu un plus long combat, & sont plus ébranlez que ceux qui constituent les parties du jeune, ils ne sont plus dans une liaison si parfaite; tellement que par toute sorte de raisons, la dissolution qui se fait ordinairement par la gangréne, arrive plus aisément, & en moins de tems dans l'homme vieux, que dans le jeune, dont les parties sont moins ébranlées, & mieux unies.

Le mal qui n'a encore attaqué que la peau, n'est pas si mortel que s'il a penetré les chairs, parce qu'il n'y a pas une si grande lesion dans les vaisseaux qui portent le sang & dans les nerfs ; & ainsi il ne se fera pas si facilement une communication des principes dissous dans le sang, quand il n'y aura que le cuir d'attaqué ; comme quand les muscles en seront atteints ; parce que les vaisseaux qui s'y jettent sont plus gros, que ceux qui sont dispersez dans la substance du cuir.

La gangréne qui se fait par un vice interieur, c'est à dire par un desordre du sang, ou par le vice de la partie bleſſée, eſt plus à craindre, que celle qui procede d'une cauſe externe ; comme du froid, de la tranſpiration ſupprimée, ou d'une inflammation contractée du déhors : Car en éloignant la cauſe externe on n'a qu'à combatre la diſpoſition de la partie gangrenée. Mais quand elle procede de l'interieur, on a ce travail à faire, qui ſe trouve tout-à-fait inutile, ſi l'on ne peut corriger le mauvais principe interne de la partie du ſang, & des humeurs.

Celle qui procede du venin eſt tres-pernicieuſe ; car il eſt bien difficile de trouver des remedes antidotaux pour détruire ces malignités ; particulierement dans une partie déja mortifiée, en laquelle il n'y a plus de diſpoſition à recevoir l'action des remedes ; & qu'elle ſe trouve dépourveuë des eſprits, qui ſont les principes, & les organes de la vie.

La gangréne qui ſe forme dans une partie qui abonde en humidités eſt plus à craindre, que celle qui ſe fait dans une partie ſeche, & d'une conſiſtance ferme. On prétend que cela arrive , parce que les humidités excessives submergent les esprits, qui sont pour lors semblables à des oyseaux dont les aîles sont moüillées, qui ne sçauroient s'en servir pour voler , éteignent les soulfres , & dissolvent les sels. C'est par cette raison qu'on dit que la gangréne qui survient aux hydropiques , est entierement incurable, & qu'elle passe bien-tôt en sphacele, lequel ne se peut guerir ; & qu'il faut ôter par l'amputation , ou l'excision de la partie sphacelée.

On dit encore que la gangréne qui procede de fluxion , & d'affluance d'humeurs , est plus dangereuse , que celle qui se fait sans fluxion. La raison en peut être , que si elle procede de fluxion , il faut que le sang, & les humeurs soient viciés , & par consequent, qu'il y ait quelques visceres qui soient la cause primitive de ce vice : Et en ce cas , il est vray qu'une telle gangréne est tres-dangereuse ; car elle attaque plusieurs parties en même tems , & même des principales. C'est ce que l'on voit arriver dans certaines fiévres malignes, qu'on voit suivies de délire, de syncope, de convulsion, de hoquet, & de sueur froide.

Nous avons veu ce que c'est que la gangréne, quelles en sont les marques, ce que l'on en doit juger pour la suite ; & quoi que ordinairement il y ait tres-peu d'esperance à faire, il faut toûjours en donner les remedes, & voir de quelle nature ils sont, suivant les principes Chymiques.

Comme nous avons observé ci-dessus que la gangréne procede du froid exterieur causé par les sels fixes nitreux, par des venins, par l'embarras des parties rameuses des fumées, par la dissipation, à cause d'un mouvement, & d'une furieuse sedition des soulfres, ou des Alcalis, & des Acides, & enfin à faute de substance ignée : Il est aisé à voir qu'on doit constituer autant de remedes specifiques pour la gangréne, qu'il y a de causes qui la peuvent produire. Et en premier lieu si les soulfres, ou les corpuscules ignées sont accablés par la multitude des fels fixes, il faut que les remedes qu'on doit employer foient volatiles, fulfureux, ou abondans en Acides, & Alcalis volatiles, tres-actifs: Si c'eft par des venins que la chaleur foit oprimée, il faut des alexitaires fulfureux, & volatiles: Si les corpufcules des venins font propres pour fixer, on les peut reconnoître par les fignes, & les fymptomes de froid, d'engourdiffement, de douleur pefante, & obtufe, de lividité, & de noirceur qu'ils caufent ordinairement: Et fi les venins font volatiles & chauds, les remedes doivent fixer, précipiter, & coaguler ce que les venins peuvent volatilifer, exalter, & diffoudre. Ces venins font reconnus par une douleur aiguë, par une extraordinaire pulfation dans les parties, par une grande inflammation, une rougeur exceffive, une grande tenfion, &c. qui ont precedé la mortification. Si la gangréne vient de l'opreffion des parties ignées par les parties rameufes, à caufe de la tranfpiration fuprimée, il faudra employer des remedes aperitifs, & rafraîchissans, qui doivent être des Acides, accompagnés d'Alcalis ; afin qu'ils puissent faire une agitation en toute sorte de sens, qui élargisse les pores, & déchire en même tems les parties rameuses, les mettent en petites pieces, & par leurs mouvemens les fassent sortir à travers les pores, comme on fait passer des poudres à travers un tamis en passant la main par dessus, & remuant les poudres. Si ce sont des soulfres exterieurs qui ayent penetré dans la partie mortifiée, ou des soulfres interieurs trop exaltés, & attroupés, il faudra choisir des remedes composés des sels fixes nitreux, accompagnés de quelques Acides, afin d'empécher la violence des soulfres, ou des autres corpuscules de feu, & afin de diviser leurs troupes, & pelotons par l'oposition des Acides. Le défaut des parties ignées, se doit reparer par un regime de de vie qui échauffe, secourant exterieurement la partie gangrénée par des topiques chauds.

Voilà en général de quelles parties

doivent être compofez les remedes contre la gangréne, paffons à l'aplication & l'ufage qu'on en doit faire.

Comme la gangréne fait fon progrez en peu de tems, il ne s'agit pas feulement d'aporter du remede à la partie qui en eft attaquée, mais il faut encore foigneufement travailler, & avec une extréme diligence, à empecher le progrez qu'elle peut faire.

L'indication la plus preffante de ce mal, eft la curation de la partie gangrenée.

Pour y proceder methodiquement, il faut fçavoir ce que l'on y doit faire en général, aprés nous viendrons à la cure particuliere qui regarde les caufes fpecifiques. Premierement il faut avoir égard aux caufes antecedantes par une diete. Si le mal procede d'un principe interieur, & d'une abondance d'humeurs embrafées, il faut que le regime foit deffechant, & rafraîchiffant; tellement qu'il faudra avoir recours à la faignée, temperer l'incendie des humeurs, & dépurer la maffe du fang par les purgatifs : mais cependant, il ne faut pas oublier le secours, que l'on doit donner aux parties principales, & défendre particulierement le cœur, des attaques des corpuscules putredinaux, & mortiferes, qui se communiquent de la partie gangrénée à la masse du sang ; & partant les remedes, doivent être cordiaux rafraîchissans : On pourra donc employer des Juleps en cette maniere.

Il faut prendre d'eau d'ozeille, de scabieuse, de roses, de chardon bénit, de chacune partie égale : du syrop de limons, & de grenades aigres, de chacun une once ; de la poudre de diamargaritum frigidum, de la terre sigillée, & du bol Armenien, de chacun demie drachme ; de sel de prunelle une drachme. Mêlez le tout, selon l'Art, & faites un julep, qu'il faut reiterer aussi souvent que le besoin le requerra.

Ce remede donne une tissure plus serrée au sang, en sorte qu'étant moins poreux, il est moins susceptible de l'infection des corpuscules putredinaux, & mortiferes.

On fortifie encore le cœur exterieurement par des epithemes, &c.

Prenez de l'eau de roses, deux onces ; des eaux de bourrache, & d'ozeille, de chacune trois onces ; du vinaigre rosat, une once, de poudre de macis, de bois d'aloës, d'écorce de citron, de chacun une drachme ; du saffran, dix ou douze grains, de camfre autant. Faites un épitheme pour la region du cœur. Il faut apliquer souvent ce remede.

La partie saine doit être incontinent défenduë contre l'attaque de la corruption, & ainsi l'on se servira des défensifs qu'on fera en cette maniere.

Prenez de bol d'Armenie, une once ; de terre sigillée, demie once ; de corne de cerf, préparée une drachme ; de camfre, demie drachme ; de theriaque, une drachme ; de jus de scordium, demie once ; de cire, six onces ; d'huile rosat, quatre onces ; du suc de limon, une once, un blanc d'œuf. Mélez bien le tout ensemble, faites un onguent pour en munir la partie saine.

On peut ôter la cire , & l'huile, & y ajoûter la poudre de rofes , de balauftes , de fcordium , & de noix de cypres , & faire comme un cataplâme défenfif.

Voilà pour la guerifon en général , venons à la cure des caufes particulieres.

Si la gangréne procede de froid , il faut obferver que la chaleur vitale a été expulfée de la partie , par les atomes nitreux , qui l'ont penetrée , en forte que ce qui eft refté eft bien peu de chofe , qu'il faut tâcher de conferver , en refferrant les pores & fermant les paffages par déhors , par où les corpufcules de feu pourroient fortir : Et c'eft la raifon pourquoi dans les païs Septentrionaux on aplique de la neige fur les parties gelées , ou on les fait tremper dans de l'eau bien froide avant que de les échaufer par déhors. Aprés qu'on a refferré les pores par ce moyen , on renforce la chaleur interne en faifant prendre des remedes fpiritueux, & fulfureux , à fçavoir du bon vin , de l'eau de vie , de la theriaque , de l'eau de canelle, & autres semblables ; & peu de tems aprés on rapelle la chaleur à la partie, si elle n'est pas entierement mortifiée. Cette experience nous peut être connuë à nous mêmes, si nous faisons réflexion qu'en hyver nos mains s'échauffent en maniant de la glace, ou de la neige. Cét effet n'arrive que parce que la froideur exterieure resserre les pores, suivant les Galeniques ; ou si l'on veut raisonner autrement, parce que les sels fixes de la neige ou de la glace entrent dans les pores, & comme autant de petits tampons ils en bouchent les orifices exterieurs ; tellement que les parties sulfurées volatiles, trouvant leurs passages fermez, s'arrêtent en ces endroits ; celles-ci sont d'abord accompagnées par d'autres, que les arteres y déchargent avec le sang, ainsi dans peu de tems elles se renforcent, s'accumulent, & font des petites troupes, qui se meuvent plus vigoureusement, & produisent plus de chaleur : C'est la veritable, & la plus sure maniere pour conserver la cha-

leur : Que fi au contraire on expô-
foit à la chaleur du feu, une partie
gelée du froid, les pores exterieurs,
en feroient d'abord élargis davantage, les fels acides qui auroient penetré dans la partie, s'y trouvans en
tres-grande quantité, étant remuez, expulferoient interieurement
les foulfres reftans, & la partie tom-
beroit d'abord dans une entiere mortification, comme l'experience l'a
fait trouver veritable.

Cela étant fait, il faut tâcher, de
reparer la déperdition des efprits, &
des foulfres, qui s'eft faite, apliquant
fur la partie des embrocations d'huiles d'aneth, d'amandes ameres, de
laurier, de camomille, d'onguent
Martiatum, d'huile de fcorpions,
des étuves avec le bon efprit de vin,
ou bien fomenter la partie avec une
décoction des Aromates, comme
de canelle, de macis, de gerofles, de
fcordium, de calament, d'origan, de
ftœchas, d'afpic, de lavande, de rômarin, de ferpolet, de thym, &c.
dans du vin. Aprés avoir fait ce que
nous avons dit ci-deffus : ce qui fer-

vira encore à apaiser la douleur de la partie ; tous ces remedes abondent en soulfres volatiles qui prévalent aux sels fixes qui ont causé le mal. On peut encore se servir du bon esprit de vin pour fomenter.

La gangréne qui procede d'une afluence d'humeurs malignes, doit être guerie premierement, par une diete convenable, qui resiste à la malignité. Si la chaleur du sang, n'est pas grande, on peut accorder un peu du vin, sinon il faut le défendre tout-à-fait, & faire une boison avec la scabieuse, la racine d'ozeille, la corne de cerf, le sel de prunelle,&c. donner des acides avec les alimens, ou dans les boüillons, comme du jus de citron, d'esprits de sel, de soulfre, de vitriol, jusques à quelques goutes : employer la saignée, & la purgation, s'il est de besoin. En peu de mots, il ne faut pas une curation differante de celle de la fiévre maligne : ordonner des potions faites avec l'eau rose, de scabieuse, de chardon benit, de scorsonere, de pavot rouge, ou coquelicoq, de scordium ; ou faisant des décoctions de dictame, de scordium, d'angelique, de vincetoxicum, de gentiane, d'hypericon, &c. dont on prend un bon verre, dans lequel on dissout du syrop de limons, de la confection de hiacinthe, du diamargaritum frigidum, du jus de citrons, des esprits acides, du sel de prunelle, des magisteres de coraux, de perles, d'antimoine diaphoretique, par lesquels on tâche de provoquer les sueurs. Que si la malignité est provenuë par une piqueure, ou une morsure venimeuse, il faut mettre des deffensifs sur la partie, comme nous avons marqué ci-dessus afin d'empêcher que le mal ne s'étende pas davantage. Il faut faire des scarifications sur la partie un peu profondes, apliquer dessus des ventouses, & des sangsues, laver souvent la partie avec de la bonne eau de vie, ou de la décoction de stœchas citrina, d'origan, de ruë, du thym, de lavende, d'absinte, de fleurs d'hypericon, d'angelique, de gentiane, de cameleon blanc, de morsus diaboli, de scordium, faite avec du bon vin , ou bien du seul jus de scordium , qu'on estime excellent pour la gangréne. On aplique encore tres-utilement le cautere actuel sur la partie , y mettant des emplâtres attractifs , & alexiteres , faits des simples precedans. Et la gangréne étant ôtée il faut panser l'ulcere qui aura été fait avec des mondificatifs *deapio*, de resine , ou avec le suc d'apium , & le miel rosat , avec un peu d'esprit de vin , le tout mêlé ensemble.

La gangréne procedant d'inflammation , c'est-à-dire qu'une abondance excessive de sang embrasé , se jettant sur la partie , & suffoquant les esprits , & la chaleur , a produit, doit être traitée en cette maniere. Premierement il faut ordonner une diette tenuë , & rafraîchissante, afin de temperer l'incendie du sang ; & des humeurs dont il faut d'abord diminuer la quantité par des bonnes saignées , des scarifications , & des ventouses : Et parce que cette inflammation n'est causée que par des soulfres, ou par des alcalis , & des acides extrémément irritez , lesquels

consistent

consistent dans une humeur bilieuse, qui est en trop grande quantité dans le sang ; ou parce qu'elle n'est pas filtrée par les glandes hépatiques ; ou parce que les racines du pore biliaire, ou le conduit commun peuvent être obstruez, il faut évacuer cette bile, & l'on diminuera ainsi la fermentation.

Il faut incessamment deffendre la partie saine par des topiques rafraîchissans, & astringens, faits avec le suc de grenades aigres, de limon, de verjus, d'oxicrat, de sempervive majeure, de scabieuse, de pourpier, de laituë, d'ozeille, de roses, de balaustes, de poudre, de gales, de noix de cypres, d'écorce de grenade, de bol d'Armenie, de terre sigillée, &c.

Et parce que le sang qui a été porté à la partie est corrompu, & dissous, il le faut d'abord évacuer, sans prétendre qu'il doive, ni qu'il puisse être resumé (ce qui seroit encore pis, & qui causeroit de plus grands ravages interieurement.) Cette évacuation se doit faire par la partie même, attendu qu'étant cause con-

jointe du mal, il ne peut sortir que
par des passages qu'on lui doit faire;
c'est pourquoi il faut d'abord scarifier la partie assez profondement, apliquer des ventouses dessus, donnant
bon feu, reiterant l'aplication, s'il en
est de besoin ; apliquant des sangsues en quantité ; aprés quoi il faut
bien laver la partie avec de l'eau ma-
rine, ou salée, ou bien avec de la
lessive faite de bonnes cendres de
rômarin, s'il se peut, ou du tamaris,
ou autre convenable, dans laquelle
on fera boüillir du scordium, du
stœchas, d'hypericon, & d'absinte,
de châcun une poignée, autant de lupins battus, des racines de gentiane,
d'aristoloche, d'angelique, & d'iris,
de châcune une once. Il les faut faire
boüillir jusques à la diminution d'un
tiers, & dissoudre dans la colature
demie once de myrrhe ; & autant
d'aloé ; les faisant encore un peu
boüillir ensemble, puis ajoûtant du
miel rosat, une once, & demie, de
Mithridat, deux drachmes; de canelle en poudre, une drachme ;
d'esprit de vin, deux ou trois onces.

La partie étant bien lavée, il faut y
mettre de l'égiptiac ; ou bien le remede suivant qui est tres-bon.

Prenez du verd de gris, quatre onces ; de bon miel écumé, avec une
décoction d'absinte, de rue, & de
scordium, une livre ; de vinaigre scil-
litic, six onces ; d'alun, de sel armoniac, de vitriol Rômain, de châcun demie once ; du suc de rue, de
scordium, de châcun deux onces.
Faites épaissir le tout sur le feu,
aprés ajoûtez de la Theriaque, & du
Mithridat, de chacun demie once ;
de camfre, une drachme. Apliquez-
le sur la partie, & par dessus ceci,
il faut encore ajoûter un cataplâme
résolutif, dessechant, & résistant à la
pourriture, tel qu'on peut voir dans
de Vigo, Traité premier, livre second, chap. dix sept ; ou bien celui-
ci.

Prenez des feüilles de plantain, de
scabieuse, de vervene, de châcune
une poignée ; de scordium, d'absinte, de rüe, de châcune une poi-
igné, & demie ; de melilot, de camomille, & d'hypericon, de châ-

cun une poignée. Faites boüillir le tout dans du bon vin , ajoûtant les farines resolutives , deux drachmes de theriaque ; de l'huile d'aneth une once : l'apliquant en forte qu'il couvre une grande étenduë de la partie faine.

Que fi le mal ne cede point à ces remedes , il faut cauterifer la partie avec le feu , il ne faut pes attendre que la chair morte tombe d'elle-même , il la faut couper jufques au vif, & traiter ce mal à peu prés comme un charbon.

Si l'inflammation n'eft que dans la partie gangrenée , & non dans le fang , il faut toûjours temperer l'interieur , afin d'empêcher que le feu ne s'y communique , & afin de faire venir à la partie un rafraîchiffement continuel : Cependant il faut fcarifier la partie , & aprés il la faut laver avec l'ablution qui fuit.

Prenez des eaux ou de la décoction d'endive , de laituë , d'ozeille , de grande joubarbe , de plantain , de folanum , & de vinaigre, autant qu'il faut , du fuc de limon , & à fon dé-

faut , du syrop aceteux , une livre ;
sur une livre, & demie desdites eaux,
ou de décoction:de lupins battus,une
once ; du sel , trois onces : de scordium , une poignée. Faites boüillir
le tout ensemble jusques à la diminution d'un tiers , aprés apliquez
l'egiptiac , ou l'onguent avec le ca-
taplame ci-dessus.

Remarqués qu'en cette circonstance , il ne faut pas se servir du cautere actuel , qu'avec précaution , de
crainte de n'augmenter le mal par
l'aplication du feu.

Pour ce qui est de la gangréne qui
procede d'atrophie,elle demande une
bonne nourriture , sur toutes choses.
Il faut éloigner tout ce qui peut dessecher ; oindre les parties exterieurement avec d'huile d'amandes douces , les fomenter avec du lait ; faire
des frictions ; les fomenter avec du
bon esprit de vin ; & tâcher de ra-
peller les esprits.

Dans cette gangréne il ne faut pas
user des defensifs , parce qu'ils sont
astringens , & empêchent l'accez des
esprits , & du sang ; il faut apliquer

des ventouses dessus sans scarifications. Que si la pourriture a déja
gagné la partie, il faut employer les
attractifs, & les remedes qui resistent à la pourriture, comme l'eau
salée, dans laquelle on aura fait
bouillir du scordium ; la poix liquide avec les farines de lupins, d'ers,
la poudre de scordium, & de myrrhe. Que si la gangréne avance, il
faut scarifier la partie, & employer
l'egiptiac.

Il faut prendre garde que les parties blessées sont quelquefois trop
ferrées par les bandages ; ce qui est
bien souvent cause de la gangréne ;
& c'est à quoi il faut remedier d'a-
bord que le malade se plaint d'être
trop serré. Voilà ce qui concerne la
Curation de la gangréne. Mais si
elle a dégénéré en sphacele, il n'y
a plus que le couteau pour y remedier. Je ne décriray point ici la maniere de faire cette operation, je le
feray dans un Traité des playes que
je donneray bien-tôt au Public, où
j'enseigneray comment on doit faire
les operations qui conviennent aux

playes par une methode facile, seure & bien expliquée.

Aprés avoir donné la methode de traiter la gangréne , je donneray encore les remedes suivans qui sont tres-bons , & dont on tirera des grands avantages , tellement qu'aussi-tôt qu'on s'apercevra , que la partie se disposera à la gangréne , si c'est dans le tems de la digestion du pus , on se servira de ce digestif, qui est encore tres-bon sans l'egpitiac , pour les playes faites par une arme à feu.

Prenés de Terebinthine de Venise , lavée en l'eau rose, quatre onces; du baume Marquesis, dont nous donnerons la description au chapitre des baumes ci-apres , deux onces ; deux jaunes d'œufs, d'onguent supuratif, deux onces; de poudre de myrrhe , & de mastic , de chacun une drachme ; d'huile de terebinthine , deux drachmes,d'esprit de vin , demie once. Faites un digestif du tout ensemble selon l'Art; pour en garnir les mêches , les tentes , & les plumaceaux; & par dessus y apliquer des compresses trempées dans le vin. Ce digestif est tres-bon, comme nous avons dit ci-dessus. Mais si la partie panche à la gangréne, il faut y ajoûter l'egiptiac, & l'esprit de sel, & le double d'esprit de vin, & les compresses doivent être trempées dans la décoction suivante.

Prenés de Zedoaire, de scordium, de rômarin, d'hysope, de sauge, de marjolaine, & du thym, de chacun une poignée; d'aristoloche longue, coupée en tranches une once. Faites boüillir le tout avec trois pots de vin rouge, dans un pot de terre neuf vernissé; sur un feu de charbons, & le pot bien couvert afin que rien n'exhale, jusques à la diminution d'un tiers. Cela fait vous le tirerez du feu, & y ajoûterez une livre d'eau de vie, vous coulerez cette liqueur, & exprimerez bien les herbes; de laquelle vous en fomenterez la playe, & la partie chaudement, panserez en suite la playe avec des mêches, des plumaceaux, & des tentes garnies de ce digestif, lesquelles seront trempées dans ladite fomentation bien chaude,

& mis dans la playe , & par dessus
des bonnes compresses trempées dans
le susdit vin aromatique ; bander le
tout avec un bandage contentif , que
l'on arrosera par intervalles de la dite
décoction chaude. Et pour empêcher
que les bandes , & les compresses ne
se refroidissent , & nuisent à la partie par la froideur , il faut environ-
ner , & couvrir la partie de briques
chaudes, envelopées de gros linges,
les changer avant qu'elles soient re-
froidies. Que si la gangréne augmente, on se servira du baume d'a-
ristoloche avec l'onguent vert , dont
on verra les receptes dans les chapitre propres ci apres ; ou bien on se
servira de l'eau phagedenique bien
forte , telle qu'est la suivante.

Prenez d'eau de chaux bien forte,
& bien filtrée une livre ; de sublimé
corrosif , deux drachmes; lequel mettrez en poudre subtile dans un mortier de verre , ou de marbre ; & le
dissoudrez dans l'eau de chaux ; laquelle vous ferés chaufer , & tremperés de dans les mêches , & les plumaceaux ; & les apliquerez dans la

playe, apres les avoir un peu exprimés ; & metrez par dessus les compresses trempées dans le vin susdit. L'eau suivante est encore excellente contre la gangréne.

Prenés de chaux vive , une livre; d'eau de fontaine , ou de riviere , cinq livres ; d'arsenic , demie once ; de mastic , deux drachmes. Mettrés le tout en infusion dans l'eau , que la chaux soit par petites pieces , l'arsenic , & le mastic en poudre; laissez le tout en infusion l'espace de douze heures , aupres du feu. Remués souvent le tout avec une spatule de bois de saule , puis versez l'eau par inclination , laissez la repofer , & filtrés la en suite avec des langues de drap bien net. Mettez cette eau dans une bouteille de verre, dans laquelle vous ajoûterés quatre onces d'esprit de vin , deux drachmes d'esprit de vitriol , ou d'esprit de sel , de sublimé corrosif en poudre bien subtile , demie once. Et lors que vous voudrés vous en servir vous la ferés chaufer, & y tremperés les mèches , & les plumaceaux que vous mettrés de-

dans, & fur la playe ; & par deſſus
des compreſſes trempées dans l'eſprit
de vin, ou dans le vin aromatique ci-
deſſus.

Voilà tous les meilleurs remedes
qui me ſoient connûs ; & tous ceux
que je donne encore au Public dans
ce Traité ſont aſſurément tres-bons :
Je ne les publie qu'apres une longue
pratique, & des frequentes experiences , que j'en ay fait dans les armées
par terre, & par mer ; & dans les
Hôpitaux. Quoi que je ſois encore
jeune , j'ay déja bien veu du pays, &
je me ſuis trouvé dans d'aſſez bonnes
occaſions pour aprendre , & pour
m'aſſeurer de bien des choſes dou-
teuſes , & difficiles dans la pratique.
Ce n'eſt donc pas mon aprantiſſage
que je donne au Public , ce ſont des
réflexions que j'ay fait dépuis quelque tems;& des épreuves aſſûrées,aux
quelles tout le monde peut ſe fier ,
parce que je les donne de bonne foi;
& ſans crainte de mauvais ſuccez.

CHAPITRE XXI.

Des Epulotiques qui procurent la Cicatrice.

APrés avoir traité des symptomes les plus communs qui suivent les playes, suivant l'ordre tracé au commencement, il reste en dernier lieu, de parler de la consommation de la guerison, qui est la cicatrisation. Elle n'est autre chose qu'une reduction des playes aglutinées à une fermeté & consolidation semblable à la consistance du cuir naturel, cét effet est produit par des remedes qui absorbent les humiditez, & les tarissent. Voyons en peu de mots ce que c'est.

La cicatrisation suit immediatement l'aglutination des playes ; & l'on peut même dire, que ces deux degrez de guerison ne different que du plus, & du moins : tellement que l'on n'a qu'à voir ce que nous avons dit de l'aglutination, pour comprendre

dre, que la cicatrice n'eſt qu'une aglutinarion plus compacte, une tiſ-ſure plus ſerrée, une liaiſon plus ferme, & une ſuperficie plus ſeche, & moins tendre : car lors que la réu-nion des parties diviſées eſt faite, il ne reſte plus rien à faire qu'à laiſſer bien affermir cette ſyntheſe. Elle ſe fait ordinairement d'elle-même, mais on peut l'avancer par les remedes épulotiques qui deſſechent, & qui doivent être d'une ſubſtance craſſe, & terreſtre, afin de reſſerrer & d'en-durcir. Ils doivent être exemts de chaleur, & d'acrimonie. Avant que d'en propoſer le catalogue, il eſt à propos de ſçavoir que lors que les playes ſont recemment rejointes, cét aſſemblage n'eſt pas encore ſi com-pacte & ſi ſolide qu'au travers de la tiſſure des fibres ſynthetiques, il ne ſe faſſe encore une legere tranſuda-tion, ou ſuintement de quelques ſe-roſitez les plus tenuës, qui ſe fil-trent à travers cette tiſſure encore lâche. Mais parce que le propre de l'humidité eſt de ramolir, & de re-lâcher, ces parties ne ſe conſolideroient jamais bien , & n'aquerroient jamais une parfaite confiſtance , tant que les humiditez fereuſes, abrevans les fibres , les tiendroient laches , & attendries : ſi bien que pour amener la partie aglutinée en cét état de fermeté , & de cicatrice ; il faut apliquer des remedes qui abſorbent ces humiditez ; & qui reſſerrent la tiſſure aglutinante. Ces remedes ſont aſtringens, deſicatifs , & rafraîchiſſans : c'eſt pourquoi ils abondent en parties terreſtres , en ſels fixes , & alcalis ; contenans tres-peu de mercurieles , de ſulphureuſes, & d'aqueuſes. On ſe ſert des ſuivans pour cét effet.

La *terre Lemniene* cicatriſe toutes les chairs tendres des playes , & des ulceres ; elle eſt deſſicative.

Le *bol d'Armenie* le fait encore mieux.

La *pierre Hematite* a une vertu aſtringente mediocre ; elle reprime les élevations des chairs, & les ferme en les cicatriſant.

La *Ceruſe* fait le même avec plus d'énergie.

La *Litarge* encore mieux.

Les *Balauftes* , & l'écorce de Grenades font encore fort bons étant boüillis dans du vin , & apliquez , ou la playe lavée fouvent avec leur décoction.

La *pierre Calaminaire* brûlée plufieurs fois& éteinte dans le vinaigre, deffeche fortement , & cicatrife fort bien.

La *Cadmie* veritable , eft aftringente , & deffeche fortement ; mais elle eft un peu acre : c'eft pourquoi on la rend propre à l'ufage de cicatrifer , en la lavant bien avec de l'eau rofe , & de plantain.

Le *Spodium & le Pompholix* font mordicans de même que la Cadmie, mais en les levant de même maniere, on les adoucit fort bien , & font aprés leur effet avec moderation.

Le *Charpi* deffeche , & même en dernier lieu on ne fe fert que du charpi feul , fur les playes aglutinées pour cicatrifer. Il abforbe les humiditez qui fuintent ; on peut l'employer fec ou moüillé dans du bon vin rouge fimple , ou dans le-

quel on peut faire boüillir de l'absinthe, des roses rouges, avec un peu
de l'alun. Tous ces remedes produisent leurs effets modérement, & forment la cicatrice d'une playe sans
violence. Si l'on trouve que leur effet
soit trop lent, on peut se servir des
suivans qui agissent avec plus de
force.

L'*Alun* est fort astringent, & de-
siccatif, mais il a un peu d'acrimonie. Il conduit bien-tôt la cicatrice
à perfection. On le brûle ordinairement pour s'en servir.

Le *Plomb brûlé* préparé avec le
soulfre, fait la même chose. Il es
plus doux que l'alun.

Le *Vitriol brûlé, & calciné à r*
geur, ou le *Calchantum* desseche, &
cicatrise ; mais il est plus acre que
les precedans.

Les *Scories de fer* dessechent, &
cicatrisent ; celles de Cuivre ont encore les mêmes qualitez, mais plus
energiques.

L'*Airain brûlé* est encore plus fort,
toutes ces matieres sont mordicantes ; & l'on s'en sert bien souvent

pour ronger les chairs , comme on peut voir dans le Chapitre des Catheretiques : mais pour les rendre epulotiques il faut les bien laver dans un mortier avec le pilon, y mettant de l'eau rose, de l'eau de plantain , de cicorée, de bourrache, ou autres rafraîchissans ; aprés quoi on peut encore en dernier lieu les relaver avec du vin blanc, ou de l'eau de vie , & en garder les poudres pour le besoin, dans des boëtes ; elles sont tres-bonnes pour consolider parfaitement les playes ; mais elles sont encore meilleures pour cicatriser les vieux ulceres , particulierement les malins , & pour procurer les cicatrices aux chairs naturellement dures. On peut s'en servir en poudre , les mettant par dessus la partie blessée avec un emplâtre qui couvre le tout : ou bien on en peut faire des emplâtres , ou les mêler avec quelque cerat qui convienne, ou quelque huile astringente , comme l'huile de mirthe ; l'huile rosat, l'huile de mastic , & autres semblables.

Nous avons donné des receptes
des baumes, des onguens, & des emplâtres, qui font tres-bons pour àglu-
tiner, & pour amener la playe à une
entiere cicatrifation, dont on peut
fe fervir (fi l'on veut) au lieu des remedes fufdits ; parmi lefquels vous
aurez veu l'emplâtre de Monfieur
l'Abbé de Graffe, le Baume univerfel
ci-aprés, & bien d'autres qui font
merveilleux pour achever la curation.

On peut fe fervir encore de l'Album Rhafis, du deficatif rouge, du
diacalcitheos, le reduifant en cerat,
avec quelqu'une des huiles fufdites ;
l'onguent de pompholix, & d'autres
que l'on jugera à propos.

Je diray en paffant que tous les
meilleurs remedes epulotiques fe tirent du plomb, c'eft pourquoi la
cerufe, le minium, la litarge, le
plomb brûlé, & toutes les autres
préparations de Saturne, font excellentes ; non feulement pour les vieilles playes, mais encore pour les vieux
ulceres ; & mêmes pour les malins.
On ne doit pas doûter des vertus du

plomb, ouvert, & préparé pour ces intentions : puifque même on l'a reconnu tres-utile, étant employé tout naturel, & en lame, le mettant fur les ulceres, &c. ou en limaille fubtile, ou bien en le battant en feüilles, les mettant tremper dans d'excellent vinaigre pendant quatre ou cinq jours, ou plus, s'il eft de befoin ; & aprés avec un pilon dans un mortier, les mettre en poudre, ou fur le marbre, en le broyant. Cette préparation eft tres-bonne pour confolider les ulceres malins. Nous donnerions davantage de ces remedes ; mais les fufdits fuffifent, d'autant mieux que la playe ayant été amenée à confolidation, elle fe cicatrife d'elle-même avec le tems, fans aucun fecours que de la tenir feche, avec du charpi, la couvrant d'un emplâtre propre, ou d'un bandage pour la défendre des injures de l'air.

Je raporteray encore les epulotiques fuivans qui font de Guidon, & font tres-bons. Le premier eft une poudre faite de balauftes, d'aloës, de fang de dragon, de litarge d'argent, de civre brûlé , & lavé de chacun parties égales. La recepte qui suit celle-ci dans le même Auteur est encore tres-bonne : la troisiéme , la quatriéme , & la cinquiéme , qu'on trouvera de suite dans son livre , Traité septiéme, Doctrine premiere, Chapitre sixiéme , des Medicamens des playes , au titre des Medicamens Cicatrifans & Sigillatifs , &c. Voilà pour ce qui est des Specifiques Vulneraires ; dont personne , que je sache , n'a encore parlé de la façon. On peut être assuré qne ce sont les meilleurs qu'on peut employer, que l'on a reconnû tels par l'experience : Et ceux que j'ay donnez qui n'avoient pas encore été mis au jour , ne sont pas les moindres de ceux qui sont connûs. Quoi que nous ayons donné l'usage des remedes simp'es,& quantité de composez,il est pourtant necessaire d'aprendre aux jeunes Chirurgiens la maniere de composer les Vulneraires , tant internes , que topiques , ce que nous alons faire dans le Chapitre suivant.

CHAPITRE XXII.

De la Composition des Vulneraires, tant Internes, que Topiques.

CE n'est pas un des moindres misteres de l'Art, que la maniere de bien composer les remedes Vulneraires, à laquelle on ne sçauroit trop s'attacher. Il faut considerer la matiere, & les facultés des medicamens. La matiere n'est que le corps du remede; & les vertus en sont l'ame. Le plus souvent elles sont ensevelies dans ce corps, & elles ne produisent aucun effet, si l'on ne les débarrasse de ces envelopes materielles. Il y a des remedes simples dont les proprietés sont manifestes, & pour ainsi dire, superficielles, & dont il ne faut que la seule aplication pour la guerison; d'autres ont leurs facultés si concentrées, qu'il est besoin de l'artifice, & de la préparation pour les développer. Cette préparation consiste à separer l'ame, d'avec le corps du remede ; & la tirer du centre à la superficie ; ce qui se fait en plusieurs manieres (comme nous verrons) par l'instrument géneral , qui est la chaleur ; dont il y a plusieurs especes , & plusieurs degrés. Nous avons en premier lieu la chaleur du feu , que nous reglons, & modifions en diverses manieres , par plusieurs inventions. On se sert quelquefois du feu simple , d'autres fois on ne s'en sert que par l'entremise de l'eau, des cendres, du sable , &c.

La seconde espece de chaleur c'est celle du soleil, qui n'est pas d'un petit secours , & quoique la plûpart des Modernes refutent le concours des influences des Astres sur les choses Elementaires , ils ne disconviendront pas avec moi (s'il leur plaît) que la chaleur du Soleil , n'aye des qualités bien particulieres. La vegetation des plantes dans le printems , est bien une preuve de la vertu de sa chaleur vivifique : Les plantes qui ne joüissent pas de ses rayons directs ne durent pas long tems ; & ne sont

pas des progrés semblables à celles
qui reçoivent tous les jours ses influances. Et si la doctrine de la plûpart des Naturalistes est veritable, que
les Mixtes, & tout ce qu'il y a de
créé sur la terre soit dependant des
Astres ; qu'il y ait des Mixtes qui tirent leur force des influances, & des
emissions corporelles de l'Astre de
Saturne, de celui de Jupiter, du Soleil & des autres Planetes (comme il
ne seroit pas bien difficile de le prouver par la Philosophie des corpuscules, que j'entreprendrois si je cro-
yois que cette curiosité fut au goût
de tout le monde, il y a aparance
que si l'on prépare par la chaleur du
Soleil, les Vulneraires qui font la
plûpart de sa direction, on leur con-
servera, & l'on augmentera mémes
des forces qu'on leur ôteroit, ou
pour le moins qu'on affoibliroit avec
la chaleur du feu elementaire. Il ne
faudra pas des grands raisonnemens
pour prouver cette these ; si l'on
m'acorde que la lumiere du Soleil est
une emanation des corpuscules bril-
lans, & ignées, & une matiere sub-

tile qui se détache incessamment de son corps, pour être répanduë dans toute la sphere de l'Univers, elle doit retenir de la nature de son origine, & des qualités solaires; tellement que les rayons du Soleil s'unissant à des sujets sympatiques, je veux dire dont la matiere est disposée en façon pour recevoir ces corpuscules, les conserver dans ses pores, leur prêter des endroits pour s'y loger, se rendre même familiere pour souffrir leur union, avec elle, & faire une partie de la substance (jusques là cette doctrine ne paroit ni impossible, ni extravagante) ces corpuscules solaires, dis-je, peuvent produire en quelque maniere des dispositions dans ces corps, differentes de celles que les atomes du feu elementaire, ou materiel qui sert à nos usages y pourroient operer, si les atomes de ce feu sont differents en nature de ceux qui partent du corps du soleil, comme la chose est probable.

Je ne veux suborner, ni surprendre personne pour suivre cette opimon ; Je laiſſe un chacun dans ſa liberté ; mais il me doit être permis de dire en paſſant , qu'il eſt neceſſairr d'obſerver l'eſpece , & les degrez de chaleur dans les préparations des remedes , ſi l'on veut faire les choſes comme il faut : Car on ne doit pas douter qu'on tire les vertus de certains remedes en les expoſant au ſoleil ; d'autres en le mettant ſur un feu , ou ouvert & tout ſimple, ou modifié par l'eau boüillante , le ſable, les cendres, la limaille de fer, la ſcieure de bois , le fumier , qu'on apelle le ventre de cheval , & autres manieres que l'on trouve dans les Auteurs Chymiques.

Pour refuter ici l'uſage de la chaleur du ſoleil, on me dira peut-être que les atomes du Soleil , & du feu elementaire ſont les mêmes en eſpece, & par conſequent on peut avoir un degré de chaleur par le feu , tel qu'on le peut avoir par le Soleil.

J'avoüe que pour ce qui eſt du degré de chaleur on peut en regler un égal à celui du Soleil ; Il eſt vrai mais je nie abſolument que la ſub-

stance de nôtre feu soit de même nature que celle du Soleil , & j'aporte-
rai une raison assez plausible de ma
negative, qui est que, si l'on ne peut
operer les mêmes effets physiques
avec la chaleur du feu qu'on voit
operer à la chaleur du Soleil , il y
doit avoir de la difference entre ces
deux especes de chaleur , & que par
le feu , on ne puisse pas faire, ce que
fait le Soleil par sa chaleur ; on n'a
qu'à faire reflexion sur la vegetation
des plantes ; sur la génération des
insectes ; & sur la vivification de
plusieurs choses, qui s'animent par
le Soleil , & nullement par le feu. Si
l'on veut me nier que les corpuscules de la lumiere solaire s'unissent,&
s'assimilent avec les corps physiques
des vegetaux , & autres , & qu'ils
ne font que les pénetrer , passer par
leurs pores sans s'y arrêter , & que
les effets qui se produisent dans le
corps des plantes , & des animaux ne
font que des fermentations qui dépendent des principes actifs intrin-
seques , lesquels font occasionnées
par les atomes solaires ; je répondray

que ce sont là des belles, & bonnes
raisons pour apuyer le sentiment, où
je suis, que les corpuscules lumineux
du Soleil aydent, & excitent des fermentations. Mais qu'elles ne prou-
vent pas, que ces corpuscules ne
puissent entrer dans la composition
de la substance d'un vegetable, qui
se dévelope de la semence, qui croit,
& qui produit des feuïlles, des fleurs,
& des graines : Car pourquoi les
atomes solaires ne s'uniront-ils pas
avec les corps physiques, si les atomes ignées s'y peuvent unir ? Or
nous devons être convaincus que les
atomes du feu s'unissent à certaines
matieres, mêmes artificieles, comme nous voyons dans la chaux, &
même par une experience Chymique,
suivant le raisonnement de Monsieur
Lemery, les atomes du feu s'incor-
porent avec les matieres, & s'arrêtent dans leurs pores. On n'a qu'à
voir le chapitre du plomb qui dévient plus pesant par la calcination.

Les remedes Vulneraires sont divisez en deux classes, en internes,
& en Topiques, les uns, & les au-

tres servent à la curation des playes;
& comme elle se fait par des tems,
& des degrez differens, on employe
aussi des remedes propres à chaque
tems, & specifiques, selon les indications. C'est pourquoi l'on remarque ce qu'il y a de particulier dans le
commancement de la guerison des
playes; comme s'il y a une hémorragie considerable, il faut avant toutes choses arrêter le sang, & empêcher le dépôt sur la partie blessée.
C'est pour cette intention qu'on doit
donner des Ischaimes, ou en potions,
ou en opiates. Le sang êtant arrêté,
il faut consolider la playe, s'il n'y a
point de contusion; & si l'on juge
qu'il ne s'en doive faire que fort
peu, ou point du tout. Si la playe
supure, il faut des digestifs, des mondificatifs, qui sont ordinairement
des potions purgatives Vulneraires,
s'il y a intemperie, il faut qu'elles
soient alteratives. S'il y a de la malignité, il en faudra composer des
antidotales, corrobatives, & sudorifiques; & ainsi des autres especes, suivant les differans cas qui

en exigeront de telle , ou telle
sorte.

Les Topiques ou Vulneraires externes , sont en premier lieu les
Ifchaimatiques , qu'on apelle premier apareil ; aprés ceux-ci on vient
aux digestifs ; puis aux mondificatifs , qui sont de plusieurs especes ,
à sçavoir des injections , & des onguens. Et enfin pour les accidens
ordinaires , & extraordinaires des
playes , on aplique des remedes externes en forme de fomentations ,
qui sont ou alteratives , ou corrobatives , ou emollientes , ou alexitaires , &c. des cataplâmes , qu'on
peut faire de telle qualité qu'il est
besoin, émolliens , alteratifs , resolutifs , attractifs , repercussifs , anodins, corroboratifs,&c. Des huiles,ou
baumes , des onguens , des cerats ,
des emplâtres, &c.

CHAPITRE XXIII.

Des internes, & premierement des potions Vulneraires.

LEs potions Vulneraires, font ou purgatives, ou alteratives, ou aftringentes, & ifchaimatiques, ou cardiaques, ou fudorifiques, & autres, fuivant les neceffitez. On les fait ordinairement des eaux diftilées des plantes Vulneraires, ou de la décoction des mêmes herbes, dans lefquelles on diffout des confections, des opiates, des electuaires, des fyrops, des poudres, & autres. Vous verrez dans la fuite des exemples de toutes les fortes.

SECTION I.

Potion Vulneraire Ifchaimatique.

PRenez de l'eau de plantain, & de renoüée, ou Centinodia, de

chacune , deux onces ; du ſyrop de
roſes ſeches , ou de mirthe , ou du
ſyrop de coral de Quercetan , une
once & demie ; de la conſerve de roſes une drachme ; du magiſtere de
coral,ou de bol Armenien , ou de la
terre ſigillée , une drachme; du laudanum,ſi c'eſt ſuivant la préparation
de Paracelſe,trois ou quatre grains ;
ſi ſuivant celle de Monſieur Lemery,
un grain & demi , ou deux grains:
& ſi vous vous ſervez de cét extrait,
il faudra mettre une drachme de
confection de hyacinthe. Vous pouvez vous ſervir encore au lieu de ces
ſomniferes du laudanum liquide des
Modernes , publié par le Chevalier
Talbot , & quatre ou cinq goutes
d'eſprit de vitriol. Mais il faut prendre garde que le bleſſé ne ſoit point
ſujet à la toux , car en ce cas il ne
faudroit point d'acides.

Vous pouvez vous ſervir de l'eau
de telle plante Iſchaimatique qu'il
vous plaira , marquée dans le catalogue des Iſchaimes , ou de la décoction , ſi vous n'avez pas des eaux
préparées pour faire vôtre diſſolu

tion. Ayant ainſi préparé toutes ces drogues vous y diſſoudrez premiere-ment les confections , puis les ma-giſteres en poudre, & en dernier lieu le laudanum , la doſe ci-deſſus , de l'un ou de l'autre , & le donner. Nous avons donné une potion Iſchaimati-que dans le Chapitre des Iſchaimes qui eſt des meilleures qui ſe puiſſe.

Potion Vulneraire Purgative.

Quand les playes ſupurent beau-coup , il faut dépurer la maſſe du ſang ; ce qui ſe fait par les potions , qui évacuent par les émonctoires gé-néraux , particulierement par les ſel-les , & par les ſueurs. Les potions purgatives doivent être proportion-nées à l'âge , au temperament , aux forces , à l'habitude du bleſſé , & avoir égart à la ſaiſon , à la conſtitu-tion de l'air , & aux autres circon-ſtances neceſſaires.

Exemple d'une potion Vulneraire purgative.

Prenez des racines de garance , de fougere , & d'apium , de chacune

une once. Contufez-les , & mettez-
les boüillir dans une quantité d'eau
fuffifante, pour tous les ingrediens
ci-deffus,pendant un quart d'heure ,
en fuite vous y mettrez de feüilles
de betoine , d'agrimoine , de germandrée,de chacune une petite poignée : Si la potion doit être rafraî-
chiffante il faut mettre le plantain ,
la grande joubarbe , & les rofes , &
faire boüillir le tout enfemble avec
les racines , une demie heure ; aprés
quoi vous tirerez vôtre pot du feu,&
prendrez la quantité neceffaire de
cette décoction pour faire l'infufion
fuivante. Prenez de fenné, trois drachmes ; de rhubarbe, quatre fcrupules ; de cryftal mineral , une drachme ; laiffez infufer ces chofes
pendant une nuit , fur des cendres
chaudes , fans les faire boüillir. Le
lendemain il faut couler l'infufion ,
dans la dofe , qui doit être de fix onces , vous diffoudrez une once de
fyrop rofat de la defcription d'Argentier , & autant de manne, ou une
once de caffe extraite , & une once
& demie de manne. Cette potion eft

pour une perſonne ordinaire, on la peut augmenter, ou diminuer ſuivant l'âge, & la conſtitution, le ſexe, & la ſaiſon, &c.

Potion Vulneraire alterative.

Il eſt ſouvent beſoin de temperer l'ardeur des fiévres accidenteles aux playes; ce que l'on fait par le moyen des boüillons, des tiſanes, & des potions alteratives. La maniere de faire les boüillons avec les herbes, & les tiſanes avec l'orge, & quelques Vulneraires, eſt connuë à tout le monde : mais les potions ſe feront ainſi.

Prenez des racines de pentaphyllon, de cicorée, & de rubia tinctorum, de chacune une poignée ; lavées, & battuës ; des feüilles d'agrimoine, de plantain, de ſanicle, d'ozeille, & de pourpier, de chacune demie poignée; de feüilles de la grande conſoude, une poignée. Faites bouillir les racines contuſes, pendant un quart d'heure, avant les herbes ; vous mettrez dedans les her-

bes lavées & hachées, & vous les ferez bouïllir encore une petite demie
heure. Il faut que vous ayez pris une
quantité d'eau suffisante pour faire
une décoction de plusieurs doses,
de laquelle vous prendrez un verre,
& dissoudrez dedans du syrop de limons, & de capillaire, une once;
d'esprit de vitriol, quatre ou cinq
goutes : pourvû que le blessé ne soit
pas sujet à la toux ; de coral préparé, une drachme ; de corne de cerf
autant.

On peut faire une tisane avec l'orge, la sanicle, l'agrimoine, le politric, & la grande consoûde, où
moyene.

Potion Vulneraire Antidotale.

On use de cette sorte de potion
Vulneraire, lors qu'il se rencontre
de la malignité dans les blessures ;
soit qu'elle procede d'une cause interne, soit qu'elle vienne du déhors.
On les fait en cette maniere.

Prenez de racine d'ozeille, de bistorte, & de tormentille, de chacu,

ne une once, des trois fantaux en poudre, deux drachmes : des feuïlles de bourrache, de fcabieufe, d'ozeille, & de fcorfonere, de chacune une poignée. Faites les bouïllir felon l'Art dans de l'eau commune ; puis prenez de la dite décoction un verre, dans lequel vous diffoudrez du fyrop de limons, ou de grenades aigres, une once ; de la confection de hyacinthe, une drachme, du diamargaritum frigidum, une drachme, ou environ ; ou de la corne de cerf, ou du bol Arménien, &c. Cette potion & d'autres femblables cordiales peuvent fervir pour la gangréne.

Potion Vulneraire Narcotique.

Si les douleurs, ou les veilles fatiguent le bleffé, on peut lui donner la potion fuivante, avec le laudanum liquide, ou folide, obfervant toûjours qu'il faut fe fervir des eaux, ou décoctions des herbes convenables, aux accidens, & aux tems des playes: comme fi c'eft dans le tems de la fupuration, il faut prendre les herbes

ſupuratives , pour en faire la déco-
ſtion. Si au tems de la mondifica-
tron , il faut faire choix des déterſi-
ves ; & ainſi des autres.

Prenez dans la décoction, ou eaux
convenable la doſe requiſe , dans
laquelle il faut diſſoudre du ſyrop de
pavot blanc une once & demie ; ou
bien du ſyrop de nymphée, une once ; du laudanum la doſe deſignée
ci-deſſus. S'il eſt beſoin de quelque
confeſtion , poudre , ou autre remede , on l'y ajoûtera.

Potion Vulneraire reſolutive.

Prenez des racines d'ariſtoloche
longue , une drachme, ou deux ; des
racines de perſil , & de pentaphyllon , de chacune demie once ; con-
tuſez-les , & faites les bouïllir ; en
l'eau de fontaine ; des feuïlles de ber-
le , de meliſſe , de diſtame, & de ſanicle, de chacune demie poignée ;
de ſemence d'anis , une drachme.
Faites encore bouïllir le tout , prenez de la décoction, ſix onces pour
doſe ; & diſſolvez dedans du ſyrop

de pavot rouge, une once ; d'antimoine diaphoretique vingt vrains.

Potion Vulneraire antispas-
modique.

Prenez des racines de zedoaire, de
tormentille, de gentiane, de jonc
odorant, & d'imperatoire, de chacune demie once ; faites-les bouillir
ensemble étant contuses pendant un
quart d'heure, puis ajoûtez des
feuïlles de buglosse, d'agrimoine,
de pervenche, de betoine, d'origan,
& de chamædrys, de chacune une
petite poignée ; de semence de cumin, & de coriandre, de chacune une
drachme ; faites encore bouilli le
tout ensemble, prenez de la décoction un verre, pour dose, dans laquelle il faut dissoudre du syrop de
betoine, une once ; de poudre du
bois de safafras, une drachme ; ou
de la poudre *contra spasmum*, demie
drachme ; de castoreum, quatre ou
cinq grains ; ou d'huile d'ambre,
trois ou quatre goutes.

Il en est de même des autres potions Vulneraires, pour d'autres intentions ; lesquelles se feront des remedes simples, & composez, énoncez dans les Chapitres propres. Nous ajoûterons encore en dernier lieu une potion Vulneraire servant pour l'aglutination , & pour mondifier.

Potion Vulneraire consolidante.

Prenez des racines de la grande consoude , de bistorte , & de pentaphyllon , de chacune demie once ; des feüilles de plantain , de betoine , de scordium , de piloselle , d'ophioglosse , & de pyrole , ou de millefeüille , de chacune demie poignée ; faites boüillir auparavant les racines contuses , puis tout ensemble les feuïlles ; prenez en une dose , & y dissolvez du syrop de roses seches , ou de capillaire , ou de betoine , une once ; de conserve de roses , une drachme. Au lieu des syrops , on peut prendre le jus de scordium , de millefeuille , de bursa pastoris , ou autres, avec du miel rosat , une once ; ou du sucre rosat.

Potion Vulneraire Mondificative.

Prenez des racines de souchet , de gramen , de garence , & de fougere, de chacune demie once ; de la sabine , une drachme ; des feuïlles de plantain, de scabieuse , de betoine , & d'apium , de chacune demie poignée. Faites une décoction comme les precedantes , prenés-en une dose, dans laquelle il faut dissoudre du syrop , de pavot rouge , ou coquelicoq , une once; du syrop de cicorée simple, ou de roses, une pareille dose ; de conserve de roses , une drachme ; d'antimoine diaphoretique , quinze grains ; de corne de cerf , demie drachme.

SECTION II.

Des Bolus.

IL y a encore plusieurs formes de remedes Vulneraires internes, comme des bolus, des poudres, des es-

fences , & autres qui font peu fouvent en ufage, & que l'on n'employe
que lors que les bleffés ont du rebut
pour les boiffons. Les bolus font ordinairement ou purgatifs , ou corroboratifs , &c. Les purgatifs fe font
avec des electuaires, des poudres,&c.
de même que les cardiaques.

Bolus Purgatif.

Prenés de caffe extraite , demie
once ; de rhubarbe , une drachme ;
mêlez le tout enfemble. Ou bien

Prenés du diaphenic, demie once;
de poudre Cornachine , vingt quatre
grains ; mêlez le tout enfemble. Ou
bien

Prenés du catholicum demie once; de poudre de jalap,quinze grains;
ou bien de fenné en poudre, deux
drachmes ; de rhubarbe en poudre,
une drachme, du fyrop rofat de la
defcription d'Argentier, autant qu'il
en faut pour faire la maffe , Ou bien

Prenés de la poudre Cornachine
demie drachme ; du cotignac laxatif
deux drachmes , du fyrop d'Argen

tier, autant qu'il en faut pour le mêlange. On peut encore ne prendre que vingt grains de poudre Cornachine avec la même dofe du cotignac.

Bolus Cardiaque.

Prenés de confect. de hyacinthe, & de conferve de rofes, de chacune deux fcrupules ; de corne de cerf, demie drachme, de fel de coral, dix grains ; d'*Antimoine* diaphoretique, autant ; de *fyrop* de *limons*, ce qu'il en faut pour le mêlange. Ou bien

Prenés de confection alkermes, demie drachme, de conferve de rofes, une drachme ; de poudre de coral préparé, demie drachme ; d'huile de fcorpions, cinq ou fix goutes. Ou bien

Prenés de Theriaque, une drachme; d'huile de fcorpions, fix goutes, du fuc de limons, une fcrupule ; de faffran, quatre grains ; d'antimoine diaphoretique, quinze grains, de bol Armenien, ou de terre figillée, une drachme ; de fyrop d'abfinthe, ou

de limons , s'il eſt de beſoin , autant
qu'il en faudra.

Bolus Somnifere.

Prenés de conſerve de roſes , une
drachme; de ſaffran, ſix grains; de the-
tiaque , un ſcrupule ; ou de confection de hyacinthe, demie drachme; de
laudanum, la doſe ſpecifiée ci-deſſus.

Et ainſi des autres , ſuivant l'intention, comme aſtringens , ſtoma-
chiques , &c. qu'on peut ordonner ,
& dont on peut voir pluſieurs formules dans les Auteurs de Medecine , & de Pharmacie.

CHAPITRE XXIV.

Des remedes Externes.

SECTION I.

Des Injections.

CEtte ſorte de remede ſe fait
pour autant d'intentions que la
playe , & ſes accidens indiquent. Les

plus ordinaires font pour déterger; ce n'eft pas qu'on n'en faffe encore pour empêcher la putrefaction, & la gangréne; pour combatre la malignité; pour temperer les inflammations internes; pour faire avancer la fupuration; pour animer une partie deftituée d'efprits, & de chaleur; & pour bien d'autres raifons. Elles fe font ordinairemnt de la décoction des herbes, & des racines apropriées au befoin; ou des fucs de telles herbes, ou des eaux diftillées, dans lefquelles on diffout des fyrops, des electuaires, des trochifques, des poudres, des efprits, &c. Donnons des exemples.

Injection Déterſive.

Prenés des deux ariftoloches, de châcune demie once; coupées en roüelles; de racine de garance, & de fougere mâle, une once; de racine de la grande confoude, demie once; de vincetoxicum, & de petite centaurée de chacune une poignée; de pervenche, demie poignée. Coupez le

tout menu ; faites le bouïllir tout enfemble , dans deux pots de bon vin
blanc , l'efpace de demie heure; coulez la décoction , dans laquelle vous
mettrés quatre onces de miel rofat ;
ou du fucre.

Au defaut du vin blanc , on peut
prendre du rouge clairet , ou de la
décoction d'orge , y ajoûtant demie
livre de bonne eau de vie. Ou bien

Prenés d'ariftoloche longue , une
once ; coupez la menu ; de fcordium
une poignée; d'alun, deux drachmes;
des fleurs d'hypericon feches, demie
once. Faites bouïllir le tout dans une
fuffifante quantité de vin blanc, l'efpace de demie heure ; tirez la du feu,
& jettez-y quatre onces , de bon fucre fin. Coulez la en fuite , & fer-
vés-vous en.

Ces deux injections font tres-
bonnes pour mondifier les playes.
Les fuivantes ne valent pas moins.

Prenés d'avoine , une poignée ; de
fcordium , demie poignée ; de langue de chien , demie poignée, de petite,centaurée,& de fleurs de romarin
de chacune , deux drachmes. Faites

bouïllir le tout dans du vin blanc l'eſpace de demie heure. Coulez cette liqueur, & y diſſolvés deux onces d'onguent Egyptiac. Ou bien la ſuivante
qui eſt aſſurément tres-particuliere.

Prenés de chaux vive , une livre,
qu'il faut faire diſſoudre apres avoir
été miſe en petits morceaux , dans
quatre ou cinq pintes de gros vin
rouge , apres il filtrer le vin , dans
une livre duquel vous diſſoudrés demie once d'onguent Egyptiac ; & y
ajoûter deux onces , d'eau de vie.

On ſe ſert encore de l'eau phagedenique , qui n'eſt ignorée d'aucun
Chirurgien, au lieu d'injection compoſée ſuivant que le cas requiert. On
prend encore de l'eau de chaux, & de
l'eſprit de vin , à diſcretion , plus ou
moins de l'un , ou de l'autre , ſelon
qu'on le juge à propos ; pour une
injection , qui eſt excellente pour
déterger , & pour faire tarir vite-
ment les matieres.

Injection alexitaire.

On ſe ſert de cette eſpece d'inje-

ction, quand on découvre de la malignité dans les playes; soit qu'elle
procede d'un vice interieur, ou qu'elle ait été portée du déhors par quelque arme.

Prenés de racine d'aristoloche,
d'angelique, de gentiane, & de bistorte, de chacune, partie égale, & à
discretion; de feuilles de scordium,
de dictame, & de fleurs d'hypericum,
de chacune une poignée. Faites
bouïllir toutes ces choses suivant
l'art, dans du bon vin blanc, ou
dans de l'eau de scabieuse, ou de
scorsonere, ou de chardon benit,
autant qu'il faut; & sur la fin de la
cuite, il faut ajoûter de l'eau de vie,
la sixiéme partie; si la décoction est
faite avec les eaux, coulez-le tout
& exprimés le bien. Dans la liqueur
vous dissoudrez de la theriaque, deux
drachmes; d'huile de scorpions de
Matthiole, dissoute, ou incorporée
auparavant avec le sel de tartre, ou
le sel de chardon benit, autant qu'il
en faut, pour l'absorber, une drachme; puis dissoudre l'huile ainsi pre-
parée, dans la liqueur ci-dessus.

Prenées de racine de tormentille,
d'imperatoire, de scorsonere, de chacune une once; de feüilles de plantain, de pimpinelle, & d'ozeille,
de chacune une poignée; d'écorce
de limon, demie once (étant seche
& recente) celle d'un limon entier;
de fleurs de roses rouges, & de cameleon blanc, de chacune demie
poignée. Faites bouïllir le tout selon
l'Art dans de l'eau de cicorée, avec
deux ou trois onces de bon vinaigre
rosat, & dans la colature dissolvez de confection de hyacinthe,
deux drachmes; de trochisques de
viperes, ou de gallia moscata, ou de
cainfre, de l'un de ceux-ci, une
drachme; de terre sigillée, autant;
de fleurs volatiles de sel armoniac,
dix grains.

Injection Sarcotique.

Prenés des racines d'Ononis, de
ciclamen, de gentiane, & d'aristoloche longue, de chacune, une once;
de feüilles de betoine, de scordium,
de germandrée, de dictame, & de ruë
de

de chacune , une poignée. Faites bouïllir dans parties égales d'eau , & de vin blanc, ou de bon vin rouge , ou dans deux tiers d'eau commune, & un tiers d'eau de vie, en une quantité suffisante ; dissolvez dans la colature deux onces , ou trois, de syrop d'absinthe ; d'encens , de myrrhe , & d'aloës , en poudre de chacun , deux drachmes.

Il faut observer qu'il ne faut jamais faire moins d'une livre & demie de décoction.

Injection Ischaimatique.

Prenez des racines de pentaphyllon , une poignée ; des feuïlles de pimpinelle, de plantain , de centinode , d'ortie, & fleurs de roses , & de balaustes, de chacune une poignée. Faites boüillir le tout dans du bon gros vin , en une quantité suffisante ; coulez & exprimez bien le tout , & dans la liqueur dissolvez de bol d'Armenie , une once ; de vitriol Romain , crud , ou calciné au soleil, une drachme ; de pierre hematite ,

deux drachmes ; d'alun, demie once.
On peut faire bouïllir des noix de
cyprez , de l'écorce de grenade , le
bol Armenien en poudre , & la pierre hematite ; si l'on veut, on y peut
mettre encore de noix de galles de
Levant, dans la dite décoction ; mais
si l'on y en met , il ne faut pas mettre du vitriol en substance , car on
feroit de l'ancre ; ou y mettre seulement l'esprit à quelques gouttes.

Injection Anodine.

Prenez des racines de guimauve ,
une poignée ; des feuïlles de la même , de mauve , de violier de Mars ,
de chacune une poignée ; un oignon
de lys , bien concassé , de graine de
lin , de psyllium, de fenugrec , con-
cassées, de chacune deux drachmes ;
Faites bouïllir le tout selon l'Art ;
Coulez la décoction , & y ajoûtez
du saffran pulverisé , demie drachme;
d'huile de lys , & de camomille , de
chacune une once ; & quand on s'en
veut servir il faut bien battre la liqueur , en remuant la bouteille pour

faire le mêlange de la décoctió, & des huiles. S'il y a inflammation interne au lieu des huiles susdites on prendra l'huile rosat, & le violat en même dose ; & demi scrupule de sel de Saturne. On peut encore faire une injection anodyne plus promtement, avec du lait clair tiéde, y mêlant quelques gouttes de laudanum liquide, comme environ quinze ou vingt; ou y dissolvant un grain ou de du laudanum, suivant Monsieur Lemery ; ou trois ou quatre de celui de Paracelse, sur une livre ou environ de lait.

Injection rafraîchissante.

Prenez de la grande sempervive, de plantain, de laituë, & de bourrache, de chacune une poignée ; d'ozeille, demie poignée. Faites bouillir le tout ensemble dans de l'eau commune, ou du lait ; dans la colature dissolvez du camfre une scrupule, de sel de Saturne, quatre ou cinq grains.

On peut encore faire d'autres in-

jections , suivant le besoin dont je
ne donne pas des exemples. On
n'aura qu'à se regler sur celles-ci ,
employant dans les autres les remedes propres simples , & composez ,
que l'on verra dans les Chapitres
particuliers où nous en avons déja
traité,

SECTION II.

Des Cataplâmes.

LEs cataplâmes se font ordinairement , avec des racines , des
feuïlles , des semences , des fruits ,
&c. que l'on fait cuire dans une liqueur convenable , aprés on les pile
bien dans un mortier de marbre avec
un pilon de bois , & on fait passer
cette pâte à travers un tamis grossier,
y ajoûtant les poudres necessaires, ou
les farines au poids de deux, trois, ou
quatre onces, & des huiles, ou graisses , au poids de trois ou quatre onces de même.

On en fait de la seule pulpe des

fruits qu'on fait cuire au four, ou fous des cendres chaudes , les paffant à travers le tamis , y ajoûtant les poudres , &c.

Ou bien on en fait de la moëlle de pain avec du lait , comme perfonne n'ignore. Voici des exemples des plus ordinaires.

Cataplâme Ifchaimatique.

On fait ordinairement ce remede pour premier apareil, de bol en poudre , & de blancs d'œufs , &c. Mais on en peut faire avec les herbes & autres remedes Ifchaimatiques.

Prenez des feuïlles de polygonum, de plantain , de renoüée , de pentaphyllon, & d'ortie , de chacune deux bonnes poignées ou plus ; faites-les bien bouïllir dans de l'eau commune; aprés paffez les herbes à travers le tamis aprés les avoir bien pilées ; ajoûtez à la pafte de bol d'Armenie , deux ou trois onces ; de la poudre de noix de gales, une once ; de fang de dragon, autant; deux blancs d'œufs; mêlez bien le tout enfemble. On n'a pas coûtume de se servir de cette sorte de remedes pour arrêter le sang ; mais il ne laisse pas que d'être quelquefois bien utile.

Cataplâme supuratif.

Prenez d'oignons de lys, deux ou trois ; de figues grasses, deux poignées ; de feuilles de mauve, de tussilage, de branque ursine, & d'ozeille, de chacune une bonne poignée, ou davantage. Faites-les boüillir dans de l'eau, & bien cuire ; petrissez bien le tout dans la mortier, & le passez par le tamis ; ajoûtez aprés de huile de camomille, une once ; de graisse de poulle, deux onces ; de beurre, ou de moëlle de cerf, ou autre, autant ; de poudre d'encens blanc, une once ; faites un cataplâme.

Cataplâme rafraîchissant.

Prenez de bourrache, de buglosse, de plantain, de pourpier, & de cicorée, de chacune une poignée ;

d'ozeille , deux poignées ; faites-les bouïllir , pilez-les , & les passez par le tamis ; ajoûtez à la masse du sel de prunelle, demie once ; de poudre des trois santaux , une once ; du sel de Saturne, une drachme ; d'onguent rosat , deux onces ; d'huile de nymphée , une once. On bien ,

Prenez des feuïlles de laituë , de sempervive majeure , & de solanum, de chacune une poignée ; des semences de courge , de pavot blanc , & de psyllium , bien battuës dans un mortier , de chacune demie poignée : Faites cuire le tout , pilez-le dans le mortier , & le passez par le tamis ; ajoûtez à cette pâte de farine d'orge, trois onces ; d'huile de nymphée , ou de jusquiame , ou de pavot, deux onces ; deux blancs d'œufs, bien battus, de sel de Saturne dissous avec l'eau de nymphée , de plantain , ou de roses , demie once.

Cataplâme Anodyn.

Prenez des racines de guimauve , & de lys, de chacune une poignée ;

des feuilles de guimauve, de mauve, de violier, d'acanthe, de chacune deux poignées; des fleurs de melilot, & de camomille, de chacune une poignée. Faites cuire le tout dans de l'eau, petrissez-le, & passez-le à travers le tamis; ajoûtez à la pâte, d'huile violat, deux onces; d'onguent rosat, deux onces. Ou bien on peut ajoûter à cette décoction des semences de pavot blanc; de psyllium, de fenugrec, & de lin, & faire la décoction dans du lait, ou bien presser les herbes, aprés les avoir passées, & ajoûter du lait pour les mettre à consistance de cataplâme, y ajoûtant les graisses, & les huiles convenables.

Cataplâme émollient.

Prenez des racines de lys, de guimauve, & de concombre sauvage une bóne poignée; des feuilles d'achante, de parietaire, de mauve, de violier, & d'hyeble, de chacune une poignée; de semences de guimauve, de fenugrec, & de lin, de chacune de-

mie once. Contufez , & battez-les
bien dans un mortier ; des fleurs de
camomille , de melilot , & de lys , de
chacune une poignée, des figues graf-
fes , rompuës en morceaux , une poignée. Faites bouïllir le tout , pilez-
le , & le paffez par le tamis ; ajoûtez
à la pâte de la terebinthine, une once;
d'huile de vers de terre , ou de lys ,
deux onces ; de beurre , ou de graiffe
de poulle , d'oye , ou de moëlle de
cerf , de bœuf , ou telle autre qu'on
pourra avoir commodément , deux
onces; de poudre de femence de lin ,
de fenugrec, de farine d'orobe, de chacune une once ; faites un cataplâme.

Cataplâme refolutif.

Prenés des racines d'énula campana;
d'iris , d'ariftoloche , de galanga ,
de chacune uue poignée; de feuilles
de mauve , d'abfinthe , de calament ,
de pouliot , de parietaire , & de fauge , de chacune une bonne poignée;
de femence d'aneth , de fenugrec , &
d'anis , de chacune demie once ; bien
contufes ou même pulverifées ; dés

fleurs d'hyfope, de camomille, & de
melilot, de chacune une poignée. Faites boüillir le tout, petriffez-le, & le
paffez par le tamis, ajoûtez à la pâte
des quatre farines refolutives, quatre
onces ; d'huile de ruë, d'aneth, & de
terebinthine, de chacune une once ;
ou d'une feule, trois onces, d'onguent
Martiatum, une once ; ou bien ajoûtant à la maffe pilée du cataplâme fuf-
dit des farines de féves, & de lupins,
de chacune deux onces ; des poudres
d'abfinthe, d'aloës, & de maftic, de
chacune demie once, d'oxymel fimple ; trois, ou quatre onces. Ce cataplâme eft bon pour empêcher la putrefaction & la gangréne.

Cataplâme Alexitaire.

Prenez des racines de pentaphyllon,
de bugloffe, & d'ariftoloche longue,
de chacune une poignée ; des feüilles
d'ozeille, de fcordium, de fcabieufe, de dictame, & de galega, de chacune une bonne poignée ; de fpica-
nard demie once, de fleurs de rômarin, de bourrache, & de rofes, de

chacune demie poignée. Faites cuire le tout, pilez-le, & le passez, comme dessus, ajoûtez à la pâte, de la poudre de rômarin, & d'absinthe, de chacune une once ; ou bien, de la poudre de racine d'angelique, ou de bistorte, ou de gentiane, ou d'imperatoire, &c. deux onces, d'huile d'hypericon, deux onces ; d'huile de scorpions, une drachme, ou deux ; de theriaque, demie once.

Cataplâme pour apliquer sur les parties qui souffrent convulsion.

Prenez des racines de guimauve, de lys, de chacune une poignée ; de feuïlles de mauve, de violier, d'origan, de sauge, & d'absinthe, de chacune une bonne poignée ; des semences de lin, & de fenugrec, de chacune une once : Contusez-les bien, faites-les cuire, petrissez-les, & les passez par le tamis : ajoûtez à la masse d'huile de terebinthine, & de petits chiens, de chacune une once ; d'huile de vers de terre, deux onces ; de poudre de mastic, & d'encens, de chacune deux drachmes ; d'onguent d'althæa, une once.

L'on ne doit pas s'atacher à la lettre (comme on dit) aux formules ci-dessus, on pourra les augmenter, ou les diminuer suivant le tems, le lieu, & l'occasion de rencontrer ce que les ordonnances portent. On pourra aussi augmenter la dose, & en faire une plus grande quantité, ainsi qu'on trouvera bon. On aura aussi la liberté de leur donner telle consistance qu'on voudra, plus, ou moins molles : ajoûtant de la décoction des mêmes herbes, ou exprimant la masse pour la rendre plus ferme.

Quoi que le cataplâme *de Mica panis* soit connû à tout le monde, je ne laisseray pas que de le bien recommander pour faire supurer, pour rafraîchir, &c. On le fait quelquefois avec l'onguent rosat, quelquefois avec l'huile, & le vinaigre rosat ; ou bien en la maniere suivante qui est tres-bonne, pour avancer promtement la supuration.

Prenez d'oignons de lys cuits sous la braise, autant qu'il en faut ; sept ou huit escargots , qu'il faut bien concasser avec leurs coquilles , & les mettre bien en pâte , en maniere que rien ne puisse piquer ; d'onguent basilic , deux onces ; une mie de pain blanc , bouïllie dans du lait ; d'huile de lys , & de camomille , de chacune une once ; de saffran , demie drachme; faites un cataplâme selon l'Art.

Le suivant est corroboratif, & deffensif.

Prenez de farine de féves , de lupins, d'orobes , & d'ers , de chacune quatre onces ; de poudre de sauge, de marjolaine , de thym , & d'hysope, de chacune demie once ; de fenugrec en poudre , une once ; faites cuire le tout dans une quantité suffisante d'oxymel ; étant bien cuit , ajoûtez-y d'huile rosat , & de camomille de chacune deux onces ; de bonne eau de vie , à discretion.

Le suivant est encore fort bon.

Prenez de farine de féves, d'orobes,& de lupins , de chacune quatre onces ; faites-les cuire dans deux livres de bonne resiné , & ajoûtés sur la fin de la bonne eau de vie , à discretion.

Obſervés qu'on fera toûjours bien
d'ajoûter de l'eau de vie aux cataplâmes corroboratifs, reſolutifs, ſupuratifs, alexitairés, & autres ſembla-
bles, s'en abſtenant ſeulement, lors
qu'il faut rafraîchir, aux iſchaima-
tiques, & aux anodyns, où la chaleur peut nuire.

SECTION III.

Des Fomentations.

LEs fomentations ſont des remedes liquides qui ſe font ordinairement, ou des eaux diſtilées des
plantes, ou de leur décoction ; on les
choiſit propres ſuivant l'intention
qu'on a de faire. Si l'on veut fortifier, on prend les aſtringens,
& les alexitaires ; ſi l'on veut ramollir, diſcuter, reſoudre, ou
autrement, on choiſit celles qui ſont
propres pour cet effet, on y peut
ajoûter des confections, des poudres,
des eſprits, &c. La façon de les faire, n'eſt pas differente des cataplâ-

mes ; c'eft-à-dire qu'on prend la décoction des herbes , & on l'aplique
chaudement fur la partie , qui en a
befoin, avec des pieces de drap. Nous
en avons donné une tres-bonne ,
dans le chapitre des Antifphaceli-
ques, nous en mettrons pourtant encore quelques exemples.

Fomentation emolliente.

Prenés des racines de guimauve ,
de mauve , & de lys, de chàcune une
poignée ; des feüilles de violier ,
d'hyeble, de parietaire,& de branque
urfine , de chacune une poignée ; de
femence de lin , de fenugrec , & de
mauve , de chacune demie once. Faites boüillir le tout enfemble , ajoûtant fur la fin de la cuitte deux onces de vinaigre.

Fomentation refolutive.

Prenés de pouliot , de l'origan,de
ruë , & de dictame , de chacune une
poignée ; de camomille , de melilot ,
& de l'hypericon , de chacun demie

poignée ; d'aneth, de cumin, & de fœnoüil, de chacun demie poignée ; de semence de lin, une *poignée*. Contusez-les, & les faites bouïllir & servés-vous de sa décoction.

Fomentation anodyne.

Prenés des racines de guimauve, & de lys, de chacune une poignée ; des feuïlles de mauve, & de parietaire, de chacune une poignée; de semence de fenugrec, une once ; de fleurs de camomille, & de l'hypericon, demie poignée. Faites infuser quelques tems ces choses contuses, dans le lait sur des cendres chaudes ; puis faites leur donner un leger bouïllon ; servés-vous de sa décoction. Vous y pouvez ajoûter, si vous voulés, la semence de pavot blanc, ou y dissoudre un peu du laudanum, aprés la décoction faite, & ainsi des autres fomentations pour d'autres usages.

SECTION IV.

Des Linimens.

LEs linimens font ordinairement faits des huiles, des graiſſes, de beurre, de moëlles, de mucilages; en telle proportion, qu'il faut toûjours le double des huiles, ſur les graiſſes, ou moëlles; ſi l'on ne ſe ſert ni de beurre, ni de graiſſe, on ajoûte de la cire, une drachme pour chaque once d'huile; & même par fois on ajoûte des poudres, au poids de demie drachme, pour chaque once d'huile ſur telle quantité d'onguent. Voici de la maniere qu'on les ordonne.

Liniment anodyn

Prenés d'huile d'amandes douces, & de lys, de chacune une once; d'onguent d'althæa, ou du reſomptif, une once. Mêlés le tout pour un liniment, dont il faut oindre la partie, & apliquer des linges chauds par deſſus.

Liniment emollient.

Prenés d'huile de petits chiens, ou de vers de terre, d'huile de camomille, & de lys, de chacune une once ; de l'emplâtre de mucilages une once ; mêlez le tout.

Liniment resolutif.

Prenés d'huile d'aneth, & de ruë, de chacune une once ; d'onguent Martiatum, ou d'Agrippa, une once ; faites un liniment.

Liniment Alexitaire chaud.

Prenés d'huile de scorpions, une once ; d'huile de terebinthine, deux onces ; d'huile de noix muscade, une drachme ; de cire, trois drachmes ; de theriaque, demie once. Ce liniment est bon quand il faut échauffer, & qu'il y a de la malignité.

Liniment Alexitaire froid.

Prenés d'huile violat, & de rofes, de chacune une once ; de camfre pilé ou diffous auparavant dans un mortier avec de l'amidon, une drachme ; de poudre diamargariton froid, une drachme ; de cire, demie once. Ce liniment eſt bon quand avec la malignité il y a inflammation.

Liniment Antiſpaſmodique.

Prenés d'huile de terebinthine, une once ; d'huile d'aſpics, demie once ; d'huile de gerofles, huit goutes ; de mucilage de femence de mauve, & de bryoine, autant qu'il faut pour donner la confiſtance de liniment, duquel il faut oindre la partie attaquée de convulfion, & l'origine de fon nerf.

Liniment Antiſpaſmodique anodyn.

Prenés d'huile violat, de lys, &

de camomille, de chacune demie once ; d'huile de maſtic , & d'amandes
douces , de chacune demie once ;
d'huile roſat, une once , & demie ;
d'onguent d'althæa , une once ; ou
s'il y a inflammation avec la douleur,
on peut ſe ſervir de l'huile de ſemence de pavot , ou de juſquiame , au
lieu de l'ongent d'althæa , & y ajoûter la cire pour donner du corps au
liniment ; on peut encore faire d'autres linimens pour d'autres uſages.

S E C T I O N V.

Des Onguens.

LES onguens ſont faits ordinairement avec des huiles, de la cire ,
& des poudres , en telle proportion ,
que pour chaque once d'huile , on
met une drachme , ou une drachme
& demie de poudre , & deux drachmes de cire , ou environ , plus , ou
moins , ſelon qu'on veut l'onguent
d'une conſiſtance plus ou moins molle ; on les fait encore en prenant des

fucs , & des poudres , en telle dofe ,
que fur quatre onces d'huile , on
met demie once de poudre , & deux
onces de fucs , faifant boüillir en
fuite les fucs & l'huile , jufques à la
confomption des fucs, ajoûtant apres
la cire , ou de telle maffe d'emplâtre
des Boutiques , qu'on jugera à propos. On peut encore ajoûter aux onguens des graiffes, des moëlles , des
mucilages , que l'on confidere comme des huiles. Et s'y l'on ajoûte par
deffus des gommes, comme le bdellium , le tacamahaca , l'ammoniac ,
& autres, il le faut confiderer comme
tenant lieu de cire ; & ainfi on re-
glera leur dofe fur la dofe de la cire , & des huiles.

Onguent Digeftif.

Voyez dans le chapitre des Anti-
fphaceliques, à la curation de la gangréne.

Onguent Marquefis.

Prenés d' huile d'hypericon

de trois infufions de fleurs , trois livres , mettez-la dans un pot de terre
verniffé avec deux verres de bon
vin rouge ; faités boüillir le tout
un bon quart d'heure fur un feu de
charbons moderé ; aprés quoi mettés
y de terebinthine lavée en eau rofe ,
une livre ; de cire jaune , coupée ou
raclée en feüilles, demie livre. Laiffez
la boüillir à feu lent un demie quart
d'heure ; aprés quoi ajoûtez y du
fantal rouge en poudre bien fubtile,
trois onces ; & retirés d'abord le pot
du feu , afin qu'il ne verfe ; & le pot
ayant ceffé de boüillir , vous le mettrés fur un feu lent , l'efpace d'une
heure , que vous remuerés toûjours
avec un bafton ; aprés le coulerés
bien chaud à travers un linge fin dans
un plat ; étant froid vous le coupe-
rez en plufieurs endroits , pour en
laiffer fortir l'humidité , & vous le
conferverés dans un pot de verre , ou
de terre verniffé.

Cet onguent eft bon pour toutes
fortes de bleffures fuperficielles , ou
profondes , étant mis bien chaud ;
aux profondes il faut l'introduire

avec une syringue, & en garnir les tentes, & les plumaceaux ; il est tres-bon pour les blessures faites par des armes à feu, l'ayant sur ce sujet experimenté souvent dans les occasions où je me suis rencontré, comme aussi aux brûlures. Cette recepte est un secret d'un grand Seigneur, de la maniere qu'on le voit ici, mais y ayant ajoûté deux onces de baume de Perou, de la myrrhe, de l'aloës, & de l'encens de chacun un drachme, je l'ay reconnu beaucoup meilleur, dans bien de rencontres.

Onguent vert pour la gangréne.

Prenez de cire jaune, de poix re-sine, & de colophone de chacune une livre : Mettez le tout dans un poëlon, faites le fondre sur un feu de charbons, & remuez toûjours dou-cement sans discontinuer, avec une spatule de fer, jusques à ce qu'il soit bien cuit. Il faut écumer les dites drogues, & empêcher qu'elles ne bouïllent ; ce qui sera fait dans une demie heure ; aprés quoi vous tirerez

le poëlon de deſſus le feu, car s'il re-
ſtoit plus long-tems, les matieres ſe
brûleroient : Aprés quoi vous y jet-
terez trois livres de beurre frais, &
les remettrez ſur le feu. Il faut bien
prendre garde que la compoſition ne
s'enfle pas trop, & ayant bien remué
le tout l'eſpace d'une heure ; vous y
ajoûterez quatre onces de vert de gris
en poudre bien ſubtiles & reincorpo-
rez encore le tout l'eſpace de demie
heure ſur un feu lent de charbons ;
aprés quoi vôtre onguent ſera fait,
que vous mettrez dans un pot de terre, ou de verre.

Vous en garnirez bien vos plumaceaux faits de charpie, ou étoupes,
deſquelles vous remplirez, & couvrirez la playe, aprés en avoir ſeparé
avec un raſoir, un biſtory, la lancet-
te, ou cizeaux, tout ce qu'il y peut
avoir de gangrene, & avoir en ſuite
bien lavé la playe avec un injection,
ou baume d'ariſtoloche, duquel vous
trouverez la deſcription ci-aprés ;
vous tremperez les plumaceaux, &
les mêches, dans la ſuſdite injection
ou baume bien chaud ; deſquels,

omme

comme nous venons de dire, vous
en remplirez, & couvrirés la playe ;
& par deſſus des bonnes compreſſes
trempées dans la dite liqueur bien
chaude ; & aurez ſoin de changer le
tout de ſix en ſix heures, juſques à
ce que la gangréne ſoit arrêtée ; puis
il ſuffira de douze en douze heures.
Que ſi l'on doute que la gangréne
vienne de l'interieur, il faut donner au malade tous les matins à jeun
& deux fois le jour, aprés, & devant
le repas, deux ou trois cuillerées du
baume ou de la liqueur ſuſdite.

Onguent pour conſolider.

Prenez du ſuc de choux rouges,
deux livres ; faites le boüillir & écumer de ſon ordure ; du vin blanc,
demie pinte ; d'huile d'olives, une
livre ; de ſucre, quatre onces. Mettez le tout dans un pot de terre ver-
niſſé, ſur le feu de charbons ; faites le
boüillir l'eſpace d'un quart d'heure,
puis vous y mettrez d'ariſtoloche
longue, & ronde coupée en petites
pieces, d'encens en poudre, de cha-

cun une once ; de myrrhe, deux drachmes ; de gomme de lierre , demie
once. Faites cuire leſtout l'eſpace de
demie heure , paſſez-le par le cou-
loir , & y ajoûtez aprés de cire neuve coupée en feüilles , autant qu'il
en faut pour lui donner la conſiſtance que vous ſouhaiterez.

SECTION VI.

Des Emplâtres.

LEs Emplâtres ſe font ordinairement d'huile , de cire , & de
poudres ; ou de ce qui a conſiſtance
d'huile, comme la graiſſe, la moëlle,
le beurre , le mucilage ; ou de ce qui
eſt fuſible, comme la cire , ainſi que
ſont la poix , la réſine , & certaines
gommes , qui ſe fondent par la chaleur ; en telle proportion que pour
châque once d'huile , on mêle ſix
drachmes de poudre , & une once &
demié de cire. On fait encore des emplâtres ſelon le deſſein que l'on a, en
cette proportion , à ſçavoir demié

once de poudre, une once d'huile,
autant de telle masse d'emplâtre de
Boutique qu'on trouve bon, & de la
cire, autant qu'il en faut pour lui
donner une telle consistance qu'on
veut. Les emplâtres se peuvent faire pour telles intentions qu'on sou-
haite ; car on en fait pour ramollir,
pour resoudre, pour incarner, pour
consolider, pour mondifier, &c.
Nous en avons donné de plusieurs
manieres ci-devant que l'on pourra
voir dans leurs propres lieux, mais
pourtant nous communiquerons encore le suivant qui est tres-bon.

Emplâtre noir tres-bon pour toutes sortes de playes.

Prenez d'huile d'olives, deux livres ; de minium, une livre ; de cire
jaune demie livre. Faites auparavant
boüillir l'huile, pour le purger de
quelque serosité, qu'il peut avoir ;
ajoûtez-y en suite le minium, en poudre, bien subtile ; remuez toûjours
avec une spatule de bois sur un feu
moderé, jusques à ce que l'emplâtre

soit cuit, aprés quoi vous y ajoûterez la cire coupée en feüilles, & remuerez encore le tout sur le feu l'espace d'un quart d'heure. Vous connoîtrez que l'emplâtre sera cuit avant que d'y mettre la cire, si vous en jettez un peu dans une écuelle pleine d'eau froide. Cét emplâtre, est tres-bon. Vous en avez veu un excellent dans le chap tre des Sarcotiques, qui est celui de Monsieur l'Abbé de Grasse. Ceux qui voudront s'apliquer pour avoir la connoissance des bons remedes, ils en pourront faire de toutes manieres des remedes simples que nous avons donné dans les chapitres particuliers des Vulneraires specifiques, qui seront excellens ; parce que tous les remedes simples que nous avons raporté, sont tous les plus choisis, & les meilleurs.

SECTION VII.

Des Cerats.

LEs Cerats ne sont que des emplâtres rendus plus mols, &

plus maniables ; qui font de moyene consiftance entre les emplâtres & les onguens. On en a des particuliers dans les Boutiques, & l'on en peut faire d'autant de manieres qu'on veut, en faifant fondre les maffes des emplâtres, avec telle huile qu'on veut ; plus, ou moins de l'un, ou de l'autre, ainfi qu'on trouve à propos. Toutefois la confiftance ordinaire des cerats, fe fait avec un quart d'huile, fur trois quarts d'emplâtre. Et fi l'on fait les cerats avec des huiles feulement, comme fi l'on vouloit faire un cerat d'huile de fcorpions, d'aneth ou autre. Afin que l'huile ne foit pas fi coulante, on met trois quarts de cire, fur un quart d'huile, plus ou moins, fuivant la faifon ; en Efté il faut plus de cire qu'en Hyver.

SECTION VIII.

Des Baumes.

LEs Baumes fe font de plufieurs manieres. Quelques Auteurs

entendent les huiles medicinales que nous avons dans les Boutiques, pour les beaumes ; mais pourtant ils ne ſont pas toûjours faits des huiles , & tous les baumes ne ſont pas oleagineux , ſoient naturels, ou artificiels ; leur conſiſtance eſt liquide , on en fait de pluſieurs manieres ; nous en donnerons encore deux ou trois outre ceux que nous avons mis ailleurs. Le premier eſt un baume tres - bon pour toutes ſortes de playes , vieilles , & recentes , pour toutes ſortes d'ulceres , douleurs froides , fiſtules , il eſt bon pour être ſyringué , &c.

Beaume Catholique.

Prenez d'eſprit de vin , trois livres ; de benjoin du plus fin , trois onces ; de ſtorax calamite , deux onces ; de baume naturel , une once; d'huile d'hypericon , ou fleurs , une once ; d'oliban, de myrrhe ; d'aloës ſoccotrin , de racine d'angelique ,de chacun demie once ; d'ambre gris , & de muſc fin , de chacun ſix grains.

L'hypericon en fleurs , ou l'huile ,

se mettront dans l'esprit de vin, l'espace de vingt-quatre heures dans un
lieu chaud, comme dans une étuve,
ou sur les cendres chaudes : aprés
lequel tems vous y mettrez tous les
susdits ingrediens en poudre, aprés
avoir separé les fleurs d'hypericon,
d'avec l'esprit de vin, vous l'expo-
serez au Soleil pendant vingt jours
dans les grandes chaleurs. Remarquez que le vase doit être de verre,
& bien fort ; & il ne doit pas être
rempli que jusques au tiers, & sur
tout qu'il soit bien bonché. On peut
encore faire ce Baume, au feu de sable, ou de cendres, pendant l'hyver.

Ce Baume guerit toutes sortes de
blessures, soit de tail, ou de pointe, &
les coups d'armes à feu, en quelles
parties que ce soit, pourvû qu'elles ne
soient pas mortelles, encore qu'elles
fussent vieilles, & qu'il y eut tumeur, douleur, & pourriture, ou
des chairs baveuses à l'entour. Il est
sarcotique, & epulotique ; il est bon
aux playes venimeuses. Ce baume
s'aplique froid, comme chaud. Si la
playe est recente, & qu'elle soit faite

de pointe, vous diftilerez de ce baume dans la bleffure avec du cotton
ou de la charpie. Que fi la bleffure
paffe à travers, vous en ferez difti-
ler dans la partie la plus ouverte, &
cela fuffit pour la premiere fois;
aprés il en faut mettre deux fois par
jour; fi la playe eft grande, & dan-
gereufe, il en faut mettre trois fois,
& vous vous en fervirez ainfi, en
toutes les rencontres. Vous en moüil-
lerez bien le mal tout à l'entour, &
le couvrirez avec de la charpie trempée dans le dit baume, & par deffus
une compreffe deliée trempée, & exprimée dans le vin. Si la bleffure eft
de tail, aprochez les lévres autant
qu'il fe peut; s'il eft befoin de coûture, il la faut faire, & apliquer le
baume par deffus, & tout à l'entour.
Il ne faut employer que le feul baume, & ne moüiller jamais les playes,
ni avec du vin, ni avec de l'eau. Si
les playes avoyent été traitées au
commencement avec d'autres remedes, il ne faut pas fe fervir de celui-
ci, qu'elles ne foient en état d'être
aglutinées; car autrement elles fe

fermeroient trop-tôt. Et avant que d'apliquer le baume fur des vieilles playes, il faut les bien laver avec du vin chaud, & les bien fecher. Il le faut conferver dans une bonne bouteille de verre bien bouchée; il dure tres-leng tems dans fa force.

Baume d'Ariftoloche.

Prenés de vin blanc, deux livres; d'Ariftoloche ronde, quatre onces; coupez-les en petites roüelles, que vous ferez boüillir avec le vin; puis vous y ajoûterez de zedoaire, & de fcordium, de chacun nne poignée; faites-les bouillir pareillement avec le vin, & le ferez diminuer de la quatriéme partie; prenant garde que le pot foit bien verniffé, & que la cuite fe faffe fur un feu de charbons, & fur la fin, vous y ajoûterez cinq onces de fucre fin.

Pour s'en fervir il faut bien laver la playe avec du vin chaud, & s'il y a gangréne, il faut couper toute la chair morte, autant qu'il fe pourra: Il faut prendre de la charpie bien

nette, la temper dans le baume ci-
deſſus, & en baſſiner bien la playe,
juſques à ce que les chairs paroiſſent
vermeilles. Que ſi la playe a des ſi-
nus, & qu'elle ſoit profonde, il faut
faire des injections de ce baume,
avec une ſyringue, & aprés ſe ſervir de l'onguent vert contre la gangréne, que nous avons donné ci-devant au chapitre des Onguens.

Baume pour toutes playes faites ou par le feu, ou par le fer.

Prenez de terebinthine, une once;
d'oliban, de maſtic, de myrrhe, &
de ſarcocolle, de chacun une once;
d'eau de vie, demie livre. Mêlez le
tout enſemble, & le faites digerer,
& diſſoudre au Soleil pendant pluſieurs jours, aprés avoir bien pulveriſé les drogues.

Ou bien mettez le tout dans un
alembic de verre, & le diſtilez au feu
de ſable, ou au bain marie; puis
ſeparez l'huile de l'eau par un enton-
noir ſeparatoire, & le gardez dans
une bouteille de verre. Ce baume eſt

tres-bon pour les playes faites par le fer, ou par le feu, & sur tout pour celles des tendons, & des nerfs.

Je ne donneray pas davantage de remedes Vulneraires. Je crois que ceux que sont dans ce Traité tant simples que composez peuvent suffire pour toutes sortes de playes, & leurs symptomes; & que l'on peut trouver par tout le Royaume, la plus grande partie de ceux que j'ay marquez. Comme ce Traité tombera entre les mains des Chirurgiens de toutes les Provinces; j'ay bien voulu donner une ample connoissance des plus familiers remedes, dont les uns se trouvent aisément dans une Province, & non dans une autre; chacun y trouvera dequoi s'accommoder selon son païs, & selon ses facultez, & celles des personnes blessées. Ce n'a pas été dans le dessein de grossir un volume que je les ramassés; car il ne m'auroit pas été bien difficile d'en faire un plus gros que celui-ci; si j'avois voulu m'étendre davantage sur plusieurs questions que j'ay abregées, & d'autres que

je n'ay pas voulû toucher. On pourra
voir que j'ay mieux aimé m'acom-
moder à la capacité des Chirurgiens
ordinaires, qu'à suivre la démangai-
son d'écrire beaucoup, dont la plûpart des Auteurs sont tentés, puis-
que je laisse encore bien des choses à
examiner qui conviendroient assez à
mon sujet ; par exemple : je pourrois encore traitter des belles questions sur le Baume naturel qui est
dans le sang, & dans nos parties :
en quoi consiste ce Baume, selon les
Spagiriques, & selon la Philosophie
des corpuscules ; quelles en sont les
principales actions. Je pourrois encore traiter de quantité de pareilles
choses touchant ce fameux Vulneraire qui a fait tant de bruit parmi
les Théologiens & parmi les Phy-
siologiens ; je veux dire *la Poudre
de Sympathie*, & touchant l'Onguent
Armarium, & trente autres sujets
de même nature qui feroient un
gros livre ; & dont je pourray parler
dans la suite si le Public me fait
l'honneur d'agréer mes Réflexions.
Je crois qu'on ne sera pas fâché de

voir une matiere qui n'a pas encore
été traitée ni si amplement, ni suivant le belle Philofophie, comme
eft celle-ci : que l'on me pardonnera
aifément ce qui me manque d'érudi-
tion pour porter les chofes auffi loin
que chacun le pourroit fouhaiter, &
que l'on recevra de bon cœur les
Receptes des Vulneraires que je donne, qui n'ont pas encore été pu-
bliées, & que l'experience m'a fait
reconnoître excellentes. Je protefte
que je les ay communiquées de
bonne foy, & que de tous mes fe-
crets, je ne me fuis refervé que celui de mon Vulneraire particulier,
dont on a fait des experiences dans
l'Academie Royale de Medecine, en
prefence d'une illuftre Affemblée. Je
ne parleray pas dés cures étonnantes
que j'en ay fait,& que j'en fais dans
toutes les ocafions, puifque ce n'eft
pas mon deffein de communiquer un
fecret que perfonne au monde ne
fçait que moi, & en étant l'Auteur,
& que je ne l'ay encore revelé à qui
que ce foit. C'eft par le raifonne-
ment & les réflexions que j'ay faites

lur les playes, leurs accidens, & la méthode d'y remedier, que je l'ay découvert ; & j'ôseray bien dire, sans crainte de trop parler, que presque toutes les Réflexions que l'on aura vû dans ce Traité , & que j'ay fait dépuis quelque-tems, m'ont ouvert le chemin pour découvrir un si grand remede. L'excellence de ce Vulneraire fait assez voir qu'il n'est pas simple dans sa matiere ; & l'antipathie qu'il a avec les autres remedes ordinaires , les effets qu'il produit, la promtitude avec laquelle il guerit les plus grandes blessures, & la méthode de s'en servir, font bien juger que sa composition est toute singuliere.

F I N.

vre intitulé, *La Chirurgie des Playes, où l'on explique mécaniquement la nature, les proprietez, & le bon usage des Remedes Vulneraires.* Ce Livre étant plein d'experiences & d'observations tres-importantes pour la Pratique, & Monsieur Laugier Chirurgien de la même Societé, qui en est l'Auteur, nous donnant lieu par ce coup d'essay, d'esperer de sa part de tres-excellents Traitez sur les autres parties de son Art, c'est de quoi nous avons crû devoir rendre ce témoignage public. A Paris le vingtiéme Aoust 1691.

DE BLEGNY.

PRIVILEGE DU ROY.

LOUIS par la grace de Dieu, Roy de France & de Navarre, à nos Amez & Feaux Conseillers, les Gens tenans nos Cours de Parlement, Maîtres des Requêtes ordinaires de nôtre Hôtel, Intendans de nos Provinces, Prevot de Paris, Baillifs, Senechaux, & leurs Lieutenans Civils, & tous autres nos Officiers qu'il apartiendra, Salut. Nôtre amé FRANÇOIS LAUGIER, nôtre Chirurgien Juré & aggregé à la Societé Royale de Medecine à Paris, nous a fait remontrer qu'il a composé un Livre intitulé *La Chirurgie des Playes, ou Nouveau Traité des Remedes Vulneraires, contenant l'explication de leur nature, & leurs effets, & la Théorie des accidens qui se rencontrent dans les Playes, suivant les anciennes & les nouvelles opinions. Le tout expliqué par la Mécanique, enrichi de quantité de Remedes particuliers qui n'ont pas encore été mis au jour.* Lequel Ouvrage il desireroit faire imprimer, s'il nous plaisoit lui en accorder la permission, requerant à cet effet nos Lettres sur ce necessaires. A ces causes voulant favorablement traiter ledit Exposant, & le faire joüir du fruit de son travail, Nous lui avons permis & permettons de faire imprimer, vendre & debiter par tout nôtre Royaume, Païs Terres, & Seigneuries de nôtre Obeïssance, par tel Imprimeur ou Libraire qu'il voudra choïsir, ledit Livre, en telle forme, volumes, marges, caractères que bon lui semblera, & autant de fois qu'il le voudra, pendant le tems & espace de huit années consecutives, & à compter du jour que ledit Livre sera achevé d'imprimer pour la premiere fois. Pendant lequel tems Nous faisons tres expresses inhibitions & défences à tous Imprimeurs & Libraires, & autres personnes, de quelque qualité & condition qu'elles soient, d'imprimer, ou faire imprimer, vendre & débiter ledit Livre, sous prétexte de changement, correction, augmentation, en quelque sorte & maniere que ce soit, sans la permission expresse & par écrit dudit Exposant, ou de ceux qui auront droit de lui, à peine de confiscation des exemplaires contrefaits, & des caracteres, presses, & ustancilles qui auront servi à les imprimer, de tous dépens, dommages & interêts, au profit dudit Exposant, ou de ceux qui auront son droit, de trois mille livres d'amende, aplicable un tiers à Nous, un tiers à l'Hôpital général de Paris, & l'autre tiers audit Exposant. A la charge de mettre deux exemplaires dudit Livre dans Nôtre Bibliotheque publique, un autre dans nôtre Cabinet des Livres du Château du Louvre, & un en celle de

nôtre tres cher & féal Chevalier Chancelier de France, le Sieur Boucherat.
De faire imprimer ledit Livre fur de bon papier & en beaux caracteres, fuivant les Reglemens de la Librairie & Imprimerie des années mille fix cent dix huit, & mille fix cent quatre-vingt & fix : Que l'impreffion s'en fera dans nôtre Royaume, & non ailleurs, & de faire enregiftrer ces prefentes fur le Regiftre de la Communauté des Marchands Libraires & Imprimeurs de Paris. Le tout à peine de nullité des prefentes du contenu : Defquelles Vous Mandons & enjoignons faire joüir l'Expofant & ceux qui auront droit de lui, pleinement & paifiblement, ceffant & faifant ceffer tous troubles & empêchemens au contraire. Voulons en outre, qu'en mettant au commencement ou à la fin dudit Livre l'extrait des prefentes, elles foient tenuës pour duëment fignifiées, & qu'aux copies collationnées par l'un de nos amez & féaux Confeillers Secretaires, foy foit ajoûtée comme à l'Original. Mandons au premier nôtre Huiffier ou Sergent, faire pour execution des prefentes fignifications, défences, faifies & autres Actes requis & neceffaires. De ce faire lui donnons pouvoir, fans pour ce demander autre permiffion, nonobftant Clameur de Haro, Chartre Normande & Lettres à ce contraires. Car tel eft nôtre plaifir. Donné à Paris le trentiéme jour de Decembre l'an de grace mille

six cent quatre-vingt & dix , & de nôtre
Regne le quarante huitiéme.

Par le Roy en son Conseil ,

DE S. HILAIRE.

Regiftré fur le Livre de la Communauté des Libraires & Imprimeurs
de Paris , le 27. Mars 1691.

Signé , P. AUBOUYN,
Syndic.

Le Sieur LAUGIER a cedé fon
droit du prefent Privilege à JEAN
CERTE , Marchand Libraire à
Lyon , fuivant les conventions paf-
fées entre eux.

Achevé d'imprimer pour la premiere
fois , le 25. Iuin 1691.

CATALOGUE

DES LIVRES DE

Medecine qui sont impri-
mez chez Jean Certe,
Marchand Libraire en ruë
Merciere, à l'Enseigne de la
Trinité, à Lyon.

LIVRES DE MEDECINE
en François.

LA Pratique de Medecine avec la Théorie, de Lazare Riviere, in 8. 2. vol.

—— *Idem* Les Observations de Medecine, *par le même*, in 8.

Le Medecin François charitable, in 8

L'Apoticaire François charitable, in 8.

Le Chirurgien François charitable, in 8.

> Par J. Constant de Rebeque.

Les Oeuvres de Mr. Thevenin, contenans un Traité des Operations de Chirurgie, un Traité, des Tu-

meurs, & un Dictionaire des mots
Grecs servans à la Medecine, in 4.
Formules de Medecine tirées de la
Pharmacie Galenique & Chimi-
que, où il est traité de la Methode d'ordonner toute sorte de remedes pharmaceutiques, & de les
aproprier à chaque maladie, tres-
utile à ceux qui commencent à
pratiquer. Par Monsieur Tencke
Professeur Royal à Montpellier,
in 12.
Traité de Primerose sur les Erreurs
vulgaires de la Medecine, avec des
Aditions tres-curieuses, par Monsieur de Rostagny, Medecin de
la Societé Royale, & de S. A. R.
Ma   ne de Guise, in 8.
Les Remedes charitables de Madame
Fouquet, augmentez, divisez en
deux parties, in 12.
Traité noúveau de Medecine, contenant les maladies de la poitrine,
les maladies des femmes, & quelques autres maladies particulieres,
in 12.
NOUVEAU Traité de Monsieur
Boyle, de l'Academie Royale de

Londres, sur la convenance des
remedes specifiques avec la Philosophie des Corpuscules, sur l'u-
sage & les proprietez des medicamens simples. Par Monsieur de
Rostagny de la Societé Royale de
Paris, in 12.

LIBRI MEDICI.

RAymundi Vieussens Doctoris
Medici Monspeliensis Nevro-
graphia universalis, hoc est om-
nium corporis humani nervorum,
simul cerebri medullæque spinalis
descriptio Anatomica, eáque inte-
gra & accurata variis Iconibus fi-
deliter & ad vivum delineatis, æré-
que incisis illustrata, cum ipso-
rum actione & usu physico discur-
su explicatis, fol. cum fig.

—— *Idem* Tractatus duo, Primus
de remotis & proximis mixti prin-
cipiis in ordine ad corpus huma-
num spectatis. Secundus de natu-
ra, differentiis, subjectis, con-
ditionibus & causis fermentatio-

mis , in quo præcipua, quæ in ipfa
fermentatione obfervantur phæ-
nomena explicantur , in 4. cum
figuris.

Tenke Inftrumenta curationis mor-
borum, deprompta ex Pharmacia
Galenica , & Chymica, Chirurgia
& Diæta , in 12.

Riverius Reformatus , five Praxis
Medica , Methodo Riverianæ non
abfimilis , juxta recentiorum tum
Medicorum , tum Philofophorum
principia confcripta. Editio priori
Genevenfi corectior : Selectorum
remediorum formulis : tum de
Morbis Venereis Tractatu : &
Riverii Arcanis auctior , in 8.